脳 と 栄 養
―行動の分子基盤を求めて―

日本栄養・食糧学会
監修

斉藤昌之・鳥居邦夫・青山頼孝
責任編集

建帛社
KENPAKUSHA

Nutrition, Brain and Behavior

Supervised by
JAPANESE SOCIETY OF
NUTRITION AND FOOD SCIENCE

Edited by
Masayuki Saito
Kunio Torii
Yoritaka Aoyama

©Masayuki Saito et al. 2003, Printed in Japan

Published by
KENPAKUSHA Co., Ltd.
2-15 Sengoku 4-chome Bunkyo-ku Tokyo Japan

はしがき

　栄養・食糧学に関心を持っている人たちが,「脳と栄養」と題した書物にどのような内容を期待するかは多様であろう。最も多いのは「食事・栄養によって脳の機能や発達・老化がどのように影響されるか？」という学術的関心から,「頭の良くなる食事・栄養法」という実用的関心までの幅広いスペクトルを持ったものと思われる。事実,食事タンパク質・アミノ酸と脳内アミンに関する研究をはじめとして食事栄養の過不足に伴う脳の変化については,多くの知見が蓄積されている。さらに最近は,ある種の不飽和脂肪酸や食品中の微量成分が学習・記憶や行動に影響を与えるとの成績が発表されて,専門学会のみならずマスメディアを通じて多くの関心を集めることもしばしばである。その一方で,栄養物の消化・吸収・体内代謝などについては,栄養生理学の基本として学ぶことはあっても,脳との関連で取り上げられる機会は少なく,「脳によって栄養代謝がどのように影響されるか？」をまとめた成書は稀である。しかし,これらの末梢機能も脳によって支配調節されていることは,栄養物の入口である食欲発生・摂食行動をはじめとして,消化液の分泌や消化管運動,糖・脂肪代謝などがホルモンや自律神経によって調節されていることを考えると,自明であろう。生体のホメオスタシオは,脳と末梢のクロストークによるフィードバック機構が基本となって維持されているが,この原則は,食事栄養物の摂取と代謝利用についても同じである。したがって,そのクロストークの因子や分子細胞機構を解明することが,「脳と栄養」の全体像を理解するための基本となる。レプチンの発見とその作用の解明などはその好例であろう。

　このような主旨に基づいて,第56回日本栄養食糧学会（青山頼孝会頭,平成14年7月,札幌）において「シンポジウム・脳と栄養」を企画したが,会場があふれる程の多くの参加者による活発な議論がなされた。本書はその内容を中心に新項目をいくつか加えてまとめたものである。肥満や生活習慣病,ストレス,疲労など,多くの関連ある問題に対する新たな切り口からの展開の一助となれ

ば幸いである。

　おわりに，ご多忙中にもかかわらず原稿を執筆していただいた著者の方々と刊行にご尽力いただいた建帛社の筑紫恒男社長に感謝申し上げる次第である。

2003年3月

責任編集者　　斉藤　昌之
鳥居　邦夫
青山　頼孝

目　　次

序　章　脳と栄養のクロストーク　　〔斉藤　昌之〕

  1．はじめに ……………………………………………………………… 1
  2．制御中枢としての間脳視床下部 …………………………………… 2
  3．末梢栄養・代謝シグナルと視床下部への入力 …………………… 8
  4．視床下部でのシグナル受容・伝達のネットワーク ……………… 12
  5．視床下部からの出力と末梢での栄養・代謝応答 ………………… 15
  6．おわりに ……………………………………………………………… 21

第1章　食事アミノ酸と脳機能　　〔鳥居　邦夫〕

  1．はじめに ……………………………………………………………… 23
  2．味覚の発達と嗜好性の形成 ………………………………………… 26
  3．味覚の栄養生理学的役割 …………………………………………… 27
  4．味覚と消化吸収 ……………………………………………………… 32
  5．嗜好性と栄養状態との関係 ………………………………………… 34
  6．必須栄養素の欠乏の認知と適応 …………………………………… 39
  7．リジン欠乏認知の脳内機序とリジン嗜好性 ……………………… 44
  8．脳におけるリジン欠乏および摂取の認知 ………………………… 48
  9．リジン欠乏の認知における液性因子の役割 ……………………… 49
 10．おわりに ……………………………………………………………… 58

第2章　ビタミンによる脳機能制御　　〔喜田　聡〕

  1．はじめに ……………………………………………………………… 63
  2．脳機能の解析方法 …………………………………………………… 64
  3．ビタミンA …………………………………………………………… 66

4．ビタミンB_1の学習・記憶に対する役割 ……………………… 82

　5．必須脂肪酸 ……………………………………………………… 86

　6．ビタミンC ……………………………………………………… 87

　7．ビタミンE ……………………………………………………… 88

第3章　行動の分子基盤を求めて　　　　　　　　　　〔横越　英彦〕
　―非栄養素による脳内物質代謝と機能の変化―
　（緑茶，キノコ，香辛料などに含まれる非栄養素と脳との関連）

　1．はじめに ………………………………………………………… 91

　2．緑茶成分テアニン ……………………………………………… 91

　3．ブナハリタケ …………………………………………………… 99

　4．香　辛　料 ……………………………………………………… 103

　5．おわりに ………………………………………………………… 107

第4章　脳内ヒスタミンとエネルギー代謝　　　　〔深川　光司・吉松　博信〕

　1．はじめに ………………………………………………………… 113

　2．肥満とレプチン抵抗性 ………………………………………… 114

　3．神経ヒスタミンとエネルギー代謝調節機構 ………………… 117

　4．神経ヒスタミンとレプチンとの関連 ………………………… 123

　5．ヒスチジンによるエネルギー代謝調節機構と
　　神経ヒスタミンとの関連 ……………………………………… 130

第5章　胃ペプチドグレリンと食行動　　　　　　　　　〔中里　雅光〕

　1．はじめに ………………………………………………………… 137

　2．グレリンの発見 ………………………………………………… 138

　3．グレリンの分布と受容体 ……………………………………… 140

　4．グレリンの摂食亢進作用 ……………………………………… 142

　5．グレリンのその他の生理作用 ………………………………… 149

6．おわりに ……………………………………………………………… 150

第6章　エネルギー消費の自律的調節と食事・栄養　　　〔斉藤　昌之〕
　1．はじめに ……………………………………………………………… 157
　2．エネルギーの消費と蓄積：2種類の脂肪組織 ……………………… 158
　3．褐色脂肪組織でのUCPによるエネルギー消費 …………………… 159
　4．視床下部—交感神経系による褐色脂肪の制御 …………………… 162
　5．褐色脂肪の生理的重要性：寒冷暴露と多食に対する応答 ………… 165
　6．褐色脂肪の機能障害と肥満 ………………………………………… 168
　7．薬物によるUCP1の活性化 ………………………………………… 170
　8．食事による交感神経—褐色脂肪の活性化：口腔咽頭感覚の重要性 … 172
　9．骨格筋のUCP ………………………………………………………… 174
　10．UCP発現と核内受容体：脂肪酸による活性化 …………………… 176
　11．おわりに ……………………………………………………………… 179

第7章　レプチンによる糖・脂肪代謝調節作用　　　〔箕越　靖彦〕
　1．はじめに ……………………………………………………………… 183
　2．レプチンとレプチン受容体 ………………………………………… 184
　3．レプチンによるグルコース利用の促進作用 ……………………… 186
　4．レプチンによる脂肪利用の促進作用とその機構 ………………… 192
　5．肥満とレプチン抵抗性 ……………………………………………… 208
　6．おわりに ……………………………………………………………… 209

第8章　運動・栄養と中枢性疲労　　　〔井上　和生〕
　1．疲労とは ……………………………………………………………… 215
　2．活性本体のヒドラによる同定，TGF-βの作用の発見 …………… 224
　3．TGF-βは本当に疲労感を引き起こすのか？ ……………………… 228
　4．TGF-βは本当に脳に作用するのか？ ……………………………… 234

5. TGF-β を脳に投与したとき末梢組織で起こる変化 …………… 238
6. おわりに ……………………………………………………………… 245

索　引 ………………………………………………………………………… 249

序　章　脳と栄養のクロストーク

斉藤　昌之*

1．はじめに

　ヒトを始めとする動物個体のホメオスタシスは，内的および外的環境の変化に対応して全身の細胞・臓器の機能を変動させることによって維持されているが，それらを全体として統括するのが脳である．すなわち，環境や末梢臓器で起こる定常状態からの「ずれ」に関する情報は求心性神経活動や血中成分の変化として脳に伝えられ，統合処理された後に，脳から遠心性神経やホルモンなどを介して全身臓器に伝えられ，「ずれ」を修正・復帰させるような機能応答を起こす．このようにホメオスタシスは，脳と末梢のクロストークによるフィードバック機構が基本となって維持されている．この原則は，食物栄養物の摂取と代謝利用についても同じである．
　例えばエネルギー代謝についてみると，体内エネルギーはタンパク質や脂質，

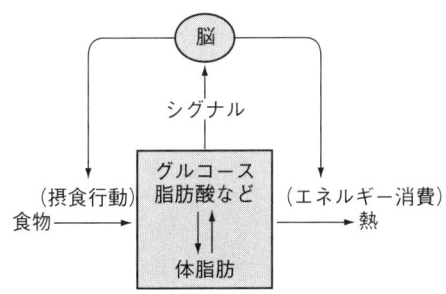

図0-1　個体レベルでのエネルギー出納のホメオスタシス

＊北海道大学大学院獣医学研究科

糖質などの化学的エネルギーとして存在するが，これらは常に体構成物の合成や輸送，運動などに消費され，最終的に熱として体外に放散されていると同時に，外界から食餌として補給されている。このようなエネルギー代謝のホメオスタシスは，全身エネルギー代謝臓器と脳との間で情報を交換することによって維持されている（図0-1）。すなわち，全身でのエネルギー消費の結果定常レベルが低下すると，それに基づく何らかのシグナル（いわゆる空腹シグナル）が発生し，それが脳に伝達・処理された上で，外界からエネルギーを摂取する行動（摂食行動）を運動器官に指令すると共に，全身での利用（エネルギー消費）を節約・減少させるような情報が発せられる。その結果，エネルギーの定常レベルが増加すると，それに基づくシグナル（いわゆる満腹シグナル）が発生して脳に伝えられ，摂食行動の停止とエネルギー利用の亢進を促す情報に変換されて末梢に返ってくる。

このような個体レベルでのエネルギー代謝のホメオスタシスについては，従来ともすれば生理学や行動学の知見に偏りがちであったが，神経科学や分子生物学，遺伝子工学などの爆発的な展開に伴い，最近はシグナルや脳内の情報処理の実態を細胞や分子のレベルで解明し，それに基づいた個体行動の理解が進みつつある。これらは「脳と栄養」を行動の分子基盤に求めながら把握する格好の例となるので，以下，基本的な事項を解説して各章への序論とする。なお参考文献は，序章としての性格上，個々の引用はせずに基本的な成書や総説を挙げるにとどめる[1-6]。

2．制御中枢としての間脳視床下部

（1）視床下部の構造

図0-1で，末梢からの信号を受容・統合する脳内の基本機構は視床下部に存在する。視床下部は脳の最深部に位置し間脳の腹側部に当たるが，そこにはいくつかの神経核（神経細胞体の集団）がある（図0-2）。それらは細胞構築並び

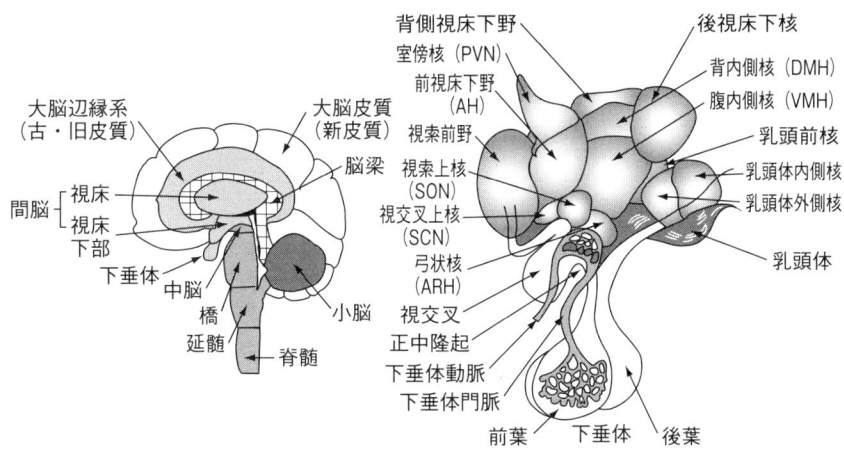

図0-2　中枢神経と視床下部神経核・脳下垂体

に機能の面から，脳弓（海馬と乳頭核とを結ぶ神経繊維の束）を境として，内側と外側に大別することができるが，特に内側には，前方から前視床下野（AH），視交差上核（SCN），視索上核（SON），室傍核（PVN），視床下部背内側核（DMH），視床下部腹内側核（VMH），弓状核（ARH）など，以下に述べるような自律機能や内分泌機能に直接関わる諸核が存在する。一方，外側はこの部位を通過する各種の神経繊維とそれらの中に散在する大型の神経細胞から構成されており，しばしば視床下部外側野（LHA）と呼ばれる。

（2）摂食行動中枢としての視床下部

視床下部が食欲の調節に関与していることは，特定の神経核を破壊したり刺激したりする古典的実験から示唆されていた。例えば，ラットのVMHを電気刺激すると摂食量が減少し限局破壊すると過食と肥満が起こる。一方，LHAを刺激すると摂食量が増し破壊すると水や餌を摂らなくなって痩せてゆく。したがって，摂食行動は，VMHが満腹中枢として働き，LHAが摂食（空腹）中枢として働いて，二重支配の下に調節されていると言われている。このような二重機構モデル dual center hypothesis は，VMHやLHAに末梢からのエネルギー代謝シグナル（例えば血中のグルコースや遊離脂肪酸）に応答する神経細胞

が多いという電気生理学的知見によっても支持されてきた。しかし，PVN や ARH など他の神経核についても，破壊すると摂食行動が影響されることも事実である。また，末梢エネルギー状態を反映するシグナル分子として有力なレプチンは，ARH に局所注入したときに最も効果的に摂食を抑制し，その効果は PVN で合成される corticotropin releasing hormone（CRH）に依存していることも明らかになってきた。さらには，食欲亢進ペプチドである neuropeptide Y（NPY）が ARH に豊富であり，レプチン刺激によって減少することも知られている。これらの事実は，食欲が，VMH や LHA だけではなく ARH や PVN などを含む多くの視床下部神経核の多重多層なネットワークによって調節されていることを示している（詳細については第4節で述べる）。

なお視床下部は，摂食だけでなく飲水行動や性行動などの本能行動の調節にも深く関与しているが，本章の主題から外れるのでここでは触れない。

（3）自律神経中枢としての視床下部

自律神経系は，末梢と脳をつなぐ神経情報路として体性神経系と並んで重要であるが，その高位中枢が視床下部に存在する。これは個体発生の過程での解剖学的変化から示唆されるが，神経繊維追跡法やオートラジオグラフィー法を用いた神経解剖学的検索によって，より直接的に示された。例えば，VMH のニューロンから発した神経繊維は中脳水道周囲中心灰白質（PAG）に投射し，そこからの第二次ニューロンは延髄の腹側網様体（RET）に達し，さらに第三次ニューロンの繊維が脊髄（胸腰髄）の中間質外側核（IML）の交感神経ニューロンに連結し，そこから内臓神経となって肝臓や膵臓，副腎，脂肪組織などを交感神経性に支配する（図0-3）。一方，LHA のニューロンの繊維は延髄の迷走神経背側核および擬核に直接あるいは RET を経由して間接的に連絡して，そこから迷走神経（副交感神経）となって内臓諸臓器に分布する。また，PVN についても，脳幹の交感および副交感神経中継核，あるいは IML と連絡しているニューロン群がある。

解剖学的知見と並んで，自律神経と視床下部の機能的連絡を示す事実も多い。

2. 制御中枢としての間脳視床下部　5

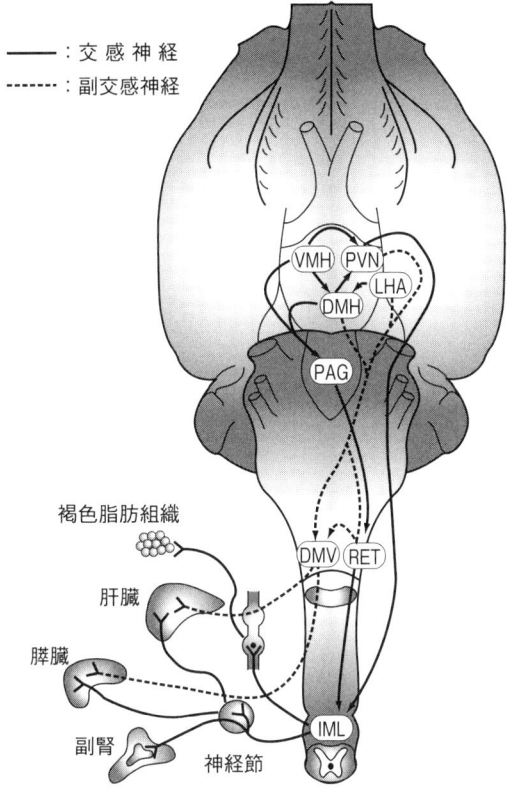

図0-3　視床下部から自律神経系への経路
VMH: 腹内側核，PVN: 室傍核，LHA: 外側野，DMH: 背内側核，PAG: 中脳中心灰白質，RET: 延髄網様体，DMV: 迷走神経背側核，IML: 中間質外側核

例えば，VMHを電気的にあるいはグルタミン酸で刺激すると，眼球突出，瞳孔散大，耳介血管の収縮，立毛，呼吸促進，体温上昇，血圧上昇，心拍数増加など，典型的な交感神経興奮状態を呈する．代謝的にも肝臓グリコーゲン分解による血糖上昇や体脂肪動員による血中遊離脂肪酸の増加など，交感神経を介した変化が見られる（第5節参照）．VMHが交感神経の活動を正に支配していることは，末梢臓器でのノルアドレナリン（NA）代謝回転速度（交感神経の活動の神経生化学的指標）を測定した実験から直接証明された．すなわち，膵臓や肝臓，心臓など交感神経が分布する末梢諸臓器のNA代謝回転速度は，VMH

を刺激すると3～8倍に増加するが，LHAやPVNの刺激では有意の増加は見られず，むしろ低下傾向を示す場合もある。この結果は，LHAを刺激すると流涙，耳介血管の拡張，心拍数の減少，血圧や血糖値の低下など，概ね副交感神経刺激症状が見られるという知見とも相まって，VMHが交感神経，LHAが副交感神経の中枢部位であるとの見解を支持するものである。

（4）内分泌中枢としての視床下部

　視床下部は，直下の脳下垂体と神経性および脈管性につながっており，その内分泌機能を調節している（図0-2）。神経性経路は，視床下部のSONやPVNのニューロンの一部が軸索突起を通して繊維を延ばしており，細胞体で合成したバソプレッシンやオキシトシンを軸索輸送で下垂体後葉まで運んで，神経終末から血管周囲腔に放出する経路である。このような視床下部―下垂体後葉路に加えて，視床下部ニューロンで産生されたいくつかの神経ペプチドは，正中隆起部で下垂体門脈系の毛細血管叢に分泌され，下垂体前葉に流入して前葉ホルモンの合成・分泌を促進したり抑制したりする（図0-4）。この下垂体門脈を介する経路は，下垂体前葉から分泌されたホルモンがさらに甲状腺や副腎皮質，性腺など他の内分泌臓器からのホルモン分泌を支配するので，視床下部による末梢内分泌調節の中心機構となっている。なお，副腎髄質や膵臓はこの視床下部―下垂体前葉系の直接支配を受けないが，代わりに交感神経と副交感神経の影響を強く受けるので（第5節参照），間接的とはいえやはり視床下部の支配下にあると言うことができる。

　内分泌中枢としての視床下部の役割は，ホルモン分泌のフィードバック機構からも理解することができる。例えば，図0-4の視床下部CRH→下垂体前葉ACTH→副腎皮質ステロイドホルモン（コルチゾール）の経路はもっぱら促進機構として働くが，逆にコルチゾール→ACTH,CRHおよびACTH→CRHという抑制機構が存在している。これによって，末梢血中のホルモンが視床下部の機能を抑制するというフィードバック制御が可能になっており，脳と末梢のクロストークの典型を見ることができる。いずれにせよ，このように視床下

2. 制御中枢としての間脳視床下部　7

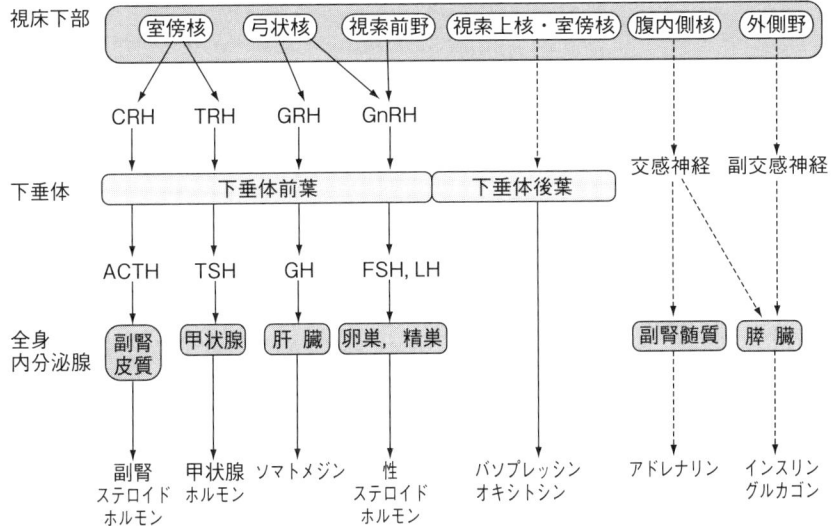

図0-4　視床下部と下垂体，全身内分泌腺との関係

CRH：コルチコトロピン放出ホルモン，TRH：チロトロピン放出ホルモン，GRH：成長ホルモン放出ホルモン，GnRH：ゴナドトロピン放出ホルモン，ACTH：副腎皮質刺激ホルモン，TSH：甲状腺刺激ホルモン，GH：成長ホルモン，FSH：卵胞刺激ホルモン，LH：黄体化ホルモン．

視床下部から下垂体前葉に対しては，図示した以外にも，ソマトスタチンやドーパミン，GnRH関連ペプチドが作用して，各種ホルモンに対して抑制的に作用したりプロラクチン分泌を調節している．点線は神経経路を示す．

部は内分泌機能の調節中枢であり，前節で述べた自律神経中枢と相まって全身の栄養・代謝機能の調節に要の役割を演じている．

(5) その他の自律機能の中枢部位としての視床下部

　食事栄養物から摂取したエネルギーは生体成分の輸送や合成，筋肉運動などに利用された後，最終的には熱に変換される．生体は無機的熱機関と違って熱を再び利用可能なエネルギーに変えることができないので，体を暖めながら外部に放散することになる．熱放散は原理的には体温と外気温の差によって決まるので，変温動物では体温は外気温によって変化する．しかし，恒温動物では外気温の大幅な変化があっても体温をほぼ一定に保っている．この体温調節中枢も視床下部に存在し，特にAHが視索前野と協調しながら体熱の産生と放

散を調節している。しかし，恒温動物であっても体温は一日の間で約1℃の幅で変化している。このような日周リズムは睡眠・覚醒や代謝，排泄など多くの行動生理機能で見られるが，それを支配している体内の親時計も視床下部のSCNに存在している。したがって，エネルギー代謝のホメオスタシスについても，AHやSCNが関与するのは当然であるが，本章の趣旨である序論的な解説の範囲を超えるので，詳細は割愛する。

3．末梢栄養・代謝シグナルと視床下部への入力

栄養・エネルギー代謝の制御中枢としての視床下部には，末梢から関連する様々な情報・シグナルが入力されるが，それらは血流による液性のものと神経性のものに大別することができる。以下，図0-5を参考にしながら代表例を紹介する。

（1）液性シグナルとしての血中エネルギー基質

体内のエネルギー状態の過不足によって血中レベルが大きく変化する物質

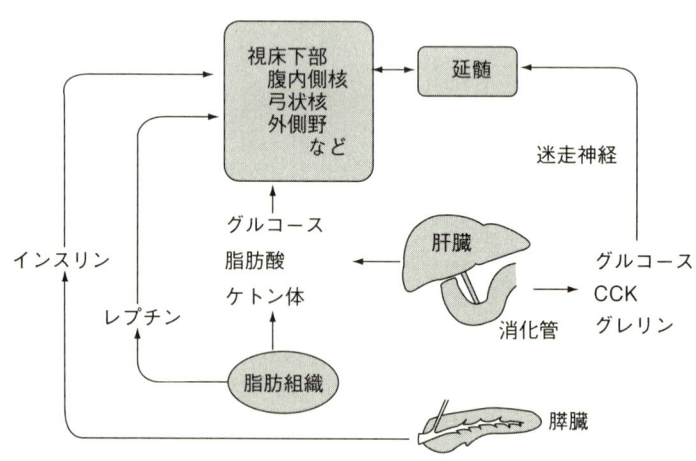

図0-5　末梢から中枢へのシグナル経路
レプチン，インスリン，グルコースなどの液性シグナルと消化管・肝臓からの神経性シグナルがある。

3. 末梢栄養・代謝シグナルと視床下部への入力

表0-1 摂食と絶食に対する代謝・内分泌応答

	摂食	絶食
代謝の流れ		
肝グリコーゲン	合成	分解
解糖反応	亢進	抑制
糖新生	抑制	亢進
中性脂肪（白色脂肪）	合成	分解
体タンパク質	合成	分解
血中濃度		
グルコース	上昇	低下
遊離脂肪酸	低下	上昇
ケトン体	長期の絶食で上昇	
インスリン	上昇	低下
グルカゴン	タンパク質摂取で上昇，糖質摂取で低下	
ノルアドレナリン*	上昇	低下
レプチン	上昇	低下
CCK	上昇	低下
グレリン	低下	上昇

＊アドレナリンの血中濃度は，摂食や絶食ではあまり変わらない。

は，満腹感や空腹感を担う末梢からの液性シグナルとなりうる。表0-1は，代表的なエネルギーの過不足状態である摂食と絶食に対する代謝応答と血中代謝物の変化を，関係深いホルモンなどの応答と併せてまとめたものである。絶食状態では食事由来の糖質がなくなるので，血糖値の低下が起こるが，同時に肝臓のグリコーゲンが分解したりアミノ酸などからの糖新生が起こって，血糖低下は最小限度に食い止められる。血糖値とは逆に血中遊離脂肪酸濃度は上昇するが，これは脂肪組織からの脂肪動員の結果である。一方，摂食後の代謝はほぼ反対方向となり，血中のグルコースの上昇と遊離脂肪酸の低下が起こる。このような代謝の切り替えは，主にインスリンやグルカゴン，アドレナリンなどのホルモンや交感神経と副交感神経の作用による。特にインスリンが中心的役割を持っており，その血中動態も摂食と絶食に応じて速やかに変化する。したがって，これらのエネルギー基質やホルモンは全身でのエネルギー状態を反映する血中シグナルの有力候補である。

血中シグナルとしてグルコースを想定する考えは，脳のエネルギー源がグルコースであることや，糖質が主要な食事エネルギー源であるにもかかわらず体内含有量が少ないために（タンパク質や脂質の体内含有量は一日摂取量の約150倍だが糖質は多くても2倍），摂取量の変化が体内含有量に最も鋭敏に反映しうる物質であるという事実からも，受け入れやすい。これは古くから糖定常説（glucostatic theory）として有名であり，食欲や摂食量が組織でのグルコース利用率と逆比例の関係にあり，低血糖で利用率が低いと摂食が促され，高いと抑えられるとされている。この説では，血糖値あるいはグルコースの利用状況を絶えず監視する機構が必須であるが，実際にその候補となりうる一種のグルコース受容細胞が，VMHやLHA，さらには上部小腸や肝門脈系に存在することが，電気生理学的に立証されている。さらに，これらの部位には脂肪酸やインスリンに応答する細胞も存在するので，グルコースに加えて血中の遊離脂肪酸やインスリンもまた，全身のエネルギー状態の液性シグナルとして働いていることは十分に考えられる。特にインスリンはグルコースの代謝変化を介して間接的に影響するのみならず，直接視床下部神経に作用する可能性が指摘されている。

（2）体脂肪シグナルとしてのレプチン

糖定常説は数時間から数十時間オーダーの短期の摂食行動をよく説明する仮説である。一方，日々の摂食量やエネルギー消費量はかなり増減するにもかかわらず，数週間から数か月のオーダーで見ると，収支のバランスがとれ体重や体組成がほぼ一定に保たれている。糖定常説は，このような長期間にわたるエネルギーバランスの維持機構としては考えにくい。脂肪の体内含有量は糖質に比べてはるかに多く，短期的な食餌量の変化に対しては余り変化しないが長期的には増減するので，体脂肪量を体内エネルギー量と読み替えて，これを一定に保つ機構として提唱されていたのが脂肪定常説（lipostatic theory）である。この説も古くから提唱されていたが，レプチンとその受容体の発見によって新たな実像が明らかになってきた。

レプチンは脂肪細胞が合成し血中に分泌するペプチドである（第4章, 第7章参照）。レプチンの合成・分泌はインスリンやグルココルチコイド，カテコールアミンなど多くの因子によって調節されるが，血中濃度は絶食によって低下し食事を摂ると数時間内に上昇する。このような短時間の変化とは別に，レプチンの血中濃度は体脂肪量とよく相関して増加し，肥満では高値となる。脂肪細胞からはレプチン以外にも多くのペプチドが分泌されているが（アディポサイトカインと総称される），それらのうちのいくつかについては，血中濃度が体脂肪量と関連して増減する。例えばインスリン抵抗性と関係するアディポネクチンはレプチンとは逆に肥満で低下することが知られている。

　エネルギーシグナルとしてのレプチンの役割は，正常レプチンを合成できない ob/ob マウスが肥満を呈すること，レプチンを末梢投与すると食欲が低下することなどの観察からも明らかであるが，実際にレプチンに対する受容体が視床下部に存在することが証明されて確定した。すなわち，レプチン受容体が VMH や ARH に高密度で局在しており，これにレプチンが作用すると，NPY やプロオピオメラノコルチン（POMC）などの神経ペプチドと関連しながら，摂食行動を抑制しエネルギー消費を増やす（第4節参照）。事実，この受容体に異常があるとレプチンに不応答となり肥満する。このように，レプチンは，体脂肪量を反映する血中シグナルとして視床下部の受容体に作用し，エネルギーバランスの維持に寄与している。

（3）先行シグナルとしての消化管ペプチドと迷走神経求心路の役割

　表0-1の応答はいずれも，食事栄養物の体内代謝に伴う変化である。しかし，食事栄養物は消化吸収され代謝される以前に，消化管あるいは肝門脈のレベルで様々な生体応答を引き起こす。消化管に対する食事栄養物の作用は，胃の膨張に代表されるような物理的刺激や消化管ホルモンを分泌させる化学的刺激などがあるが，特にある種の消化管ホルモンは，体内エネルギー状態の実際の増減に先行するシグナルとして摂食行動を変化させる。例えば，CCK（cholecystokinin-pancreozymin）は，小腸粘膜に存在するI細胞が食事栄養物（主

にアミノ酸と脂肪酸)によって管腔側から刺激されることによって血中に分泌されるホルモンであり,膵消化酵素や胆汁分泌を促進するが,同時に摂食を速やかに抑制する効果を持っている。このような抑制効果はガストリンやセクレチンでは見られないので,CCK は消化管レベルでの満腹感に対応したシグナルで,短期の摂食調節に関与すると考えられている。CCK の摂食抑制効果は末梢のみならず,脳内に直接投与した場合にも見られるので,レプチンの場合と同様に血中の CCK が視床下部に直接作用した結果とも考えられるが,迷走神経を切除すると末梢投与効果が消失するので,むしろ迷走神経の求心路(上行路)を介した間接的な効果とされている。

　CCK に限らず消化管ホルモンについては,従来から摂食抑制シグナルとされることが多かったが,最近発見されたグレリンは逆に摂食を亢進させる消化管ペプチドである。その詳細については第5章に紹介されているとおりであるが,この場合もやはり血中グレリンが直接視床下部へ作用するのではなく迷走神経求心路を介して中枢にシグナルを送ることが明らかになった。迷走神経の役割は,消化管ホルモンに限らずエネルギー基質そのものの食欲調節効果においても重要である。短期シグナルとしてのグルコースについては先述のとおりであるが,グルコースや非代謝性誘導体(2-deoxyglucose)の摂食抑制効果は,頸動脈に投与するよりも十二指腸や門脈内に投与したほうが顕著であり,しかもその効果は迷走神経切除で減弱することが知られている。この事実は,視床下部とは別に小腸―肝門脈部にグルコース受容機構が存在し,迷走神経を介して中枢にシグナルが送られていることを示している。実際,小腸―肝門脈部にグルコースを注入すると濃度依存的に迷走神経の求心性活動が亢進することが立証されている。

4. 視床下部でのシグナル受容・伝達のネットワーク

　末梢からの液性および神経性のシグナルが視床下部で受容・処理される神経機構については,糖定常説におけるグルコースの作用を中心とした電気生理学

的知見が多かった。しかし，レプチンの発見以来，視床下部でのレプチン受容体や新規の脳内摂食調節ペプチドの発見とレプチン系との関係などについて，新しい展開が進みつつある。

（1）レプチン受容体

レプチンが結合する受容体は，mRNA スプライシング の違いによるアイソフォームがいくつか存在するが，細胞内にシグナルを伝える機能的受容体はロングフォーム受容体（Ob-Rb）とされている。Ob-Rb は脳内に広く存在するが，視床下部では ARC, VMH, 腹側前乳頭核（PMV）に特に高密度に，LHA や PVN にも中程度に存在する。これらは PMV 以外はいずれも従来から摂食行動や自律神経系の制御に重要であるとされていた部位である。Ob-Rb の重要性については，db/db マウスや Zucker ラットなど各種の肥満モデル動物で Ob-Rb の構造異常があることから明白であるが，ヒトでも Ob-Rb の異常による肥満例が報告されている。なお，最近は視床下部のみならず末梢臓器にもレプチン受容体が存在しており，リンパ球機能や骨形成，生殖機能，脂肪酸代謝などに幅広く関わっていることが明らかになりつつある（第7章参照）。

（2）レプチンと脳内神経ペプチド

レプチンが Ob-Rb に作用すると，他の増殖因子受容体と同様に細胞内の JAK-STAT カスケードを活性化するが，その反応が神経細胞機能をどのように変化させ，さらに他のニューロンにどのように伝わるのかについては，他の摂食調節ペプチドとの複雑なネットワークの一端が明らかになっている（図0-6）。

Ob-Rb が豊富な ARH は，グルタミン酸ナトリウム投与による実験的肥満発症のターゲット部位として知られていたが，Ob-Rb が豊富に存在しているのみならず，強い摂食促進作用を有する NPY や agouti-related protein（AgRP）を含有するニューロンが存在する。さらには摂食抑制作用を有する POMC や cocaine- and amphetamine-related transcript（CART）含有ニューロンの起

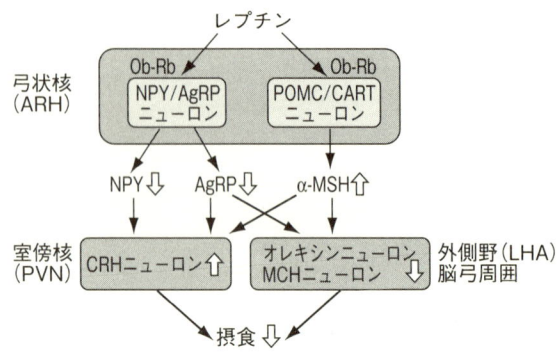

図0-6 視床下部内でのレプチン作用のニューロン・神経ペプチドネットワーク
Ob-Rb：レプチン受容体，AgRP：agouti-related protein,
NPY：neuropeptide Y, α-MSH：α-melanocyte stimulating hormone,
CART：cocaine- and amphetamine-related transcript,
POMC：preopiomelanocortin, CRH：corticotropin releasing hormone,
MCH：melanin-concetrating hormone, ⇩：抑制・減少，⇧：活性化・増加

始細胞も存在するので，食行動の調節中枢として注目されている。これらの神経ペプチド含有ニューロンにはOb-Rbが存在し，レプチンの刺激によってNPYやAgRPの遺伝子発現は減少する一方，POMCやCART発現は増加する。このように，これら神経ペプチドはいずれもレプチンシグナルを受けて変動し，他のニューロン群に情報を伝えるが，ARHのNPY/AgRPニューロンとPOMC/CARTニューロンはいずれもPVNとLHAに投射しているので，ARHからの情報を受ける神経核の一つがPVNとLHAである。第2節で述べたようにPVNにはオキシトシンやバソプレッシン産生細胞体があるが，CRHニューロンも局在している。また，LHには強い摂食誘発ペプチドであるorexinやmelanin-concentrating hormone (MCH)を産生するニューロンが存在し，これにもNYPニューロンの終末が接している。したがって，これらのニューロンがレプチン→ARHの下流で働いていると思われる。事実，CRHには摂食抑制作用があり，レプチンの効果がCRHアンタゴニストで阻止されることが知られている。

VMHにもOB-Rbが高密度に存在するが，ARHとは対照的にVMHに特異

的な神経ペプチドは見つかっていない。一方，VMHには後部視床下部の結節乳頭核からのヒスタミンニューロンや脳幹の腕傍核（PBN）からのCCKニューロンが入力しており，いずれも摂食抑制物質なのでこれらが何らかの役割を果たしている可能性がある（第4章参照）。なお，神経核にレプチンを微量注入した実験によると，ARHでは摂食抑制が強く見られるがVMHでは弱く，逆に交感神経系の活性化はARHよりはVMHの方が強いという。したがって，VMHは満腹中枢（二重機構モデル）というよりはむしろ交感神経中枢と捉える方が適切なのかもしれない（第2節参照）。

　第3節で述べたように，末梢からのシグナルはレプチン以外にもグルコースやインスリン，迷走神経など多数存在する。これらのシグナルが図0-6のネットワークにどのように関わるのか，例えば迷走神経求心核である延髄の孤束核と視床下部との関係などについても多くの知見があるが，本序章の範囲を超えるので割愛する。

5．視床下部からの出力と末梢での栄養・代謝応答

　前節で紹介した視床下部での情報処理は，環境に対する積極的な働きかけとしての摂食行動と全身での栄養代謝の制御指令として出力される。例えばレプチンとしての入力シグナルは，最終的に摂食行動の抑制とエネルギー消費の亢進を促す情報として脳から出力される。一口に摂食行動と言っても，実際には，食物を期待できる環境状況の認知，食物の識別，食物獲得運動など多くの要素からなっており，視床下部に限らずほとんどすべての脳機能の協調と統合によって成り立っているので，その神経機構は複雑である。一方，全身での栄養代謝への制御情報の出力機構は，自律神経系と内分泌系の中枢としての視床下部の働きにほかならない。その概略は第2節で述べたので，以下は末梢エネルギー代謝に対する自律神経とホルモンの作用について，基本的な事項をまとめておく。

（1）自律神経とホルモン

　視床下部から出た神経繊維は，途中でニューロンを替えながら中脳，橋，延髄，脊髄を下行して，末梢の自律神経となって全身の各臓器に分布する（図0-3参照）。自律神経は交感神経と副交感神経から成り立っており，大部分の臓器は両者の二重支配を受けているが，その比率は臓器によって大きく異なる。例えば，心臓や胃腸などには両者が豊富に分布しているが，褐色脂肪組織や脾臓などは副交感神経が極めて少ない。交感神経と副交感神経の働きは概ね拮抗的であり，一方が促進的であると他方は抑制的に働く。一般に交感神経は緊急事態に対処するための神経であり，ストレス，怒りなどに応じて見られる反応（瞳孔散大,心拍増加,血圧上昇,気管支拡張,胃腸運動抑制,立毛など）を引き起こし，貯蔵エネルギーを動員して闘争や逃亡に必要な運動器官に供給する。これに対して副交感神経は回復過程あるいは休息時に働く神経で，胃腸機能の亢進，心拍減少，血圧低下などを伴ってエネルギーの節約と補給を助ける。例えば，基本的なエネルギー源であるグルコースについてみると，交感神経が興奮するとホスホリラーゼが活性化され肝臓のグリコーゲンが分解されて，血中グルコースが上昇するとともに骨格筋での解糖が亢進する（図0-7）。一方，副交感神経が優位となると，これらが抑えられると共にグリコーゲン合成酵素が活性化されて，グリコーゲンの蓄積が進む。両神経の拮抗的な働きは，脂肪組織での中性脂肪の合成と分解についても同様である。したがって，体内エネルギー代謝については，交感神経は分解・利用，副交感神経は合成・蓄積に働くことになる。

　自律神経とは別に，視床下部からの出力は脳下垂体ホルモンによって，直接あるいは下位の内分泌臓器を介して間接的に，全身の臓器に伝えられる（図0-4）。しかし，甲状腺や副腎皮質とは異なり，副腎髄質や膵臓からのホルモン分泌は下垂体ホルモンによる直接支配は少ない。このうち，副腎髄質は発生の過程で交感神経節が分化した組織なので，自律神経の一機構である。また，膵臓ランゲルハンス島には交感神経と副交感神経が豊富に分布しており，ホルモ

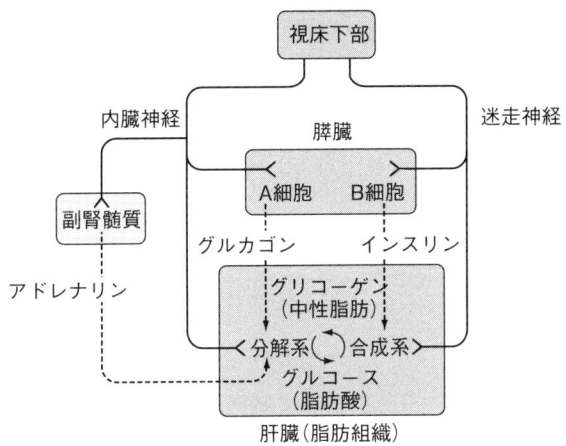

図0-7　肝臓のグリコーゲン代謝と脂肪組織の中性脂肪代謝に対する自律神経とホルモンの調節作用

　肝臓のグリコーゲン代謝：分解系はホスホリラーゼ，合成系はグリコーゲン合成酵素．
　脂肪組織の中性脂肪代謝：分解系はホルモン感受性リパーゼ，合成系は脂肪酸とグリセロール3-リン酸からの再エステル化反応（図0-9参照）．
　白色脂肪組織に対しては自律神経の直接作用は少なく，アドレナリンとインスリンの作用が主である．

ン分泌調節に関わっている．例えば，B細胞からのインスリン分泌は副交感神経である迷走神経によって促進され，交感神経によって抑制される．インスリンは肝臓のグリコーゲン合成を促進することを考えると，上記の副交感神経によってグリコーゲン蓄積が進むのは，肝臓に対する迷走神経の直接作用のみならず，インスリン分泌を介する間接効果も加味された結果であることがわかる（図0-7）．標的臓器に対する自律神経とホルモンの作用の強弱は，神経分布の多少や受容体量によって変わる．例えば，白色脂肪組織に対しては交感神経，副交感神経，共に脂肪細胞に対する直接支配は少ないので，細胞内中性脂肪の分解と合成・再エステル化は主に副腎髄質からのアドレナリンとインスリンによって調節される（図0-7）．しかし，褐色脂肪組織は交感神経が豊富に分布しており，神経終末からのノルアドレナリンが脂肪分解・熱産生を直接活性化する（第6章参照）．

　このように，視床下部からの自律神経による出力とホルモンによる出力は，

完全に分離されるわけではなく，互いにクロスしながら協調的あるいは拮抗的に末梢の標的臓器を支配することになる。これは，標的臓器のレベルでも同様で，神経伝達物質とホルモンの情報は細胞内伝達機構を共有したり互いに影響し合ったりする（次項参照）。

（2）標的細胞での作用機構と栄養・代謝応答

自律神経の効果はその終末から放出される伝達物質の作用による。交感神経のNAと副交感神経のアセチルコリン（ACh）が代表的な神経伝達物質であるが，これに加えてNPYやgalanin, vasoactive intestinal polypeptide（VIP），peptide histidine isoleucine（PHI）などのペプチドやATPが自律神経終末から放出され，NAやAChと協調ないしは独立に神経効果に関与している。これらの神経終末から放出される様々な活性物質は，標的細胞の受容体に結合することによってそのメッセージを細胞内に伝える。同様にホルモンの効果も受容体を介して発揮される。

このような標的細胞の受容体は，細胞内，特に核に存在するものと細胞膜に存在するものとに大別される。核内受容体は概ね脂溶性ホルモンに対するもので，グルココルチコイドやエストロゲンの受容体が代表例である。これらのステロイドホルモンは，細胞膜を通過して受容体に結合し，受容体と標的遺伝子DNA中のホルモン応答エレメントとの相互作用を介して標的遺伝子の転写を変えることによって，効果を発揮する（図0-8）。このように核内受容体による細胞応答は遺伝子発現の変化によるので，最終効果が出るにはある程度時間がかかる（分〜時）のが通例である。同様の核内受容体は，脂溶性ビタミンや長鎖脂肪酸，コレステロール類などに対するものも存在しており，食事栄養物が直接遺伝子発現を変化させるターゲット機構として注目されている（第2章参照）。

一方，細胞膜に存在する受容体は，ペプチドやカテコールアミンなど多くのホルモンやサイトカイン，神経伝達物質に対するもので，これらが細胞膜表面の受容体に結合すると受容体のコンフォメーション変化が起こり，細胞内に

5. 視床下部からの出力と末梢での栄養・代謝応答　**19**

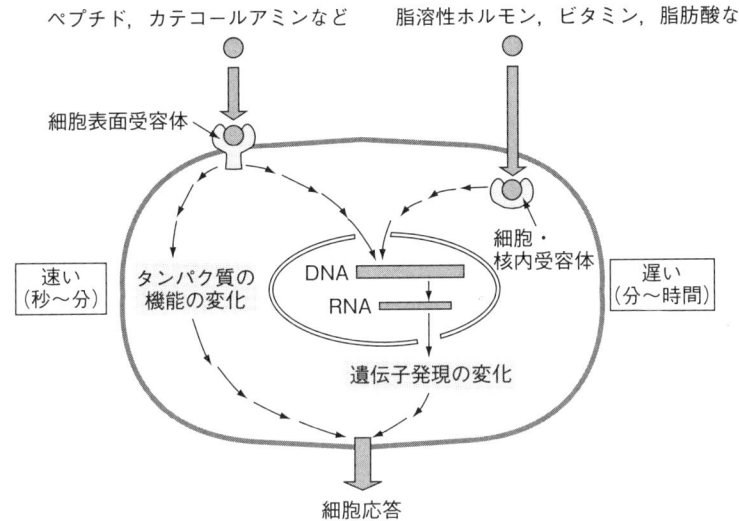

図0-8　ホルモン・神経伝達物質の作用機構

シグナルが伝わって様々な反応を引き起こす。タンパク質のリン酸化と脱リン酸化，あるいは GDP と GTP の解離・会合による活性変化などが代表的反応であるが，それらを介して最終的に代謝酵素やイオンチャネルの活性が変化したり，遺伝子発現が変わったりする（図0-8）。遺伝子発現が変わる場合には核内受容体の場合と同様にある程度の時間を要するが，代謝酵素やイオンチャネルの活性変化は短時間で効果が現れる。例えば，NA が褐色脂肪細胞の細胞膜 β 受容体に作用すると，ホルモン感受性リパーゼが活性化して細胞内中性脂肪が分解されるがこれは秒〜分のオーダーで起こってくる。さらに作用時間が長くなるとミトコンドリア脱共役タンパク質（UCP）の転写が亢進し細胞内 mRNA 量が増加するが，これは通常数十分〜数時間の応答である（第6章）。この NA の遺伝子発現亢進効果は核内受容体に作用する甲状腺ホルモンや長鎖脂肪酸によってさらに増強される。このように，標的細胞に対するホルモンや神経伝達物質の効果は，個々バラバラではなく相互に修飾し合いながら，細胞の迅速な変化から長時間にわたる持続的な変化まで多彩な応答を引き起こすのである。

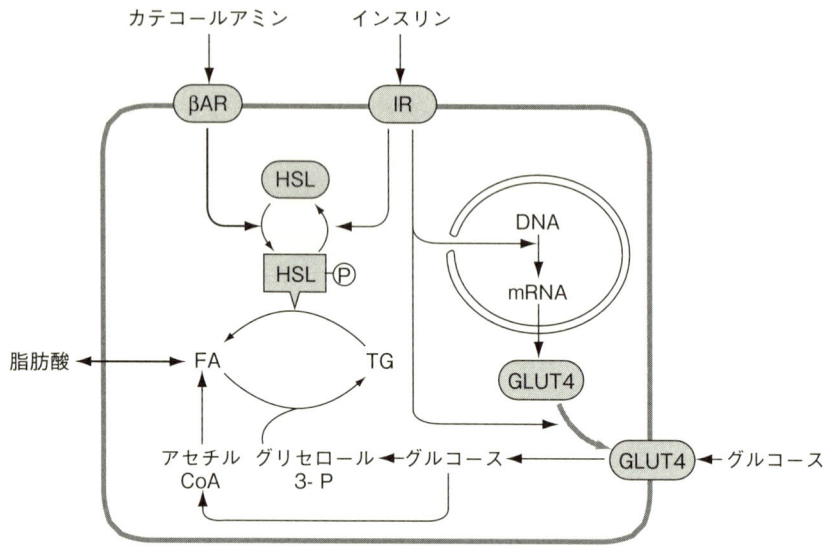

図0-9 脂肪細胞での脂肪・グルコース代謝に対するカテコールアミンとインスリンの作用

βAR：βアドレナリン受容体，IR：インスリン受容体，HSL：ホルモン感受性リパーゼ，GLUT4：4型グルコース輸送体，FA：脂肪酸，TG：中性脂肪．

アドレナリンやノルアドレナリンがβARに作用すると，細胞内蛋白質キナーゼAが活性化され，HSLをリン酸化して活性化する．インスリンは，リン酸化HSLの脱リン酸化を促進して不活性化すると共に，別経路でGLUT4を細胞内プールから細胞膜へ移動させ，グルコース取り込みを促進する．グルコースはグリセロール3—リン酸の供給を増やして脂肪酸の再エステル化（TG合成）を高める．これらの作用はいずれも速やかに起こるが，さらに，インスリンは様々な遺伝子にも作用して，ゆっくりとGLUT4など多くの蛋白質量を増加させる．

　図0-9は白色脂肪細胞での脂肪とグルコース代謝の一部とそれに関わるタンパク質・酵素を示しているが，インスリンやカテコールアミンによって活性や細胞内局在，遺伝子発現の変化が協調的に行われて，細胞としての合目的的な応答が起こることがわかる．このような短期的および長期的応答による栄養・代謝変化が，血中の遊離脂肪酸やグルコース，レプチンなどの末梢シグナルとして中枢に働くことは，最初に述べたとおりである．

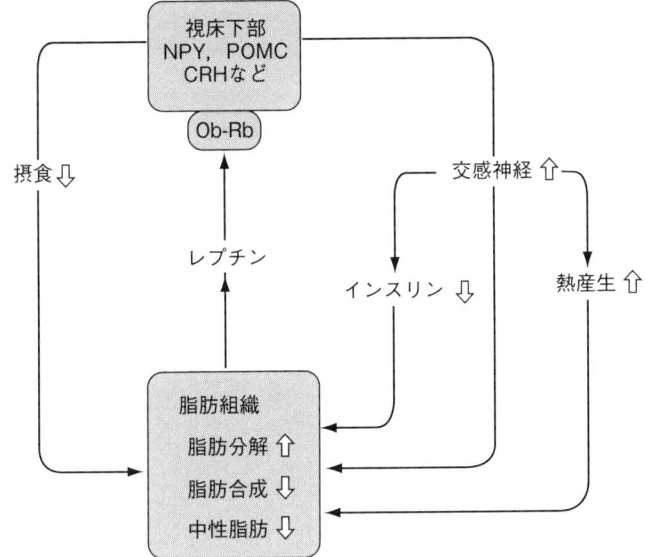

図0-10 レプチンと交感神経を介する視床下部と脂肪組織のクロストーク
略語については図0-6参照。

6. おわりに

　本章では脳と栄養について，エネルギー代謝のホメオスタシスを例として脳と末梢のクロストークという観点から解説した。図0-10はレプチンと交感神経を介する視床下部と脂肪組織のフィードバックループを示しているが，視床下部を中心とするフィードバック機構は，味覚や食経験・記憶によって食欲が変わることからもわかるように，より上位の中枢からの様々な情報によって多彩な修飾を受ける。また，食物中には，エネルギーや体構成物の供給源としての栄養物以外にも，様々な体機能調整物質が含まれている。このようないわゆる食品の体調機能と脳との関係については，第2章や第3章などで取り上げられているが，フィードバック機構とは異なる作動原理があると思われる。さらには，脳・神経系の発達・老化と栄養の関係についても，分子基盤の解明が進

んでいない。これらを含めて，脳と栄養に関する多くの重要な課題を考えるに当たって，本書がその一助となれば幸いである。

文　献
1) 本郷利憲，広重　力（監修）：標準生理学第5版．医学書院，2000.
2) 嶋津　孝，斉藤昌之（編）：神経と代謝調節．朝倉書店，1988.
3) 嶋津　孝：脳の中の視床下部．ブレーン出版，1999.
4) 中川八郎：ブレインサイエンスシリーズ1　脳の栄養．共立出版，1988.
5) 大村　裕，坂田利家：ブレインサイエンスシリーズ9　脳と食欲．共立出版，1999.
6) Schwartz M.W., Woods S.C., Prote Jr D. et al：Central nervous system control of food intake. Nature 2000；404；661-671.

第1章　食事アミノ酸と脳機能

鳥居　邦夫*

1. はじめに

　我が国の人口は縄文期では5万人程度で，人々は集落をつくり果実や種実などを栽培，採取し，必要に応じて狩猟や漁労を営んでいたと考えられている。その後，渡来人により大陸から稲作技術がもたらされ，食糧の安定的確保が可能となり，稲作地帯への定住と大規模集落が形成され，農業生産の拡大と技術の進歩に伴う生産性の向上により人口が100万人を超えるとともに，短期間で米を中心とした食生活に移行したと考えられる。殺生をタブー視した仏教の影響や西欧型の牧畜技術にとって必須な大型家畜の去勢技術を持ち得なかったため，家畜は我が国に発達せず食肉の習慣も定着せず，どのようにしてコメをより美味しく大量に食べるかという食文化が形成された。この傾向は東および南アジアの米作地帯に共通して認められる。特に，7世紀中頃の我が国初の中央集権国家，大和朝廷の成立後は，北海道から乾燥させた昆布や魚介類，黒潮が流れる太平洋沿岸地域からの鰹節などの乾燥魚介類が全国から都に集められ，これらを水で煮もどして食べるようになった。米中心の食生活では一般大衆が用いた調味料である梅酢や塩を基本によい梅塩に味付けした。支配階級の人々は身近で手に入る野菜や芋類など多様な食材を，うま味を持つ魚醤，穀醤あるいは味噌などの調味料や魚介類などの出汁（だし）で味付けをした料理を好み，国司として赴任した際にこれら調理技術を地方に広め現代の日本料理の源流に

---

*味の素株式会社ライフサイエンス研究所

なったと考えられる。

　大陸から地理的に孤立している我が国は，鎖国をしていた江戸時代を通じて約3000～3500万人の人口を維持していた．現在，我が国の人口は1億2600万人で世界一の長寿国であるが，食料自給率は3割台と低く，大量の食料の輸入なくしては現在のような食生活は成立しない．我が国の工業的発展は農業人口を激減させ，優良耕地の都市化による減少を生じ，農業の近代化や大規模干拓事業による耕地面積の増大にもかかわらずあまり食糧生産の量的拡大には反映されなかったと言える．

　一方，世界の人口は2000年に60億人を超え，2040年には90億人に達すると推定されている．現在，穀物生産は食料として消費する量の約2倍あり，余剰穀物は先進国において高付加価値の乳製品や畜肉用に家畜の飼料として大量に利用されている．しかし，穀物タンパク質に不足する必須アミノ酸であるリジン，トリプトファン，スレオニンなどが工業的に安価に生産され飼料に添加されるなどして，最新の栄養学的知見を生かしても，穀物タンパク質の畜肉タンパク質としての歩止りは10％程度である．耕作可能地の拡大が困難な上に遺伝子操作技術以外による農業生産の飛躍的増大が期待できない現状では，近い将来食肉や魚介類にとどまらず穀物の輸入もままならなくなることが予想される．したがって，我が国の欧米型化した食生活の継続は困難となると考えられ，バイオ技術による食糧の工場生産とともに我が国の米中心の伝統的な食文化が再認識されるのではないかと思う．これは決して味気ない粗末な食事を摂るのではなく，それぞれの食糧資源の良さを引き出し，美味しく栄養生理学的にも問題がないよう工夫された料理を楽しむことを意味している．

　本来，食行動は生命を維持し健康な生活を営むうえで重要なものであり，個々の栄養素の消費に見合うように摂取し，両者のバランスをとりつつ生体恒常性を維持するという栄養生理学的役割を持つ．また，我々は食事の際，過去の食体験の記憶と視覚，嗅覚および咀嚼中に知覚する味との微妙な相違により，摂取した食物が新鮮で，求める栄養素を含んでいるか，あるいは腐敗した物であるかを判断し，好ましいと判断すれば食が進み空腹感を満足させ，好ましくな

い場合は摂取を中断する。この現象は個々の食物の特有な色，味の善し悪し，匂いなどの情報を食生活を通じて記憶強化を繰り返し，評価基準を持っていることによる。例えば味覚の場合，過去の食体験の記憶と大脳皮質味覚野で認知した摂食中に得られる味の情報との相違を比較検討し，食欲や嗜好性を変化させていると考えられる。もちろん，おいしいかまずいかは味や食感だけでなく，個人的な体調や食体験によっても変化する[1]。先進国では飢餓から解放され，栄養や公衆衛生の改善により寿命が延び，肥満症や糖尿病，高血圧症や心血管障害等の生活習慣病が一般化するに至った。発展途上国は慢性的な飢餓との戦いが続いている。飢餓を生き抜いてきた我々は生理的欲求を超えて食べ脂肪として体内に蓄積し飢餓に備える傾向があり，常に腹八分を実践することは容易ではない。

「21世紀の食」は栄養生理学的情報の洪水の中で，空腹感も弱く何をどれだけ食べれば良いのかが理解できないまま，会話なしに1人で食べるような楽しさや歓びのないものになるのだろうか。私は先端科学技術を用いて，食行動，特に食欲や嗜好性を調節する脳機能の解明をすることにより，食の原点を見直

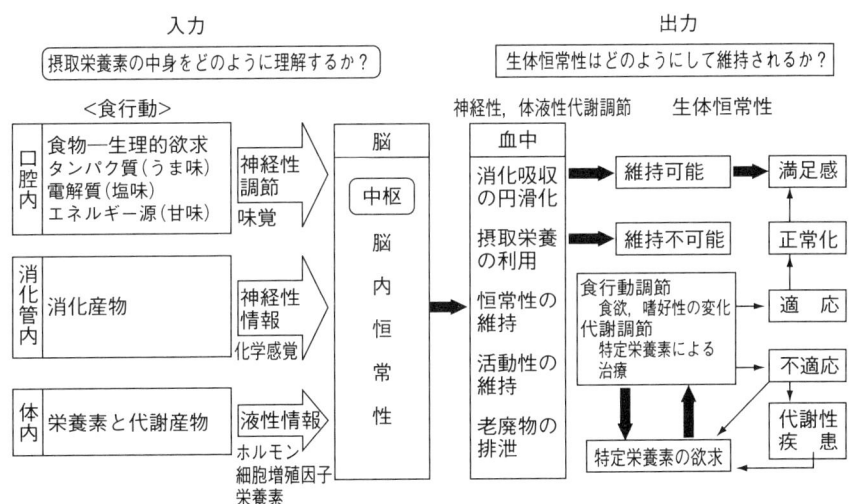

図1-1 食情報調節機構の仕組みと生体恒常性の関係

食情報の脳への入力と生体恒常性を維持するうえでの脳による調節を矢印で示した。（文献20）

し，あるべき姿に回帰する時代の幕開けと考えたい。そこで，嗜好性が形成される過程や特定の食物の嗜好性変動の要因について，筆者らの最近の研究成果の中で脳による必須アミノ酸の生体恒常性維持とそれを支える高次の食行動調節について，心理学，栄養学，生理学，さらには脳科学的側面から考察してみたい。

2. 味覚の発達と嗜好性の形成

　胎児はほとんどすべての栄養素を胎盤を経由して臍帯血より得る。量的にはわずかであるが，口から摂取する栄養素として羊水がある。羊水は体液に類似した組成を持ち，ナトリウムなどの電解質の他に，グルコース，アミノ酸を含む。ヒト胎児では，味覚の受容器である味蕾が妊娠3か月頃に舌上皮や口腔粘膜に形成される[2]。母親の血液性状のうち電解質やアミノ酸は食事の量および質による影響をほとんど受けないが，グルコースは食事内容により変化し結果として羊水にも反映されるので，胎児はこれを味の変化としてとらえていると考えられる。ラットはサッカリンの甘味を好み，羊水中にサッカリンを注入すると胎仔の羊水摂取量が増大することから，胎児期には既に甘味を感じていると考える。また，ヒトにおいても妊婦にニンニクのカプセルを与えてから羊水を採取すると，成人でも識別できるほど羊水にニンニクのフレーバーが移行する。ラットでは胎児期に母獣が経験した食品の味，香りが出産後の食物嗜好性に影響を与えることが知られている。したがって，ヒトにおいてもこの時期に嗜好性形成の最初の段階が始まると考えられる。

　ヒト新生児に限らず哺乳類の新生仔は無条件に母乳を強く嗜好し，成長に必要な栄養素のすべてを得ている。母乳は体液と等張（295mOsm/ℓ）であるので，新生児は飲水する必要がない。母乳の主成分はタンパク質，脂質，そして糖質はほとんど甘味のない乳糖であり，遊離アミノ酸や体液の半分の濃度の食塩の他，カルシウムやマグネシウムなどの電解質が含まれ,母乳独特の風味を持つ。母乳の栄養素組成は，肝や腎の発達が未熟な乳児が母乳を大量に摂取しても，

消化,吸収,代謝調節が容易に営まれ各栄養素の生体恒常性を保つことができる理想的な食物である。

ヒトの母乳中に含まれる遊離アミノ酸の中で,うま味を呈するアミノ酸であるグルタミン酸の含有量は 18～21mg/dℓ と,乳汁中に存在する他の19種アミノ酸よりも数倍から数十倍多く含まれ,新生児は十分なうま味刺激を得ることができる。離乳期に入ると乳糖分解酵素活性が漸次低下し,母乳由来の乳糖が小腸より消化吸収されにくくなり,小腸内に残留するので不快感を生じ,体外に除去しようとして下痢や嘔吐をするようになる。やがてこれら不快感の原因が母乳を摂ることによると認識するようになり,母乳を嫌い,他の食物を求めるようになる。これが離乳現象である。離乳期を通し,母親が与える離乳食の味が「刷り込み」として嗜好性の原型が形成され,離乳期以降の成長期の食体験によって強化され「おふくろの味」となる。さらに結婚して母親となり再び次世代に伝統的な味として受け継がれていくと考えられる[3]。

3. 味覚の栄養生理学的役割

摂取した食物中に含まれる栄養素の組成を知る上で,食物の味は重要な手がかりとなる。生存,成長,そして子孫を残す上で不可欠な物質は酸素,水,塩類,エネルギー源,そしてタンパク質源であることは下等動物から高等哺乳類に至るまで共通している。我々のような雑食性動物はこれら栄養素を含む多様な食物を生理的欲求を満たすように選択摂取しているのである。生体は咀嚼によって唾液に溶解してくる低分子の栄養素を,エネルギー源は甘味,電解質は塩味,タンパク質源はうま味として認識し,生存に必要な各種栄養素に過不足が生じないように摂取していると考えられる。

一方,毒物は苦味,腐敗物は酸味を呈することが多いため,一般に動物は摂食を拒否する。草食動物のように本来苦味物質や有機酸のような酸味物質を多く含む草や木の葉を食べる場合も,苦味の強いアルカロイドなどを含む有毒なものは積極的に忌避する。このように,味覚情報は生体が必要とする栄養素を

含む食物を選択する上で，重要なマーカーであるとともに，有害な物を食べず，やむなく食べた場合は中断し吐き出すというゲートキーパーの役割を担っている。そこで栄養素摂取に関連し，嗜好性の高い甘味，塩味，うま味についてその栄養生理的意義を考えてみたい。

(1) 甘　味

　生体におけるエネルギー代謝の中心となる基質はグルコースである。グルコースは主に炭水化物の消化，筋や肝に蓄積したグリコーゲンの分解，あるいは肝での糖原性アミノ酸（グリシン，アラニン，セリンなど）からの生合成（糖新生）によって得られ，体温の維持と活動のエネルギー源として利用される。グルコース等の糖類と糖原性アミノ酸は味質の差はあるものの，一般的に甘味を有する。食物摂取後にインスリンが膵ラ氏島の細胞より分泌されるが，味覚刺激による分泌（脳相）と消化吸収に伴う大量かつ持続的な分泌（腸相）がある。

　ラットは，サッカリンに対してヒトの場合と同様に甘味を感じ，高い嗜好性を示す。しかしサッカリンは消化管で吸収されないためエネルギー源として利用できない。したがって味覚によるインスリンの脳相分泌はサッカリン，グルコースいずれの摂取でも生じるが，サッカリンでは腸相分泌は生じない。そして，両者を与えると，時間とともにラットは味質の相異を手がかりにしてサッカリンと糖を区別できるようになり，前者に対する嗜好性が低下する。これは生体が求めているのはグルコースあるいはグルコースに代謝できる糖原性アミノ酸などの栄養素であり，サッカリンは甘くてもエネルギー源として利用できないことを学習するからである。

　また，ラットは絶食時にエネルギーバランスが負になると甘い水溶液の摂取が増大するが，サッカリンの摂取では血中グルコース濃度として反映されないので嗜好性が低下する。一方，グルコース水溶液に対する嗜好性は高まり，0.5Mグルコース水溶液の摂取量は1.0Mの場合の約2倍となり，この際のエネルギー摂取量は無タンパク（炭水化物）食と水を与えた場所とほぼ同量となった[4]。すなわち，ラットはエネルギー源として必要な量の炭水化物あるいは消化され

た状態にあるグルコースを濃度に関わりなく定量的に摂取する能力があることを示している。血中グルコース濃度がグルコース水溶液摂取により正常に保たれた結果,体タンパク質の分解による糖原性アミノ酸からの糖新生が抑制され,尿中窒素排泄量は低下する。しかし,当然サッカリンではこの効果は認められない。この現象はグルコース以外の糖や糖原性アミノ酸でも同様に認められたことより甘味はエネルギー源の摂取マーカーと言えよう。

(2) 塩 味

体液(細胞外液)は体重の約21%を占め,体液量およびナトリウム等の各電解質濃度,pH (7.40～7.45)は厳密にコントロールされている。ヒト全身の60～70兆個の細胞は体液に浸っており,体液の恒常性は生命活動の基本である。脊椎動物においては,厳密な血圧調節,血中のナトリウムなどの電解質濃度および体液平衡が,血管の収縮・弛緩か腎による水と塩類の排泄・再吸収により保たれている。本態性および高アルドステロン性の高血圧症患者では,正常血圧者(健常人)に比べ唾液中のナトリウム濃度が高血圧症発症以前より高いため,結果として塩味に対する味覚閾値が上昇し,塩味物質,特に食塩に対する強い嗜好性を示す[5]。すなわち,高血圧症患者の場合,まず水塩類代謝の失調があり,その結果として塩味嗜好性が生じているのである。我が国で見出されたウイスター系ラットの亜系である自然発症高血圧ラット (Spontaneously Hypertensive Rats 以下SHR)も,食塩に対して強い嗜好性を示す。SHRは正常血圧ラットが正常に成長できる最も少ない飼料中ナトリウム含量,すなわち要求量(飼料中に0.05%Na, w/w)では全く成長せず5～6倍量のナトリウムを摂取して初めて正常な成長が可能となることから,SHRもナトリウム代謝になんらかの欠陥を有していると考えられる[6]。ナトリウム制限下でSHRの血中ミネラルコルチコイド(アルドステロン)濃度は高くならないことから,腎におけるナトリウム再吸収能力に問題がある可能性がある。SHRに塩化リチウム (LiCl)と食塩(NaCl)と塩化カリウム(KCl)などの塩味を有する塩類を与えると必ず食塩を選択することから,塩味嗜好性の中身は食塩である。SHRは飼

料に5％食塩を添加してもさらに食塩水を摂取するほど嗜好性が強い[6]。SHRの成長に伴い体液量が増大する必要があるが，食塩摂取量が要求量を下回ると，血圧を高めてアルドステロン分泌を促してもナトリウムの体内残留を高めようとしても応答性が悪く血中ナトリウム濃度の恒常性を維持できないため，やむなく食塩嗜好性を高めることにより適応していると理解できる。

　体液中の電解質の中でカルシウムやマグネシウムは骨組織に，カリウムはイオンとして全身の細胞に大量に存在するが，ナトリウムは細胞内に少なく体液中に主に存在し，骨のように貯蔵する特別な臓器がないので，動物は塩味のあるナトリウム含有食物を自然界で探索摂取し，小腸および大腸より摂取したナトリウムのほとんど（90％以上）を吸収する。腎では逆に尿中に少しでも失われないよう，尿細管にて再吸収して体液中のナトリウム濃度を一定に維持することになる。原始海圏に生じた生命体は，当時の海水のミネラル組成（0.9％食塩水）を体液として極めて厳密に継承してきた。生体にとって細胞外液のナトリウム濃度，浸透圧の厳密な恒常性を維持する上で，味覚（塩味）の果たしている水と食塩の摂取を調節する役割は極めて重要である。一般に塩味物質の中で食塩に対する嗜好性は，原始の海から陸上に移動し，内陸での生活に適応する過程で発達した機能であり，ナトリウムの排泄と摂取のバランスの維持に根ざした生理的欲求といえるであろう。

（3）う ま 味

　我が国の伝統的な食物素材には，呈味性が乏しい穀物（米）や根菜類が多く，これらをおいしく食べるために古くからコンブなどの海草類，乾燥させた魚介類や茸類，あるいは穀物や魚介類を発酵させて生産した醤油や味噌を調味料として調理に用いてきた。これらの主な呈味成分は，食塩，アミノ酸（特にグルタミン酸）および特定の核酸関連物質（5'-リボヌクレオチド：かつお節に含まれるイノシン酸や干しシイタケに含まれるグアニル酸）である。グルタミン酸と核酸関連物質の持つ独特の味は「うま味」と呼ばれ，国際的にも独立した基本味として認められている。

うま味の受容に関してグルタミン酸と核酸関連物質の間には極めて強い相乗効果が認められる[7,8]。この相乗効果は共有する核酸関連物質により味蕾にある味細胞の微繊毛に存在するグルタミン酸受容体へのグルタミン酸の結合増加が生じる。脊椎動物全般にアミノ酸と核酸関連物質による味覚の相乗効果は認められる。唾液は電解質の他にグルタミン酸などのアミノ酸を含み，核酸関連物質は含まない咀嚼中に食物から遊離したアミノ酸，特にグルタミン酸と核酸関連物質の相乗効果により，うま味強度が味覚閾値を超えるとうま味として認知され，生体はタンパク質摂取を認知することによる満足感をもたらし，これらを選択摂取し続けることは良好なタンパク質栄養状態を維持することにつながるのである。逆にうま味に対する嗜好性が高い場合は，タンパク質栄養状態が良好といえよう。グルタミン酸は消化吸収のエネルギーとして利用され，タンパク代謝に伴って産生される血中や脳内のアンモニア濃度低下作用も認められ，合理的な現象である。

ここで，うま味の持つ生理的意義という観点から，うま味の味覚刺激とエネルギー代謝について触れておきたい。栄養素，特にタンパク質の異化作用の課程で生じるエネルギーは活動や体温維持に利用され，余剰のエネルギーは同化作用により脂肪やグリコーゲンなどの形で体内に貯蔵される。したがって，エネルギー産生は活動量，貯蔵したエネルギー量，体熱産生量の和であり，単位時間当たりのエネルギー産生量は代謝率と呼ばれる。一般に食事を摂取すると，消化，吸収，代謝に関わる臓器でのエネルギー産生量が増大し，数時間にわたって代謝率は高くなる。これはタンパク質摂取に伴う産熱は特異動的作用として知られ，他の栄養素でもタンパク質ほどではないが生じる。タンパク質を摂取すると消化，吸収，代謝の課程で30％が，炭水化物では6％，脂肪では4％が体熱に変わり体温が上昇する。うま味のある肉や魚料理を食べると身体が温まると感じるのはこの現象による。

ラットが市販の飼料を摂取した直後にうま味物質であるグルタミン酸ナトリウム水溶液を口腔内に注入すると，摂食，特にタンパク質による特異動的作用による産熱に加えて，グルタミン酸ナトリウムのうま味刺激によるタン

パク質摂取の認知に伴う肝や消化管での体熱産生も認められることが知られている[9]。このことは，うま味刺激によって生体はタンパク質を摂取したことをより強く認識し，エネルギー代謝が活性化したことを意味する。タンパク質を含まない無タンパク飼料にうま味を添加した場合には，うま味刺激による体熱産生が一過性に生じるが，消化に伴うアミノ酸の血中への流入が認められず，主として炭水化物由来のグルコースが中心であるので，摂食に伴う体熱産生量がタンパク質摂取の場合に比べて著しく小さくなる。すなわち，うま味の認知はタンパク質を摂取したことを認識し，この後の消化，吸収，代謝を調節する上で重要な情報である。特に食事性タンパク質に含まれるアミノ酸組成は素材により大きく変化するが，血中の各アミノ酸濃度は一定に保たれているので，余剰の各アミノ酸を分解する必要があり，この代謝過程が発熱反応である。したがって，食事の際の体熱産生はタンパク質摂取後のアミノ酸の生体恒常性を維持しようとしている証拠でもある。食物の味とそこに含まれる栄養素が一致して初めて生体は代謝調節を含め正しく対応でき，結果として恒常性維持につながるのである。各栄養素の摂取に好ましい味質を考えると，タンパク質はうま味，炭水化物では甘味が良いと言えよう。塩味は両者にとっても好ましい味なので，どうしても必要以上に摂取することになる。

4．味覚と消化吸収

我々が摂取した食物を咀嚼することによって，食物中に少量含まれる糖やアミノ酸などの低分子栄養素が唾液に溶け出し，舌表面に存在する味蕾にある味細胞で受容体もしくは受容膜で味覚刺激として受容される。この情報は摂食後に生じる消化吸収との代謝調節の準備を促すうえで極めて重要である。同時に，消化管における消化産物により生じる感覚（内臓感覚），血管，肝，腎，脳などの体内感覚器における吸収された栄養素や代謝産物により生じる感覚も味覚や嗅覚と同様化学感覚に含まれる。これら化学感覚情報の主な役割は，食物か否かの判別，咀嚼と嚥下後の消化吸収の円滑な営み，そして血中や脳内での各

栄養素の恒常性維持にあり，食物摂取に伴う血液中のグルコースや脂質，ホルモンの変動による代謝調節に見られるような連鎖反応も広い意味で化学感覚によるものと言える。実際，消化管内には形態学的に味細胞と類似した数多くの基底顆粒細胞が存在し，消化産物を情報源として消化液の分泌に関わるガストリン，CCK，セクレチンなどや血中グルコース濃度を調節するインスリンやグルカゴンなどの消化管ホルモンを分泌することにより，摂取栄養素の消化吸収と代謝を調節している[10]。

　そこで食物摂取に伴う膵液分泌動態から味覚刺激が消化吸収に及ぼす影響を考えてみたい。イヌの総膵管にバルーンカテーテルを装着し膵より分泌される膵液量および含まれる総タンパク質（消化酵素）量を測定すると，日常食べている嗜好性の高いイヌ用飼料を与えた場合の方が，同じ栄養価でほとんど味も匂いもない合成飼料を与えた場合よりも摂食後の膵液量が2倍以上多い。これは嗅覚刺激による部分もあるが，主に味覚刺激による味質の情報が脳に入力し迷走神経膵枝遠心性線維によって生じた膵液分泌（脳相）に大きな差があることに起因している。味のほとんどない合成飼料を摂取した場合，消化産物の個々の糖やアミノ酸の刺激は迷走神経，胃，小腸，門脈，肝各枝により膵液分泌（腸相）が生じるが，脳相はほとんどない。当然味も栄養価もない濾紙粉末を摂取させた場合，膵液分泌は脳相，腸相ともに生じない。味刺激による膵液分泌は味質により差があり，嗜好性の高い甘味やうま味は苦味や酸味に比べて効果的である[11]。このように嗜好性の高い食物の摂取は，より多くの消化液の分泌を促し，摂食後の消化吸収を円滑にする働きがあると言えよう。特に食事性タンパク質は構成アミノ酸が由来する食物により大きく異なるため，血中や脳内の恒常性を失調しないように味覚のうま味に始まり，消化，吸収，代謝の各過程で迷走神経により漸次脳に入力され，各アミノ酸が生理的血中濃度になるよう代謝調節と各臓器への取り込みの調節を神経性，液性に行っている。食物を深く味わって食べることは，消化管での効率の良い消化と栄養素の吸収，適切な代謝調節をもたらし，生体恒常性維持につながるのである。

5. 嗜好性と栄養状態との関係

　我々の各栄養素に対する生理的欲求は，ライフスタイル，年齢，あるいは妊娠や授乳などにより変化することがよく知られている。例えば運動すれば発汗により失われた水分と塩類を欲求し，運動量に応じたエネルギー源の補充から御飯やパンなどの炭水化物や甘い物（糖類）を欲しがる。ラット母獣が授乳している場合，母獣と新生仔の総体重当たりの飼料摂取量は一定値となる。したがって乳仔の数を実験的に増加させると飼料摂取量も直線的に増加する。これは飼料に対する嗜好性が高くなったためではなく，母獣が乳仔を含めた栄養欲求に応えるよう摂食し，飼料を効率よく乳汁に変換していることを意味している。離乳間もないラットに認められる食塩嗜好性は，腎のナトリウムイオンを再吸収する尿細管の機能が未発達なことによるが，十分腎機能が発達した3か月齢以降は低下する。また，高齢ラットは一般に加齢とともに腎機能が低下し，ナトリウムの再吸収能の失調により再び食塩嗜好性が高くなる。この現象は味覚感受性の変化と言うよりも，体液平衡に根ざした生理的な適応現象であろう。そこで，栄養生理状態と嗜好性との関係について考えてみた。

（1）タンパク質栄養状態とうま味物質や食塩に対する嗜好性

　ラットの呈味物質に対する嗜好性は，タンパク質の栄養状態により影響を受けて大きく変動する。ラットに各種アミノ酸水溶液，食塩水溶液，そして脱イオン蒸留水を与えて自由に選択させると，タンパク質欠乏条件下では食塩と体タンパク質保持（分解抑制）効果のあるグリシンやスレオニンを摂取するが，タンパク質摂取量の増大とともにうま味物質を摂取するようになった[12]。また，正常なタンパク質栄養状態ではうま味物質の摂取により血中アンモニア濃度が低下することが明らかになった[13]。一般に成長期にある動物は，成長に伴ってタンパク質要求量が低下する。成長期ラットに低タンパク（5.0％全卵タンパク）食と高タンパク（45％全卵タンパク）食を与えると，タンパク要求量（飼料中

全卵タンパク濃度, 12.5%(w/w))を少し超えるように選択摂取(平均値が13.3%)し, 離乳間もないラットでもタンパク質摂取量を自己調節する能力を有していることが明らかになった。そこでタンパク質栄養状態と嗜好性の関係を離乳直後(4週齢), 性成熟期(8週齢), および成熟後(12週齢)の雄性SD系ラットを用いて調べた。嗜好性が食塩からうま味へと変化するときの飼料中タンパク質含有

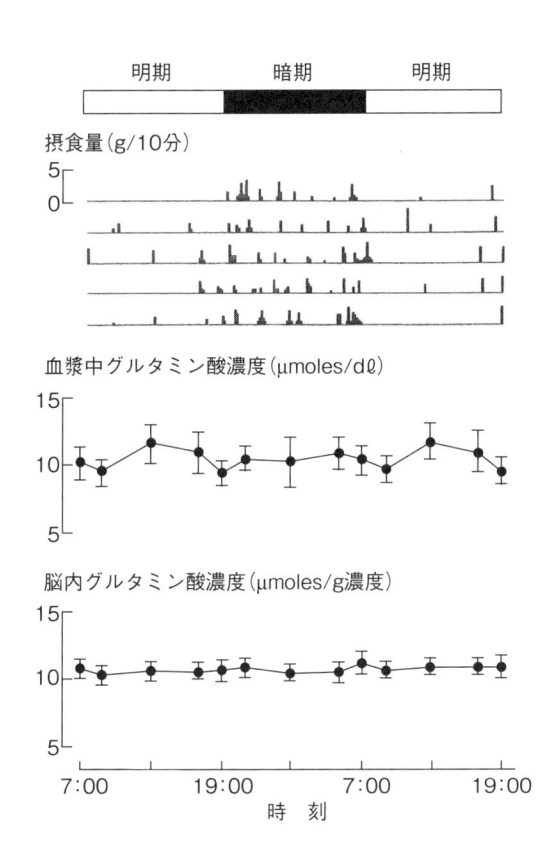

図1-2 高タンパク飼料を摂取させたラットの食行動, 血中および脳内グルタミン酸濃度の日内変動

雄性ラット(Sprague-Dawley系, 体重350g, N = 8)に高全卵タンパク飼料(グルタミン酸として6.8%含有)を自由に摂取させた。摂食量は歪計にて測定し, 10分ごとの摂食量を図上段に表示した(N = 5)。ネンブタール麻酔下(25mg/kg体重, 腹腔内投与)採血は大静脈より行い, 血清および脳の両サンプルを定法に従い金自動アミノ酸分析計にて全アミノ酸を分析定量しグルタミン酸を表示した。血漿を分離, 脳は摘出し総重量測定後ポリトロンにて破砕し, 上清を分離した。(鳥居: 代謝 26 ; 193-201 ; 1989.)

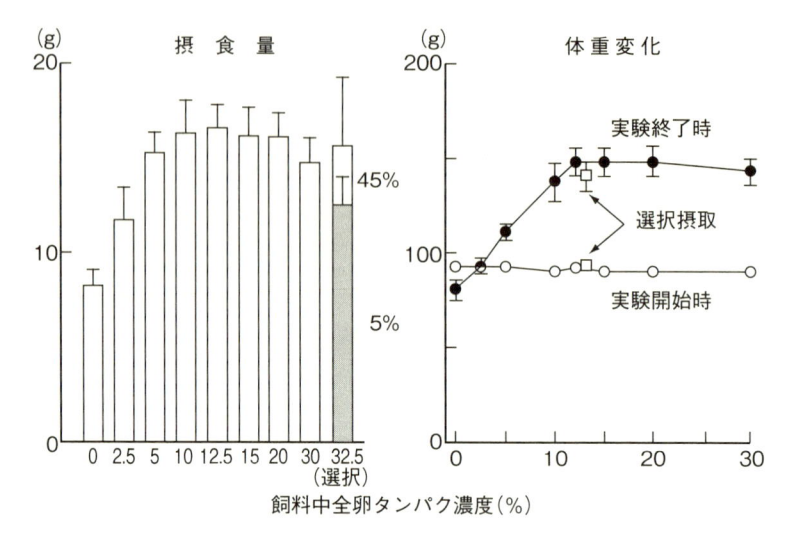

図1-3 全卵タンパク質含量の異なる飼料を摂取させたラットの食欲および成長と低および高タンパク食選択摂取時との比較

雄性ラット（Sprague-Dawley系，6週齢，各群N = 8）に自由に実験飼料として水を2週間摂取させ，摂取量は24時間ごとに測定した。5%および45%全卵タンパク質含有飼料を毎日場所を変更して与え，摂取量を測定し，総摂取量および平均飼料中全卵タンパク質量を計算により求めた。摂取量および体重は実験開始時および2週間後の平均値および標準偏差で示した。（文献3）

量は，最大成長に必要なタンパク質要求量と同様，成長に伴って低下した。すなわち摂取タンパク質量が生体要求量を充足したときに，うま味物質に対する嗜好性が発現し食塩嗜好性が低下するのである[4]。

我々がタンパク質に富んだ食物を選択し摂取し続けることにより，良好なタンパク質の栄養状態を維持することが期待できるだけでなく，食塩に対する嗜好性の低下に伴う腎への負担の軽減，さらには高血圧症の改善につながると考えられる。我が国では高度経済成長に伴って，わずか20年の間に動物性タンパク質摂取量が著しく増大し，逆に食塩摂取量の低下と並行して高血圧症の発症頻度が低下した。ヒトでもラットと同様，タンパク質の栄養状態の改善が何らかの貢献をしたことは確かであろう[1]。以上述べたように，食事性タンパク質が量的質的に不十分な条件下で食塩嗜好性を抑えることは大変困難なことと言えよう。したがって，高血圧症患者の減塩食療法は病態の改善には重要で

あるが，持続させる上で十分な食事性タンパク質の摂取を考慮することが重要であると考えよう。しかしながら，ナトリウム利尿剤の利用と肝や腎への負担軽減の観点から，タンパク質摂取制限も並行して行われるので，患者は強い食塩嗜好性が持続することになる。栄養生理学的配慮が患者のQOL（Quality of Life）を高めることにつながるのである。

（2）必須栄養素欠乏による食塩嗜好性

タンパク質は生命活動にとって最も重要な必須栄養素である。そこでタンパク質欠乏による食塩嗜好性の発現の仕組みを詳しく調べた。成長期にある（4週齢）の雄性SD系ラットを用いて，20％カゼイン食（正常食），および体重を維持するだけのタンパク質しか含まない5％カゼイン食（低タンパク食）で飼育した[14]。この間，飲水として脱イオン水と，体液（145mM）の2倍高張な300mM食塩水の2瓶を与え，摂取量を測定し，溶液の総摂取量に対する食塩水摂取量の比率で，食塩に対する嗜好性を評価した。正常食を与えたラットの食塩嗜好性は常に低く，通常，ラットはこの高濃度の食塩水を忌避する。これに対して低タンパク食をラットに与えると5日目以降，300mM食塩水を脱イオン水よりも好んで摂取するようになり，3週間後には正常ラットの2倍，体重当たりで比較すると4倍の食塩水を摂取するようになった。また，タンパク質欠乏食と脱イオン水で3週間飼育したラットについて血漿ナトリウム濃度，循環血液量の指標であるヘマトクリット値，およびナトリウム出納を調べたところ，正常食を摂取したラットと差がなく，この食塩に対する嗜好性はナトリウム飢餓とは無関係に発現するものであると言える。食塩に対する嗜好性は，8種類の必須アミノ酸のいずれか1つが欠乏した飼料をラットに与えた場合にも認められる[3]。特定の必須アミノ酸欠乏ラットに正常食を与えると，正常な成長を始めるとともに，食塩に対する嗜好性は速やかに消失する。この現象は体内で生合成出来ない必須アミノ酸の欠乏はタンパク欠乏と本質に類似の現象であるとラットは認識していると考えられる。

同様に，カルシウムが欠乏したラットにおいても，脱イオン水と体液の2倍

の濃度である 300mM 食塩水の2瓶を与えて選択摂取させると、食塩に対する強い嗜好性が観察される[17]。古典的ナトリウム飢餓の動物モデルとして知られている両側副腎摘出ラットは、ミネラルコルチコイドであるアルドステロン欠乏により体内にナトリウムを保持することができず、1％食塩水を飲料水として摂取することによってのみ生存でき、この際に見られる食塩に対する嗜好性は、脳内アンジオテンシン（AT_1）受容体のアンタゴニストを投与することによって阻害されるので、副腎皮質からアンジオテンシンⅢにより分泌されるアルドステロンの血中濃度を何とか高めようとアンジオテンシンⅠを過剰に分泌し活性型のアンジオテンシンⅡの血中濃度を高めていることと理解できる。アンジオテンシンⅡは中枢性に食塩嗜好性を高めることが知られている。これに対して、カルシウム欠乏によって生じる食塩嗜好性は、脳内アンジオテンシンの作用を阻害しても全く影響を受けず、この食塩に対する嗜好性発現は、少なくとも従来知られている負のナトリウム代謝に基づく食塩嗜好性とは異なるものであると考えられる。

以上より、一般に生体では、タンパク質、アミノ酸、ミネラルなどの必須栄

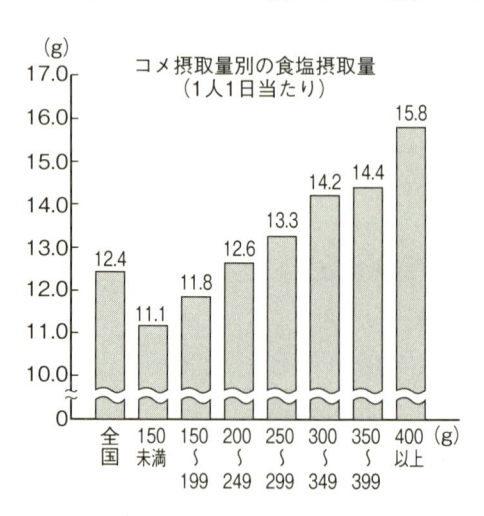

図1-4　日本人におけるコメの摂取と食塩嗜好性との関係

コメ中心の食事をとると動物性タンパク質の摂取が相対的に低下し、タンパク栄養状態は悪化して食塩嗜好性が高まると考えられる。（Seventh symposium on salt 1993；Ⅱ；335-344.）

養素が欠乏すると，食塩に対する強い嗜好性が発現するのである。そして，この際見られる食塩嗜好性は，これまで知られているナトリウム飢餓の場合とは異なるメカニズムによるものであろう。いずれにしても食塩嗜好性発現は生体恒常性の何らかの失調が生じているとのバイオマーカーであると言えよう。

6. 必須栄養素の欠乏の認知と適応

　食事性タンパク質の欠乏は構成する数多くのアミノ酸が複雑に関与し，データ解析が困難であるので，食事性タンパク質は量的に高いが単独必須アミノ酸の欠乏を伴う飼料を与えた場合での生体の欠乏栄養素に対する認知や欲求の強さを，食行動や脳の機能から調べた。人類が農業生産により穀物を蓄え，家畜を飼育し，日常的な飢餓から解放されたのは最近のことである。穀物はエネル

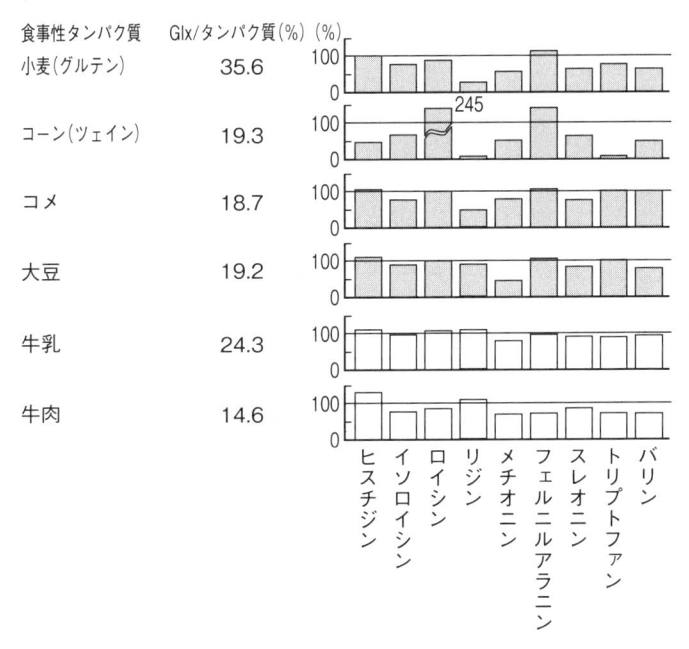

図1-5　植物性および動物性タンパク質の必須アミノ酸組成

　食事性タンパク質を構成するアミノ酸のグルタミン酸とグルタミン酸の総和をGlx，コーンタンパク質のロイシン含量は245％と図中に表示した。（文献20）

ギー源およびタンパク源として生体内で利用されるが，地域ごとに収穫できる作物の種類と生産性は気候風土により限定される。主要な穀物そして豆類に含まれるタンパク質のアミノ酸組成は動物性タンパク質である牛乳や畜肉とは大きく異なる（図1-5）。穀物中心の食事をしている地域，例えばインドやパキスタン等では人口が増えるに従って，小麦の生産は農業技術の向上により増大したが，リジン含量の高い豆類の生産は追いつかず，価格も高騰し，収入の少ない人々は十分な豆類の摂取ができなくなってきている。小麦に10％前後含まれるタンパク質であるグルテンはリジンが少なく，小麦中心の食事ではリジン欠乏になるので，欧米では乳酪製品や畜肉を食べることによってリジンを補っていると考えられるが，今後人口の増加に見合う畜産物等の動物性タンパク質生産の増大は期待できず，工業的に生産された安価で純度の高いリジンの穀物への添加が最も合理的である。現在，中国本土や南西アジアの国々を中心に約14億人がリジン欠乏と推定されているので，早期に対応すべき問題である[2-4]。

一方，我が国を含め東アジアの地域では，主たる穀物の栽培は稲作である。小麦やコーンと異なり，コメは連作障害もなく単位面積当りの収穫量も多い上に，米のタンパク質は小麦やコーンに比ベリジン含量も多い。食事にはリジン含量の高い大豆等の豆類も広く利用されているので，穀物を家畜に与えて食肉や乳製品として利用する必要は少なく，タンパク栄養の面から穀物中心の食生活が可能となり，結果として東および南アジアの米作地帯では巨大な人口を支えることができるわけである。

我が国の具体的な例として，メチオニンは十分含まれるがリジンの少ない御飯にメチオニンは少ないがリジンが十分含まれる大豆製品である納豆をかけて食べたり，大豆タンパクである豆腐を副食として組み合わせて食べると，食事性タンパク質はほとんど牛肉並のアミノ酸組成になるのである（図1-5）。このような食事でもタンパク質の生理的欲求に応えるには不足がちであるので，よく働いてコメの余分な炭水化物を活動エネルギーとして体外に放散しタンパク質を体内で濃縮することによりタンパク栄養状態を良好に保ってきた。したがって，食事をすることはコメを多く食べることを意味し「御飯」というふう

に呼ぶ習慣を持っていると考えられる。このことは人間だけ可能な食行動ではなく哺乳動物全般に適用できる考え方である。

そこで単独必須アミノ酸欠乏に際し，脳はどのように欠乏を知り適切な対応を行うかについて考えてみたい。まず，アミノ酸混合物をタンパク質源とする飼料を成長期のラットに与えてリジンの要求量を成長（増体重）と屠体分析との両面から調べた。アミノ酸混合飼料中のリジンの含量が増加するにつれて体重も増加する。飼料中リジン含量が0.4％以上で一定となるが，屠体分析結果では0.4％では体タンパク質の増加ではなく体脂肪が蓄積していた。そして，体タンパク質の蓄積が最大値に達するのは飼料中リジン含量が1％前後であり，実際のリジンの要求量は成長（増体重）での評価の場合に比べ2.5倍高値であった。また，ラットにリジンの程度の異なる飼料とともにリジン水溶液を与えると欠乏に対応する量のリジンを定量的に摂取し，その量は体タンパク質の蓄積を基準にした要求量に対応していた。最近，体重当りのリジン要求量はラットもヒトもほぼ同じ水準（30～35mg/kg体重）であることが明らかになった。以上より，リジン要求は体タンパク質を基準に考えることが重要といえよう。

精製小麦グルテンに各必須アミノ酸を全卵タンパクと同等に添加した物を20％含む飼料（リジン正常食）から，リジンを等窒素のグルタミンと置換した飼料（リジン欠乏食）へと切り替えた際のタンパク質代謝を調べてみたところ，食欲が抑制され摂食量がその日から40％低下，食餌性リジン量も約80％低下し成長も強く抑制された。この結果よりラットがリジンの欠乏を認識し，食欲を低下させて，とりあえず生き残ろうと適応していることが理解できる。その際の消化吸収に関しては，窒素の体内貯留，すなわち体タンパク質の蓄積が食餌性リジン量と完全に一致したことにより，ラットは一つの必須アミノ酸欠乏量を体タンパクを生合成するなどにより成長速度をコントロールしていると考えられる[1-5]。

それでは，リジン欠乏食に味をつけて嗜好性を高めればラットは食欲が高まり，より多く食べるのではないかと考え実験を行ったが，リジン欠乏食を与

えた場合の摂食量は前に述べたように常に正常食に比べて約半分になる。そして，1週間ごとにリジン欠乏食と正常食を切り替えて与えると食欲は前者で高く，後者では低いので摂食量はクシ（櫛）の歯状に変わる[2]。うま味（グルタミン酸ナトリウム＋グアニル酸ナトリウム），甘味（砂糖），塩味（食塩），苦味物質（塩酸キニーネ）を添加したどの場合でも摂食量もクシの歯状の形を示し，味質による影響はないと考えられる。ただし，うま味と甘味物質添加により無添加の場合に比べ，リジン正常食を与えている時のみ「追いつき成長」（catching-up growth）が見られ，有意に摂食量が増大した。味付けによって食欲を高め，通常より余分に摂取する場合は食餌性タンパク質が正常なアミノ酸組成でないと生じないことが明らかになった[3,4]。

このリジン欠乏食の摂食抑制がどのような仕組みで生じるのかについて考えてみた。まず，血中や脳内の各アミノ酸の変化について調べた。ラットにリジン正常および欠乏食を自由に摂取させたところ，リジン欠乏食の場合ではアミ

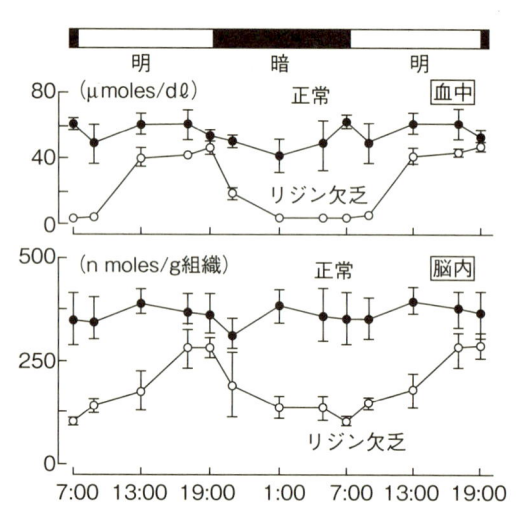

図1-6　リジン欠乏食およびリジン正常食摂取ラットの血中および脳内リジン濃度の日内変動

　成熟雄性ラット（Sprague-Dawley系，体重350g，N＝20）にリジン正常および欠乏食と水とを自由に摂取させた。血液は尾静脈より覚醒下で採血し，血漿を得た。脳はネンブタール麻酔（25mg/kg体重，腹腔内投与）下，脳を摘出し，重量測定後，ポリトロンにて破砕し，上清を得た。両者を全自動アミノ酸分析計にて全アミノ酸を分析し，リジンのみ表示した。（文献3）

ノ酸の中でリジンのみ摂取時間帯である暗期に血中はほぼ消失し脳内で半減したが，他のアミノ酸は1日中ほぼ一定水準を維持した（図1-6）。ラットは明期に摂食せず寝るが，リジン濃度は血中も脳内もともに上昇し暗期直前には再び正常化したことにより，強いリジンの恒常性を維持する能力があることが明らかになった[3]。

次に血中や脳内リジン濃度は飼料中のリジン含量によりどのように変化するかについて，リジン正常食中のリジン含量を基準としてリジン欠乏食に段階的に4倍量まで添加し調べた。血中リジン濃度は飼料中リジン含量の増加に並行して直線的に増加した一方，脳内リジン濃度はリジン欠乏の程度が多い場合でのみ低下したが，欠乏の程度が少ない場合や過剰の場合では一定の水準を保った。リジンは必須アミノ酸であるから生合成できず脳内リジン濃度が低下した場合は，体タンパク質の分解により脳内濃度を高める以外に脳内恒常性を維持できずラットはリジン欠乏食に対する食欲の低下で対応したと考えられる。このように脳内のリジン濃度の低下の有無が食欲を抑制する因子の一つであるといえる[1-4, 6-8]。

また，この実験において食欲，成長，血中や脳内リジン濃度，そしてタンパク質代謝の状態により増体重と摂食量は並行して変化するが，かなり正常に近く成長していると思われる場合（飼料中リジン含量, 1%, w/w）でも血中リジン濃度は正常体よりかなり低い水準にあった。血中リジン濃度はリジンの摂取が増えるに従って直線的に増加するが，成長期における体タンパクの蓄積についてはより高いリジンの摂取で正常値を維持することが理解できる。すなわち，この実験結果から食欲も増体重も必ずしもリジンの恒常性を評価するうえで限らずしも良い指標ではないと考えられる。やはり，体タンパクの蓄積量が生体にとって理想的な要求量を考えるうえでは最も重要な指標であることが改めて示唆された。

7. リジン欠乏認知の脳内機序とリジン嗜好性

ラットがリジン欠乏を認知しアミノ酸水溶液の中からリジンを選択し定量的に摂取する能力を調べた。15本の特殊飲水カラムに各アミノ酸をラットが最も好む濃度で与え，自由に選択させたところ夜間にすべてのラットがリジンを探し出し1週間後には定量的に摂取するとともに成長も正常化した。並行してタンパク栄養状態が良好な場合に嗜好するグルタミン酸ナトリウムグルタミンそしてアルギニンを摂取し，食塩嗜好性も著しく低下するとともに，血中や脳内アンモニア濃度が低下した。同じラットにリジン正常食を与えるとリジンのみ摂取が消失しグルタミン酸に対する嗜好性は持続した。その後飼料を無タンパク食に変えると，グリシン，スレオニンを嗜好し，リジンを選択したラットは無タンパク食摂取時に再びリジンを摂取した。タンパク質欠乏とリジン欠乏が類似の不快感としてラットは認識していると考えられる。言うまでもなくリジン正常食を摂取したラットに無タンパク食を与えても当然のことながらリジン摂取は認められなかった。この飲水行動をマイクロフローセンサーにて詳細に経時的に調べたところ，実験第1日目はラットがリジン欠乏食を摂取し血中および脳内が最低値を示す暗期開始5から6時間後にリジン水溶液の摂取が生じ，暗期を通じ持続的に摂取し，2日目，3日目とリジン摂取は増大した。この段階では，まだタンパク栄養状態は完全に回復されておらず，グルタミン酸ナトリウムに対する嗜好性はほとんど認められなかった。ところが実験開始2週間後には，ラットは与えられた飼料がまずリジン欠乏食であることを認知しリジン水溶液，並行してグルタミン酸ナトリウム水溶液を摂取するというパターンを示し，明期になると摂食および摂水行動はほとんど認められない（図1-7）。3日間同様の食行動を確認した後に飼料をリジン正常食に変えるとリジン水溶液の摂取量が前日に比べ著しく低下したが，グルタミン酸ナトリウムに対する嗜好はタンパク栄養状態が基本的に変化していないので持続した（図1-7）。ラットはリジン正常食を摂取した際に咀嚼時の味覚，そして消化吸収

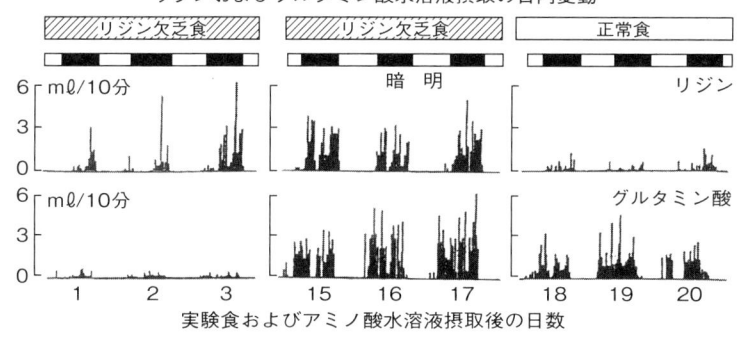

リジンおよびグルタミン酸水溶液摂取の日内変動

図1-7 リジン欠乏食およびリジン正常食摂取時のアミノ酸に対する嗜好性の変化

成熟雄性ラット(Sprague-Dawley系,体重350g,N = 5)は大型ゲージに収容し,30本の各アミノ酸水溶液カラムより自由に選択摂取させ,摂取量はマイクロフローセンサーにて10分ごとの摂取量を測定表示した。摂取させた飼料は図上段に示した。ラットが主に摂取した水溶液であるリジン(塩酸塩)およびグルタミン酸ナトリウムのみを示した。(文献3)

過程で生じる化学感覚(内臓感覚)によりリジンの十分な存在を認知し,リジンの摂取を中断したと考えられる[3,4]。

そこで,ラットがこのような合理的行動ができる仕組み,特に神経系の関与について詳細に調べてみた。すなわち,濃度の異なるリジン水溶液に対する味覚感受性,それから味覚情報の第一次入力を受ける延髄孤束核,あるいは食欲や生体恒常性維持に関わる中枢が集まる視床下部[12],味覚認知の場である大脳皮質の味覚野にリジン欠乏に伴って何らかの可塑性が起きているのではないかと考えたからである。リジンに対する味覚感受性については,舌先端部の茸状乳頭の味蕾を支配する顔面神経系の鼓索神経より,電気生理学的手法にてマウスより記録した。また,その結果,舌根部の有郭乳頭や舌側部の葉状乳頭の味蕾を支配する舌咽神経,両者ともに味覚閾値および味覚応答の濃度依存性はリジン欠乏により変化しなかった。すなわち,食行動のゲートキーパーとしての役割を持つ味覚に関し,全くリジン欠乏の影響を受けないことが明らかとなった。次に,リジン欠乏食摂取時にリジン水溶液を定量的に摂取するという行動を学習したラットを用いて,リジン欠乏食を与えるとともにいわゆるリジンクランプと呼ばれる手法を用いて,リジンを腹腔内に連続微量注入し血中や

脳内リジン濃度が正常に保たれるように処置した。リジン欠乏下でのリジン摂取行動を調節する因子が味覚等の外因性か，あるいは血中や脳内リジン濃度等の内因性かについて調べた。これらのラットは正常食ではほとんどリジンを摂取しないがリジン欠乏食を摂取させリジンクランプを行って血中や脳内リジンの濃度を一定に保っても，リジン水溶液を摂取した。ラットは摂取した飼料がリジン欠乏食であることを内臓感覚として認知し消化吸収後の血中および脳内のリジン濃度の低下を見越して摂食時にリジンを補給する行動をしたと考えられる。したがって，リジン欠乏下でのリジン選択摂取は外因性情報が中心であり，血中や脳内リジン濃度は副次的であると考えられる。

消化器系臓器からの各アミノ酸の情報は迷走神経の求心線維を経て脳に入力されるので，麻酔したラットの小腸内にアミノ酸水溶液を注入し，小腸から肝門脈を経て肝に移行する際の迷走神経肝枝の求心性線維の応答性を調べた。正常食を摂取したラットでは0.01mMリジンには神経応答は生じないが，リジン欠乏食を与えた4日後にはこの濃度のリジンに高い応答が生じ，応答閾値は正常食の場合に比べ約1/100に低下した（図1-8, 9）。すなわち，迷走神経のリジンに対する感受性が高まったのである。しかし，光学異性体のD-リジンを

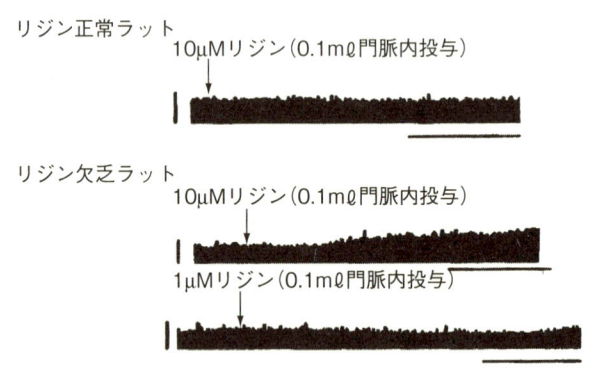

図1-8 リジン正常食摂取ラットにリジン欠乏食を7日間与えた際の迷走神経肝枝求心性線維における門脈内投与リジンに対する感受性の経時的変化
リジン正常および欠乏食は1週間自由に摂取させてからウレタン麻酔下で電極により神経応答を記録した。測定時間は図中実線(30分間)にて示した。（文献10）

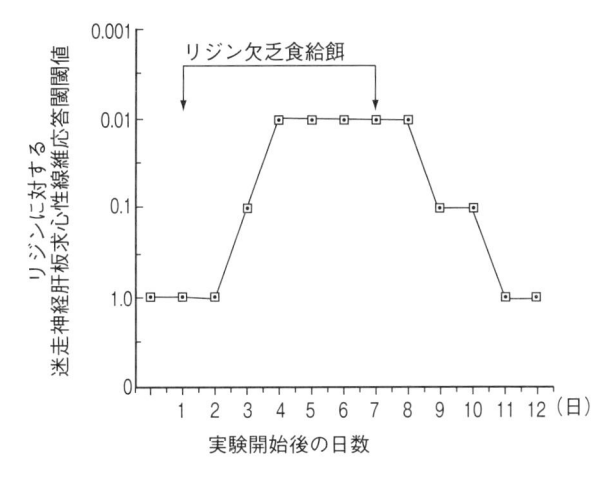

図1-9 リジン正常または欠乏食摂取ラットの迷走神経肝枝求心性線維におけるリジン門脈投与に伴う応答

感受性はリジンに対する応答が生じる最小濃度(閾値)の変化として示した。(文献10)

含め他のアミノ酸に対してはこの感受性が全く変化しなかった。欠乏しているリジンだけに迷走神経が応答することより，どの必須アミノ酸欠乏の時にも迷走神経の感受性が高まることが考えられる。リジン欠乏食から正常食にもどすと4日後に迷走神経の感受性は以前の水準に回帰した（図1-9）。迷走神経は消化器系全体を支配しており消化吸収過程全体でリジン欠乏食か否かを鋭敏に認知し欠乏栄養素を味覚を手がかりに摂取し，血中リジン濃度が変動せずかつ生体欲求を充足していることが明らかとなった[10]。

延髄孤束核には内臓感覚と同時に味覚の情報が入力するので，まず5種の基本味混合液に応答する個々のニューロンのアミノ酸に対する感愛性についても調べた。この実験は無麻酔下でのニューロン活動の記録が困難であり，やむを得ず麻酔下で行った。まず，基本的な5種の呈味物質［ショ糖（甘味），食塩（塩味），塩酸（酸味），塩酸キニーネ（苦味），グルタミン酸ナトリウム（うま味）］を混合した水溶液で舌表面を刺激し延髄孤束核で応答するニューロンを見出し，個々の呈味物質やアミノ酸に対する単一ニューロンの応答を調べた。ラットにはリジン欠乏食を与え，飲料水としてリジン水溶液を与えた群と脱イ

オン水を与えた群で比較したところ，リジン欠乏食でリジンを自由摂取している動物はリジン欠乏でないのでラット延髄孤束核のニューロンはリジンに対する応答性はそれ程強くない。ところが，リジンが欠乏している場合では，リジンに対し非常に強い応答を示した。おもしろいことに，リジンは強塩基性であり塩酸で中和したリジン塩酸塩水溶液で与えているので塩酸にもある程度応答した。これもリジンを選択するうえでの手がかりとして利用していた可能性がある。延髄孤束核のニューロンは，食事性食塩が不足するとナトリウムに対する感受性を示すニューロンが増えてくることが知られているので，生体内のリジン欠乏を反映して欠乏栄養素の摂取に敏感になるような可塑性を起こし得る機能を持っているということが考えられる。

8. 脳におけるリジン欠乏および摂取の認知

延髄孤束核には味覚や消化器系からの化学感覚情報が入力しているが，ここからの脳内での情報伝達は複雑であり，リジン欠乏の認知とリジン摂取に脳のどこが応答するかは全く不明である。そこで，超電導磁石の磁界の強さが4.7テスラで動物を収容するボア内径が40cmという，ニホンザルも入る大きさの世界最高水準の分解能を持つ機能型(functional)実験用磁気共鳴画像装置(fMRI)を用いて，リジン欠乏ラットへのリジン投与後の脳の機能変動を詳細に経時的に観察した。

あらかじめラットにリジン欠乏食を4日間与えリジン欠乏状態にした。ラットをハロセン麻酔下，特殊な器具で頭部を不動化し，リジン腹腔内投与した後の摂食行動に関与すると考えられている脳内各部位での酸素消費の変化をfMRI装置にて測定した。ラットは超電導磁石の中央に静置し，高速度でスキャンし，デオキシヘモグロビンに対応するT_2＊強調画像（300μ立方/画素）を得た。リジン投与約30分後に視床下部の外側野（摂食中枢），腹内側核（満腹中枢），そして弓状核を含む領域において強いシグナル強度の低下すなわちニューロン活動の増大を認め，その後すみやかにリジン投与前の水準に回復し

た．リジン腹腔内投与後の血中リジン濃度は 10 ～ 15 分後に脳内リジン濃度は 30 ～ 40 分後に正常化するので，脳内リジンのホメオスタシス回復の認知と考えられる．

そこで，リジン欠乏ラットでは食欲が強く抑制されることを考慮し視床下部外側野（摂食中枢）に着目し，オペラント型行動実験によりリジン欠乏の認知部位か否かを調べた．あらかじめリジン欠乏食を与え（19：00-09：00）飲料水として脱イオン水のみ（対照），プロリン，グリシン，リジン等のアミノ酸水溶液を脱イオン水とともに与えて自由に摂取させた．翌日，これらラットに1時間バー押し30回につき報酬としてリジン(1mg)を含む正常食ペレット(50mg)を1個与えたところ，リジン水溶液を与えたラットのみ強くバー押し行動が抑制された．そこで極少量のアルギニン，プロリン，リジン等のアミノ酸を直接両側性に視床下部外側野に極微量連続注入したところ，リジン要求量の0.1％を24時間にわたり投与した群のみ強くバー押し行動を抑制した[11]．

以上の結果よりリジン欠乏の認知部位は fMRI 装置で認められた視床下部の領域の中で外側野が確実に含まれることが明らかとなった．

9. リジン欠乏の認知における液性因子の役割

リジン欠乏ラットがリジンを探索し定量的に摂取するという複雑な行動は，リジン欠乏の認知に伴って何らかの液性因子が脳に働き，リジン欠乏に適応できるようニューロン感受性などの可塑性を発現している可能性が高い．そこでリジン欠乏時に分泌される生理活性物質の同定を，成長因子を中心にヒドラを用いて試みた．

ヒドラ（Hydra japonica)は小型の肉食性水棲腔腸動物で，餌である動物組織を触手を延ばして捕食する行動（Tentacle ball formation）を起こす．ヒドラを収容した水槽内のグルタチオン濃度を変化（0.1 ～ 50 μM)させるとこの行動が5回観察されるが，ペプチドホルモンや細胞増殖（成長)因子の共存によりこの行動いずれかが強く抑制される．この現象は個々の物質に対する特異性が

高く，10^{-15}M ～ 10^{-18}M という極微濃度でも応答が認められる。これを利用してタンパク欠乏，リジン欠乏，そして正常ラットの血液(午前9時)を調べたところアクチビンA/インヒビンが分泌されていることが明らかになった[12]。アクチビンは1987年に，タンパク質の生理活性物質で下垂体前葉の卵胞刺激ホルモン（FSH）分泌抑制因子であるインヒビンに対し，FSH分泌促進因子としてアクチビンと命名され[13]，また，骨髄由来の赤芽球系白血病細胞の赤血球への分化誘導因子（Etythroid defferention factor; EDF）として同時期に発見された[14]。ここでは一般的に用いられているアクチビンと表現したい。インヒビンとアクチビンはTGF-β スーパーファミリーに属し，二つのサブユニットから構成される。インヒビンはαサブユニット（18kDa）とβサブユニット（14kDa）がS-S結合しており，βサブユニットにはβA，βBがあるので，2種類のアイソフォーム（αβA，αβB）が存在する。一方，アクチビンは二つのβサブユニットが結合したものであり三つのアイソフォーム（βA βA，βA βB，βB βB）があるが，結合様式はインヒビン同様S-S結合と考えられるが詳細は不明である。両者は一つのサブユニットを共有するが生理活性は全く逆であるという特徴がある。

　βA サブユニットは哺乳類ではアミノ酸配列は共通であるが，インヒビンAのαサブユニットのアミノ酸配列は哺乳類でも種差が存在する。そこでβAサブユニットの活性発現に関与すると考えられる部分ペプチドを抗原として，マウスの抗体を作製しヒドラの応答性を調べるとβA（1-11）IgGとβA（89-99）のIgGの両者はいずれもヒドラと共存するとアクチビンの作用が抑制された。インヒビンの場合はいずれもヒドラと共存するとアクチビンの作用が抑制された。インヒビンの場合は後者のみ作用が認められた。タンパク質やリジン欠乏（午前9時採血）ラットの血清を用いてヒドラの応答を調べたところタンパク質欠乏でアクチビンが上昇，正常ラットではインヒビンが上昇していた。リジン欠乏ラットの場合ではヒドラは両者とも応答せず，アクチビンに結合し生理活性を抑制するタンパク質のフォリスタチンの関与も考えられる[15]。

　タンパク栄養状態とアクチビン／インヒビン分泌との関係について調べるに

は半定量のヒドラのアッセイ系では限界がある。そこでアクチビンとインヒビンを定量することを試みた。前者は骨髄性白血病由来のフレンド細胞がヘモグロビンを有する状態に分化誘導をすることを指標にして，後者はαサブユニットの抗体を用いたラジオイムノアッセイにて測定した。その結果タンパク質欠乏から正常状態へと改善するにつれて血中インヒビン濃度が上昇し逆にアクチビンは低下した（図1-10）。リジン欠乏状態のアクチビンはラットの体重が微増するだけのリジンを含有しており正常状態に近く，インヒビンは低下していた。

アクチビンの受容体は，大きくⅠ型，Ⅱ型，Ⅲ型（42KDa,51KDa,115KDa）に分類されており，TGF-βの受容体のⅠ型，Ⅱ型，Ⅲ型とは異なり，親和性（結合定数,Kd）は高親和性の場合は1～3nMでアクチビンの生理活性発現濃度近傍である。しかし，1937年に存在が知られ1985年に構造が明らかになったインヒビンについては，その受容体の存在が多くの研究者の長年の努力によっても見出されていない。現在では，アクチビンが活性本体でインヒビンは競合的にアクチビンの受容体への結合を阻害すると一般的に考えられている。アクチビンの生理活性は多様で，神経葉の発生等の中胚葉誘導，血球系や生殖器官の

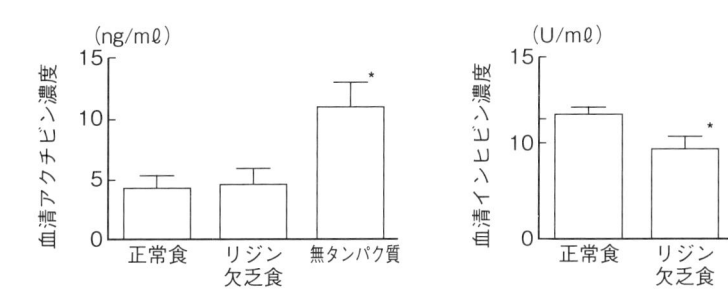

図1-10 無タンパク食，リジン欠乏食，リジン正常食摂取ラット血清中アクチビン，インヒビン濃度

雄性ラット(Sprague-Dawley系，体重350g，各群N = 10)に実験飼料を与え，自由に摂食させたネンブタール麻酔(25mg/kg体重，腔内投与)下で後大静脈より採血し，血清を得た。抗アクチビンAニワトリIgY抗体と抗インヒビンAおよび抗フォリスタチンマウスモノクローナル抗体を用いてサンドイッチ法によりタンパク結合アッセイ（デルフィア法）により血清中アクチビンAおよびインヒビンAを弁別定量し，平均値および標準偏差で示した。(科学技術振興事業団,鳥居食情報調節プロジェクト研究報告書28：1996.）

細胞分化誘導，神経細胞の生存維持等が知られている．また，アクチビンに対し極めて強い親和性を有するアクチビン結合タンパク質のフォリスタチンが存在し，アクチビンと結合することによりこの生理活性を強く阻害する．フォリスタチンは細胞表層のプロテオグリカンに高い親和性がありアクチビンの細胞内へのシグナル伝達に重要な役割を担っている可能性がある．アクチビン受容体の特徴は1回膜貫通型でセリン／スレオニンキナーゼ型である．アクチビンの結合様式についてはⅠ型とⅡ型との相互作用が知られている．まずアクチビンがⅡ型に結合し両者が会合して初めてアクチビンの細胞へのシグナル伝達が行われると考えられている．アクチビンの生理活性の作用発現濃度が臓器により異なっていることから，自ら分泌して刺激とする場合（オートクライン）や近傍の細胞を刺激する場合（パラクライン）が中心的と考えられており，一般のペプチドホルモンのように分泌臓器から離れて標的臓器へ液性に刺激する場合（エンドクライン）は可能性が低いといわれている．したがって，以上のような特徴を持つアクチビンに関しては個々の臓器毎に生理作用様式が異なる可能性が高く，アクチビンを産生する臓器の同定および分泌に関わるmRNAやアクチビン受容体と細胞内へのシグナル伝達等が明らかにされつつある[15]．

　我々はタンパク質欠乏に伴ってラットの血中濃度が変動し，脳内にも存在するアクチビンAのβAサブユニットの部分ペプチドに対するマウス抗体を用いて免疫組織化学的手法では脳内分布を調べたところ，弓状核，終板器官，最後野に多く，視床下部外側野，腹内側核，延髄弧束核等の摂食に関わる部位にも認められ，共通してニューロンの細胞体に存在した[12]．また，脳内ではインヒビンはアクチビンAとともに共存する場合が大部分であるが，アクチビンAの結合タンパクであるフォリスタチンの存在を認めることはできなかった[12]．また，ヒドラアッセイではタンパク質欠乏やリジン欠乏では脳脊椎液中にインヒビンのみ見出されアクチビンは見出されなかったことから，脳の食行動に関わる特定部位でのみアクチビン活性がタンパク栄養状態の変動に対応して変化し，他の脳部位への作用が生じないように並行してインヒビンが脳脊椎液中に放出されている可能性が考えられる．したがって，脳内では両

者と受容体との相互作用により生理活性が調節されていると考えられる。

そこでリジン欠乏の認知部位である視床下部外側野にアクチビン，インヒビン，フォリスタチンをそれぞれ浸透圧ミニポンプで微量連続注入し，先に述べたリジン欠乏ラットにおけるオペラント型バー押し行動を観察した。リジンを自由に摂取したり脳内に投与した場合と同様にインヒビン，フォリスタチンのいずれかを投与してアクチビン活性を抑制したところ，ともに強くバー押し行動を抑制した。しかし，アクチビン投与では既にリジン欠乏状態での生理的分泌と重なり，ラットも限度近くバー押し行動していることもあり，さらにバー押し速度を高めることは観察できなかった。この結果よりリジン欠乏に伴う食欲抑制はリジン欠乏を認知する視床下部外側野において，インヒビンにより競合的にアクチビンの結合を阻害するかフォリスタチンでアクチビン活性を抑制することにより営まれている可能性を示唆している[16]。

同時に脳内アクチビンAは欠乏したリジンの選択摂取行動の学習に関与している可能性がある。そこで我々はリジン欠乏ラットの視床下部外側野におけるニューロン応答性についても調べた。リジン欠乏ラットにおける視床下部外側野の単一ニューロン応答を多連微小ガラス電極にて無麻酔下で調べたところ，電気泳動により微量投与したグルコース，食塩，アミノ酸等の栄養素に対して神経興奮物質であるグルタミン酸の他ではリジンのみに特異的に応答するニューロンも全体の3％程度存在した（図1-11）。加えて，各種栄養素を含む水溶液を摂取させたところ，リジンを意味する2秒間の手掛かり音やリジンの摂取に伴って生じる味覚などの口腔内刺激に特異的に応答するニューロンも出現した（図1-12）[17]，（図1-13）[20]，（図1-14）[20]，（図1-15）[20]。すなわち，リジン欠乏に適応して視床下部外側野に内因性情報であるリジンの血中や脳内レベルに応答するニューロン，および外因性情報であるリジン摂取に伴う味覚や聴覚に応答するニューロンの出現がリジン欠乏ラットのリジン選択摂取に関与していることが明らかとなった。脳内でアクチビンAの分布が認められ味覚情報の一次入力を受ける延髄弧束核や満腹中枢である視床下部腹内側核ニューロンでも類似の可塑性が生じていることが考えられる。最近，我々はリジン欠乏

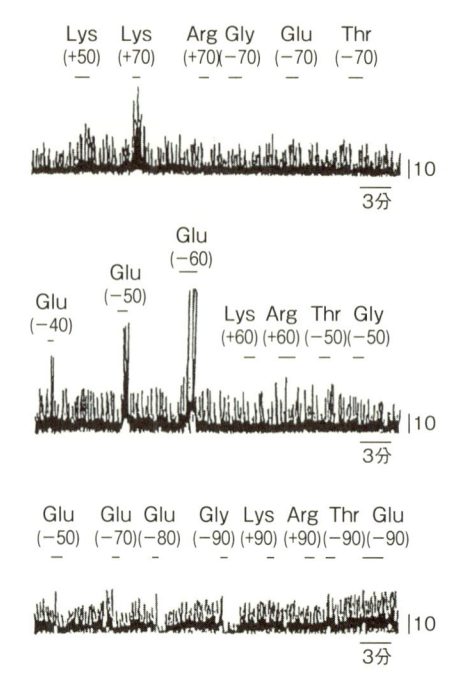

54   第1章 食事アミノ酸と脳機能

```
    Lys   Lys   Arg Gly  Glu   Thr
   (+50) (+70) (+70)(-70)(-70)(-70)
```

```
              Glu
              (-60)
        Glu
       (-50)
   Glu              Lys Arg  Thr  Gly
  (-40)            (+60)(+60)(-50)(-50)
```

```
   Glu  Glu  Glu  Gly  Lys  Arg  Thr  Glu
  (-50)(-70)(-80)(-90)(+90)(+90)(-90)(-90)
```

図1-11 リジン欠乏ラット視床下部側野へのアミノ酸を電気泳動的に微量投与した際の単一ニューロンの応答

あらかじめ訓練したラットにリジン欠乏食を摂取させ1週間後に覚醒下で単一ニューロンの活動を記録した。リジンに特異的に応答するニューロン（上段），リジンに応答せず神経興奮物質であるグルタミン酸に興奮するニューロン（中段），抑制するニューロン（下段）の例を示した。微量電気泳動法にて授与したアミノ酸は略号表記（リジン（Lys），アルギニン（Arg），グリシン（Gly），グルタミン酸（Glu），スレオニン（Thr））し，電流量(ナノアンペア)はかっこ内に数字にて表示した。(文献17)

ラットが自らバーを押してリジン水溶液を摂取する際の視床下部腹内側核におけるノルエピネフリン分泌の日内変動パターンが定量的摂取に重要な役割を持つことを見出した（図1-13)[18]。リジン欠乏ラットがリジン欠乏食とともに自らバー押しして得たリジン水溶液の摂取によりノルエピネフリン分泌が経時的に上昇し，正常な日内変動と同様の変化を示すのに対し，グリシン水溶液を摂取した場合は全く同分泌の上昇は認められなかった。すなわち，摂食行動に伴うノルエピネフリン分泌の上昇量はリジンの過不足に対応しているのである。リジン欠乏を認知しリジンを摂取するという学習の成立後，正常食を与えても

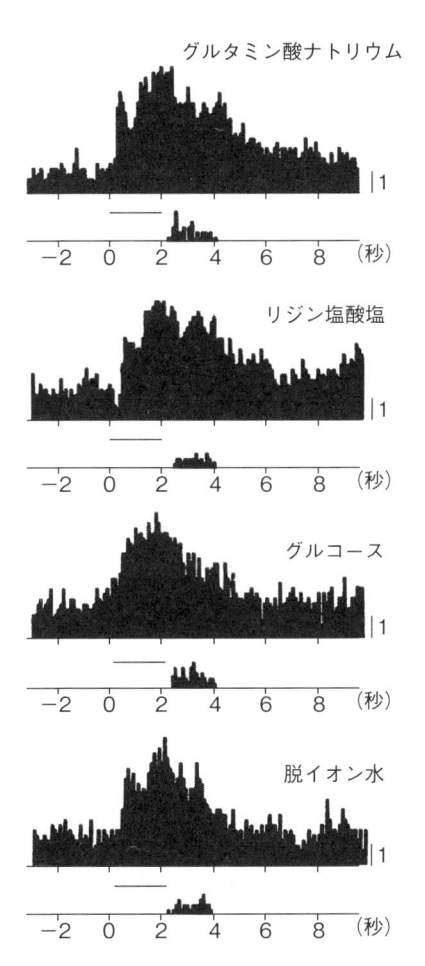

図1-12 リジン正常食摂取ラット視床下部外側野における手がかり音と味溶液摂取時の単一ニューロン活動の変化

与える水溶液を意味する波長の異なる純音(2秒間,細線で表示),次に水溶液飲水バルブ呈示(2秒間)し,摂水行動を図下部に表示した。リジン正常食摂取ラットではうま味や甘味によく応答するニューロンが多くリジンに応答するニューロンはない。(文献20)

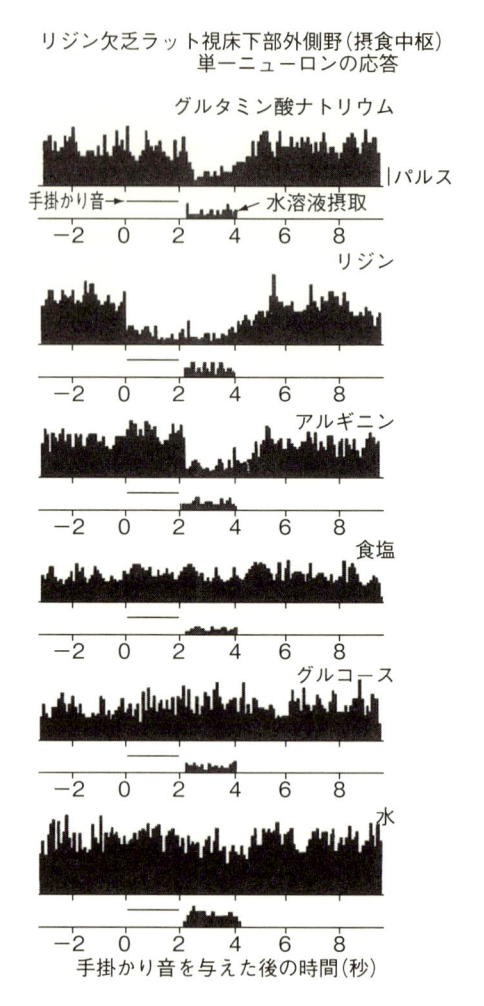

図1-13 手掛かり音，栄養素摂取に伴うリジン欠乏ラットの視床下部外側野単一ニューロン応答

手がかり音（2秒間）は図中横向き実線で，各水溶液（2秒間）はヒストグラムで示した。リジン欠乏ラットはリジンの手がかり音に特異的に応答し，かつ3種のアミノ酸（グルタミン酸ナトリウム，リジン，アルギニン）摂取に伴う共通の味にも特異的に応答した。(文献20)

視床下部外側野(摂食中枢)ニューロンの応答

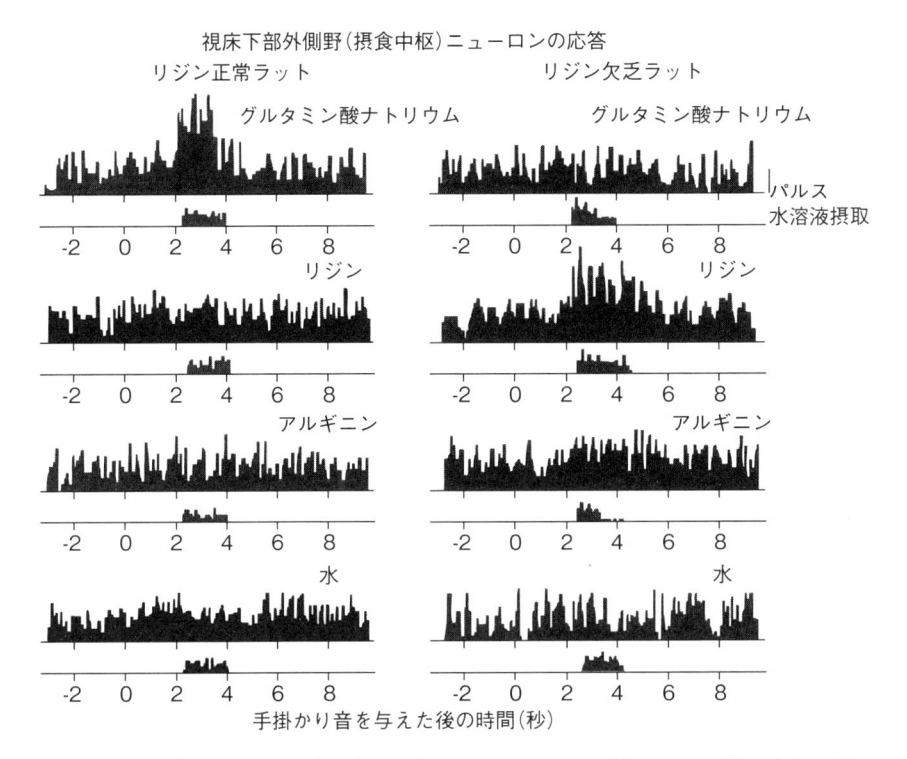

図1-14 リジン欠乏およびリジン正常ラットにおけるリジンおよびグルタミン酸ナトリウムに対し特異的に応答を示したニューロン
グルタミン酸ナトリウム(うま味)の摂取に応答したニューロンはリジン欠乏になるとリジンだけに応答するように変化した。(文献20)

この学習は長期にわたって維持されることはいうまでもない。以上より必須栄養素欠乏に対して適応する際に脳に可塑的変化が生じ,タンパク栄養状態の良否に関しては脳内アクチビンA活性が関与していると考えられる。

以上のことを要約すると,リジン欠乏に陥ったラットは味覚や消化管から化学情報でリジン欠乏食か否かを確認する味覚情報を基に延髄弧束核でリジンに対する感受性を高めるような可塑性を起こさせて,リジンを含む食物や水溶液を探し出す仕組みがあることが明らかになった。あわせて,その摂食中枢のニューロンに可塑性を起こして食欲を調節しながら,リジンの味やリジンを意味する手がかりの刺激にも確実に応答し選択摂取行動を惹起すると

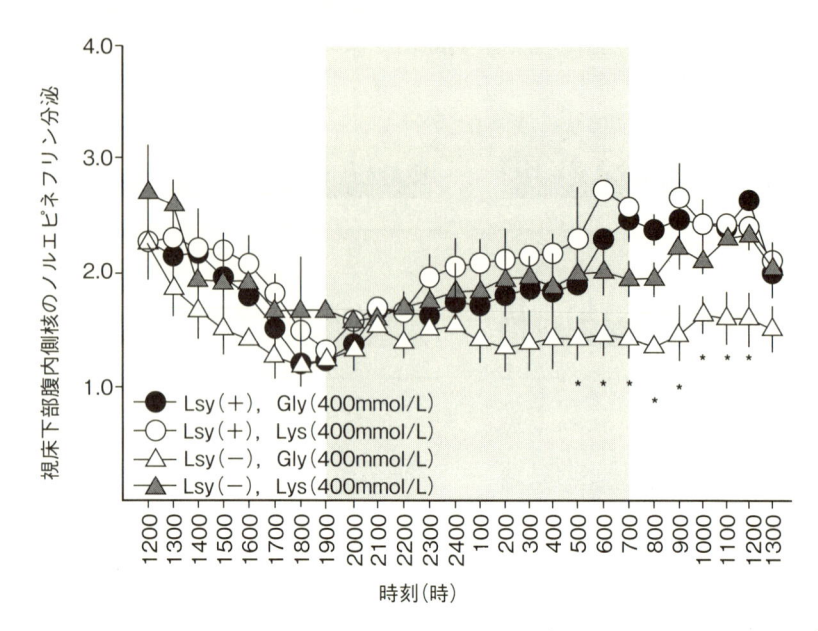

図1-15 ラット視床下部外側野(満腹中枢)におけるノルエピネフリン分泌の日内変動

微小透析用プローブを満腹中枢に留置し，リジン欠乏に伴う食欲の変動を確認後，図中に示した実験食とともに飲料水として400mMのグリシン(Gly)またはリジン(Lys)をバー押し1回につき1秒間飲水させ同時にノルエピネフリン分泌を測定した。(文献18)

ともに，血中や脳内リジンにも鋭敏に応答して恒常性を維持するようなニューロンが出現していることが分かった。リジンの血中や脳内の濃度が正常値範囲になるようにリジンの摂取を調節することが必須アミノ酸の生体恒常性の仕組みである[1,3,4]。

10. おわりに

おいしさの基本は毎日食べても飽きのこない食物の特徴的な匂い，食感，そして味にある。おいしさの形成は離乳期前後に始まる。母親がニンニクを好むと，母乳に特殊なフレーバーが加わり，子どもも好むようになる（刷り込み現象）。個人差はあるが，イタリア人ならオリーブ油，日本人ならダシ汁や醬油などのアミノ酸の味がないと，おいしさに欠け，食が進まない。たとえ，空腹

感が強くても，おいしさの基準を外れると食欲は低下し，再び空腹感が生じ，他の食べ物を求めるようになる。日本人旅行者が海外での日本食か類似の量を探し求めるのは，通常のおいしさと満足感をもたらしてくれるからである。特にイタリアではオリーブ油やチーズが多用され，日本人旅行者の油脂消化能力を越えると消化不良となり，食欲も低下するとともに，同様の料理を忌避するようになる。もちろん，一か月程度で食事条件に適応し，満足感が得られるようになるが，依然として日本食の方がおいしく感じる[19]。

幼児期の刷り込みや過去の食体験の記憶を基に，生体恒常性(ホメオスタシス)に関わる中枢が集まる脳の視床下部を中心に，おいしいと感じる食べ物を好んで選択し，栄養バランスを保てたときに本物の満足感に至るのである。したがって，飽きのこない常日頃食べ慣れた食事が消化も容易で，最もおいしいと言えるだろう。嗜好性の変化は生体恒常性の乱れの前兆と考えるのが重要で，適切な対応が代謝性疾患の予防につながると考えられる。成長期の変化に富んだ食事内容が，生体恒常性維持の能力を高め，その乱れは適切に適応する仕組みを脳内に築き上げることになると考えられる。しかし，加齢とともに脳の可塑性誘導を惹起する神経栄養因子の産生能力は低下するので，生活習慣病などの代謝失調を伴う疾患の抜本的治療法として厳密な栄養管理に加えて，遺伝子工学により生産された神経栄養因子を生体恒常性に関わる中枢がある脳局所に投与する技術の進歩が強く望まれる[20]。

なお，リジン欠乏食におけるリジンに対する嗜好性発現の脳内機序については，新技術事業団(現.科学技術振興事業団)鳥居食情報調節プロジェクトの研究成果の一部を引用した。特に本論文のまとめにご協力いただいた阪野美穂，諏訪なおい両氏に深く感謝します。

文 献
1) 鳥居邦夫：嗜好形成とその変化．臨床栄養／臨時増刊号 1990；76；608-617.
2) Torii K.: Effects of dietary protein on the taste preference for amino acids in rats. In: Interaction of the chemical senses with nutrition, Kare M.R. et al (ed), Academic Press, New York, 1986, p 45-69.

3) Mori M., Kawada T., Torii K. et al : Taste preference and preotein nutrition and L-amino acid homeostasis in male Sprague-Dawley rats. Physiol Behav 1991 ; 49 ; 987-995.
4) Torii K., Mimura T., Yugari Y. : Biochemical mechanism of umami taste perception and effect of dietary protein on the taste preference for amino acids and sodium chloride in rats. In Umami: A basic taste, Kawamura Y., Kare M.R. et al (ed), Marcel Dekker, New York, 1987, p. 513-564.
5) Rogers Q. R., Harper A.E.: Selection of a solution containing histidine by rats fed a histidine-imbalanced diet. J Comp Physiol Psychol 1970 ; 72 ; 66-71.
6) Panksepp J., Booth D.A. : Decreased feeding after injenction of amino acids into the hypothalamus. Nature 1971 ; 233 ; 341-342.
7) Gietzen D.W., Erecius L.F., Rogers Q.R. : Neurochemical changes after imbalanced diet to amino acid deficiency in rats, J Nutri 1998 ; 128 ; 771-81.
8) Wayner M. J., Ono T., De Young A. et al : Effects of essential amino acids on central neurons. Pharmacol Biochem Behav 1975 ; 3 (Suppl. 1) ; 85-90.
9) Ono T., Tabuchi E., Torii K. et al ; Rat hypothalamic neuron responses during amino acid ingestion and to iontophoretic amino acid. Chem Senses 1990 ; 15 ; 392.
10) Torii K., Niijima A.: Effect of lysine on afferent activity of the physiological behaviour hepatic branch of the vagus nerve in hormal and L-lysine deficient rats. Physiol Behav 2001 ; 72 ; 685-690.
11) Hawkins R.L., Inoue M., Torii K. et al : Lysine deficient diet and lysine replacement affect food direted operant behavior. Physiol Behav 1994 ; 56 ; 1061-1068.
12) Torii K., Hanai K., Oosawa M. et al : ActivinA : Serum lecels and immunohistochemical brain localization in rats given diets deficient in L-lysine or protein. Physiol Behav 1993 ; 54 ; 459-466.
13) Vale W., Rivier J., Vaughan J.: Purificaiton and characterization of an FSHReleasing protein from porcine ovarian follicular fuid. Nature 1986 ; 321 ; 776-779.
14) Hashimoto M., Kondoh S., Sakurai S. et al : Activin/EDF as an inhibitor of neural differentiation. Biochem. Biophys Res Commun 1990 ; 173 ; 193-200.
15) 上野直人：アクチビンの構造と生理機能. 実験医学 1992 ; 10 ; 104-108
16) Hawkins R. L., Inoue M., Torii K. et al : Effect of inhibin, follistatin, or activin infusion into the lateral hypothalamus on operant behavior of rats fed lysine deficient deit. Brain Res., in print.

17) Tabuchi E., Ono Torii K. et al：Amino acid and NaCl appetite, and LHA neuron responses of lysine-deficient rat. Physiol Behav 1991；49；951-964.
18) Smriga M., Mori M. Torii K.: Circadian release of hypothalamic norepinephrine in rats in vivo is depressed during early L-lysine deficiency. J Nutri 2000；130；1641-1643.
19) 鳥居邦夫：おいしさの科学．調理とおいしさの科学（島田淳子，下村道子編），朝倉書店，1993，p53-97.
20) 鳥居邦夫：食行動における脳の働き-栄養と嗜好-．健康の科学シリーズ2（食と健康監修，武藤泰敏編），学会センター関西，1996，p75-124.

第2章　ビタミンによる脳機能制御

喜田　聡[*]

1．はじめに

　ビタミン研究の歴史は古く，ほとんどの種類のビタミンの欠乏は何らかの神経異常を引き起こすことが報告されている。しかし，それぞれのビタミンが脳神経系においてどのような役割を果たしているかを解明した例は少ないのが現状である。これには，いくつかの理由が挙げられる。例えば，欠乏動物を作製すると非常に病的な状態となり，神経系にのみ焦点を絞った解析が困難である，また，個体レベルでの評価を可能とする脳機能の有効なアッセイ系が確立されていなかった，さらに，そもそも脳研究自体が進んでいなかった，などである。しかし，近年，遺伝子欠損マウスを利用して，人為的に一部の組織においてのみ栄養素欠乏状態を作り出すことが可能となり，生理学・行動学・分子生物学といった手法を用いた脳機能のアッセイ系が確立され，脳研究自体が進み，知見が飛躍的に増加した。そこで，現在，ようやく，栄養素の脳機能に対する役割やその作用機構の解明を可能にする体制が整った時代になったと言えよう。このような背景のもとで，本章で記すような，これまで不明であったビタミンの脳機能に対する役割が明らかにされてきている。本章では，脳機能の解析方法や筆者らの解析結果も含めて，様々な知見を紹介したい。

[*] 東京農業大学応用生物科学部

2. 脳機能の解析方法

　脳機能の解析は，医学，心理学，生化学，分子生物学，遺伝学といった様々な分野で試みられており，現在では，多彩な手法が確立され，一つの脳機能を多角的に解析することが可能となっている。例えば，脳に損傷を受けた患者や，マウスやラットを用いた切除実験から，それぞれの脳機能を制御する中枢が同定された。また，心理学的な研究領域においては，様々な行動解析手法が確立されている。一方，生理学の領域においては，電気生理学的手法が確立され，ニューロン間の様々なネットワークが明らかにされている。さらに，近年，様々な脳活動を外部から観察可能なイメージングの手法の開発も進んでおり，ラットやマウスといった実験動物に対しても適用可能になりつつある。そして，1992年には，利根川らにより，脳科学研究において，最初の遺伝子操作マウスの表現型の解析結果が発表され，それ以降，マウス遺伝学的手法は脳研究における遺伝子機能解析の中心的な手法となっている。以下に，行動学的手法とマウス遺伝学的手法に関して簡単に紹介したい。

（1）行動学的（心理学的）解析の有用性

　マウスは安価であり，飼育スペースも少なくすみ，ヒトでは実現不可能な遺伝子組み換えや必須栄養素欠乏といった条件下で実験を試みることが可能であるため，脳機能を解析する上で有用な実験動物である。このマウスを用いた行動学的解析は，従来，心理学の分野で用いられてきたが，近年のノックアウトマウスやトランスジェニックマウスの登場に伴い，分子生物学者の間にも急速に普及した。したがって，現在様々な研究室で行われている行動試験の課題やプロトコールは共通しており，グループ間での結果の比較も容易に行える。さらに，現在までに，様々な遺伝子組み換えマウスの表現型の解析結果が蓄積されており，このような知見を栄養実験で得られた結果と比較することにより，脳機能に対する栄養素の役割を分子レベルで究明する大きな指針が得られるも

のと考えられる。

　行動解析によって，情動行動，学習・記憶能力，あるいは，運動能力などを測定することが可能である。情動状態や運動能力を測る行動解析は，マウスの本能的行動そのものを観察するのに対して，学習・記憶能力を測る行動解析は，マウスの本能的な行動を指標とした学習・記憶のテストを課すものである。このような行動解析では，マウスの行動の様子を様々な指標を用いて数値化し，統計学的に処理することにより，解析対象となるマウス群を対照群と比較する。現在までに確立されている行動解析は，マウスの扱いに慣れている実験者であれば，学部生・大学院生でも十分に習得できるものも多い。しかし，ヒトの場合を考えれば容易に考えられることであるが，行動は様々な要因の結果として現れるものであるため，一つのテストの結果のみから結論に至ることは危険である。したがって，様々な視点からの行動課題を試すことにより，結果を総合的に判断して，テストしたマウスの性質を議論すべきである。

(2) マウス遺伝学的手法の重要性

　はじめに記したように，動物実験で栄養素の脳機能に対する役割を明らかにすることは簡単ではない。しかし，このような問題点を解決する糸口を提供したのが，マウス遺伝学的手法の発達である。現在汎用されている遺伝子操作マウスには，構築した外来遺伝子を受精卵に注入し，染色体上のランダムな位置に導入して作製したトランスジェニックマウスと，ES細胞を利用して，染色体上の遺伝子に相同組み換えを起こして目的遺伝子を欠損させたノックアウトマウスとの二つのタイプがある。遺伝子操作マウスの魅力は，いったんラインを確立すれば遺伝型の揃ったマウスを無限に増やすことが可能であり，個体レベルの行動学的解析やスライスを用いた電気生理学的解析，さらに，必要があれば初代培養細胞を用いた生化学的解析に至るまで様々なレベルの研究に利用できる点である。

　栄養素の作用機序に必須な遺伝子が明らかにされていれば，この遺伝子を欠損させることにより，栄養素欠乏と同等の状態を人工的に作り出すことが可能

である．例えば，以下に記すように，ビタミンAの生理作用発現に必須なレチノイン酸受容体遺伝子を破壊することで，数十年以上明らかにされ得なかったビタミンAの脳機能に対する役割が明らかにされつつある．また，最近，ビタミンCの脳機能に対する重要性が示されたが，これも，ビタミンCを細胞に取り込むトランスポーターの遺伝子欠損マウスを使って初めて明らかにされたものである．特に最近，組織・時期特異的なコンディショナル変異を用いることが可能となってきたため，この技術をうまく利用すれば，成体の特定の組織において標的遺伝子の変異を誘導し，組織・時期特異的な疑似栄養素欠乏状態を作り出すことも可能であろう．このような，マウス遺伝学的手法を用いることで，次世代の栄養研究が可能になるものと考えられる．

3．ビタミンA

(1) 一般的性質

ビタミンAは，視覚，成長，代謝，生殖，皮膚の正常保持，発生など広範多岐にわたる生理作用を発揮する．このビタミンA（レチノール）は，生体内でレチノール脱水素酵素によりレチナールアルデヒドへ，そして，レチナール脱水素酵素により All-trans レチノイン酸（ATRA）へと代謝される（図2-1）．生

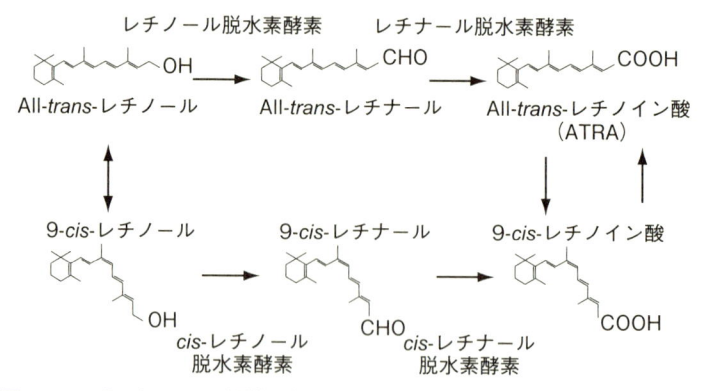

図2-1 ビタミンAの代謝経路（レチノールからレチノイン酸への代謝）

3. ビタミンA　67

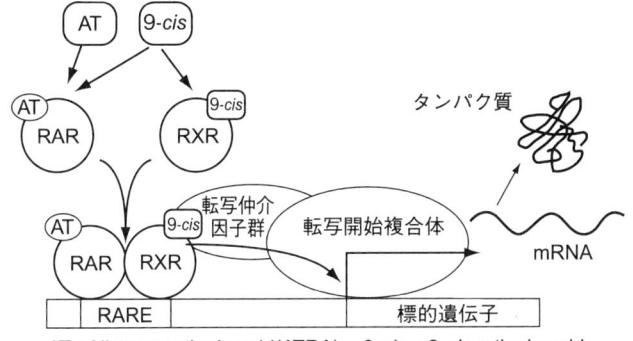

```
         AT    9-cis
          ↓     ↓
         AT    9-cis
         RAR   RXR
                                  タンパク質
          ↓     ↓
         AT   9-cis  転写仲介
         RAR  RXR   因子群   転写開始複合体
                                       mRNA
         ─────RARE─────────標的遺伝子──
```

AT ; All-*trans* retinoic acid(ATRA)　9-*cis* ; 9-*cis* retinoic acid
RARE ; レチノイン酸応答配列

図2-2　レチノイン酸の生理作用発現機構

レチノイン酸(ATRA, 9-*cis* RA)が結合した核内受容体は，リガンド依存性の転写調節因子として標的遺伝子の転写制御を行う。

体内におけるビタミンAの生理作用発現は，このATRAとATRAの異性体である9-*cis*レチノイン酸(9-*cis* RA)によって担われている。これらATRA及び9-*cis*RAに対する受容体はレチノイン酸受容体(RAR)とレチノイドX受容体(RXR)との2種類存在している。RARとRXRはそれぞれα, β, γの3種類のサブタイプを有しており，RARはATRAと9-*cis*RAに，RXRは9-*cis*RAに高いアフィニティを示す。これらレチノイド受容体群は，核内受容体スーパーファミリーに属しており，ATRAや9-*cis*RAのリガンド存在下でRARとRXRとのヘテロダイマーを形成し，標的遺伝子のプロモーターに存在する特異的応答配列に結合し，リガンド依存性の転写調節因子として機能を発揮する（図2-2）。特に，興味深い点として，RXRは，RARとばかりではなく，ビタミンD受容体やサイロイドホルモン受容体などともヘテロダイマー形成を行うことが明らかになっており，受容体群の2量体化のレベルで，異なる情報伝達経路間のクロストークが起こっていることが明らかにされている。

（2）脳機能に対する役割

ビタミンA欠乏により夜盲症になることから，ビタミンAの視覚に対する重要性は古くから明らかにされており，この点はまさに，ビタミンAと神経

系との密接な関係を物語る原点となっている。また，レチノイン酸は神経系，特に脊髄の発生・分化に重要な役割を果たしており，この役割も盛んに研究されている。

一方，レチノイン酸受容体（RARやRXR）のほとんどのサブタイプが成体の脳で発現しているため，レチノイン酸の脳高次機能に対する重要性が示唆されていたものの，どのような役割を果たしているかは永く不明であった。しかし，この課題は，近年のマウス遺伝学的手法の発達から解決されつつある。本稿では，特に，成体の脳とビタミンAの関係に焦点を絞って解説したい。

1）ビタミンAと学習・記憶

学習・記憶研究は，ヒトの認知機能研究の一つとして，主として医学・心理学の領域で研究が進められてきた。この過程で，記憶形成に伴い，ニューロンで形成される神経回路網において神経可塑的変化が起こるという概念が形成され，この神経可塑的変化の実体を探る研究が現在も盛んに続けられている。

一方，脳に損傷を受けた患者や，マウスやラットを用いた切除実験から，記憶の長期化，すなわち，記憶固定化のプロセスには，脳・海馬領域が中心的な役割を果たしていることが明らかにされている。また，様々な行動解析手法が確立され，モリス水迷路や恐怖条件付け文脈学習課題などが海馬依存性の学習課題として有名である。さらに，電気生理学的解析においては，ニューロン間のシナプスを介する情報伝達を膜電位が変化する活動電位を指標にして解析することが可能であり，海馬における，長期増強（LTP：Long-term potentiation）や，長期抑制（LTD：Long-term depression）が発見された。そして，以降に紹介するように，マウス遺伝学的手法を用いて，学習・記憶形成の分子機構の解析が進んでいる。

EvansらのグループはRARやRXRのそれぞれのサブタイプの遺伝子欠損マウス，さらに，2個の遺伝子を欠損させた二重遺伝子欠損マウスを作製し，これらのマウス群の学習・記憶能力を解析した[1]。

モリス水迷路テストは，空間学習能力を評価する海馬依存的学習課題である。このテストでは，一般的には，四方向が明確な部屋の中央に，直径1.2m

3. ビタミンA

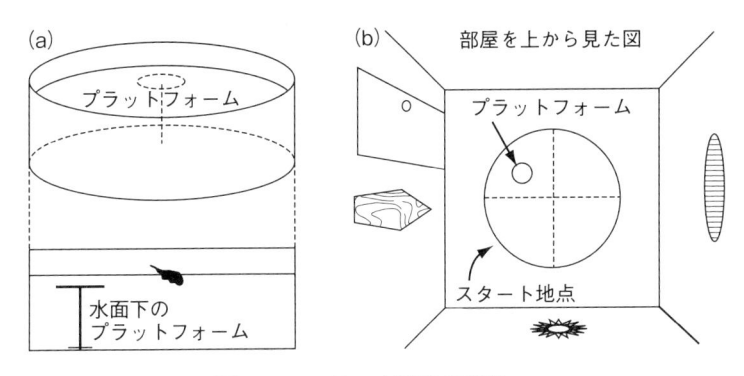

図2-3 モリス水迷路の説明

(a) マウスを泳がせるプール。水面下にプラットフォームが設置してある。プローブテストの場合には，取り除かれる。
(b) プールを設置した部屋の様子（上から見た図）。4方向がわかるように壁に印がついている。また，プローブテストでは，図のようにプールを4分割し，それぞれの区画を泳いでいた時間を比較する。

の円形のプールを設置し，さらにプールの縁から30cmの地点の水面下1cmに，直径12cmの円形プラットフォームを設置する（図2-3）。まず，トレーニングの段階では，マウスにプラットフォームの位置を学習させる。マウスをプールの縁に入れてやると，最初は，ランダムに泳ぎ回るうちに偶然プラットフォームを発見する。しかし，回数を重ねると，マウスは部屋の四方にある目印を手がかりにして，プラットフォームの位置を学習し，プラットフォームにたどり着くまでの時間が減少して行く（トレーニング）。このプラットフォームまでの到達時間が空間学習・記憶能力を評価する指標となる。さらに，プラットフォームが存在した場所を記憶しているかをテストするために，プローブテストを行う。このテストでは，プラットフォームを取り除いたプールで，マウスを1分間自由に泳がせて，泳いだ軌跡をモニターする（プローブテスト）。そして，プールを4分割して，それぞれの区画における滞在時間を比較する。この場合，プラットフォームの存在していた区画に滞在した時間が有意に長ければ，マウスはプラットフォームの位置を記憶していたということになる。

このモリス水迷路のトレーニング過程において，RARβ遺伝子欠損マウスのプラットフォームへの到達時間は，野生型と比較して短縮されず，この変異マ

ウスには空間学習能力に著しい障害が見られることが示された（図2-4, 5）[1]。また、プローブテストにおいても、RARβ遺伝子欠損マウスの、プラットフォームが存在していた区画における滞在時間は、野生型に比べて有意に短く、空間記憶能力に障害を示すことが確かめられた。一方、RXRγ遺伝子欠損マウスでは、空間学習・記憶能力に異常は観察されず、また、RARβ・RXRγ二重遺伝子欠損マウスに観察される空間学習・記憶能力の障害は、RARβ遺伝子欠損マウ

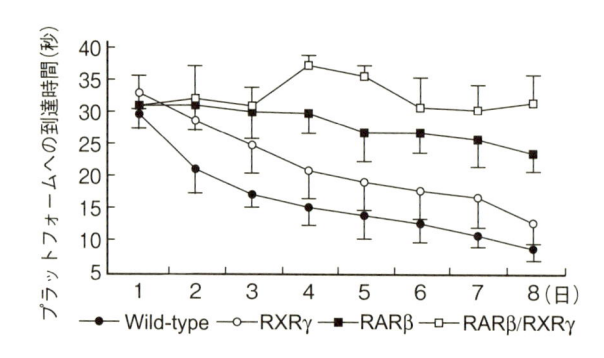

図2-4　モリス水迷路におけるトレーニングの結果

野性型マウスのプラットフォームに到達する時間は、トレーニングを重ねると短縮していく。
（Wild-type；野性型マウス、RXRγ；RXRγ遺伝子欠損マウス、RARβ；RARβ遺伝子欠損マウス、RARβ/RXRγ；RARβ/RXRγ二重遺伝子欠損マウス）：（文献1より転載）

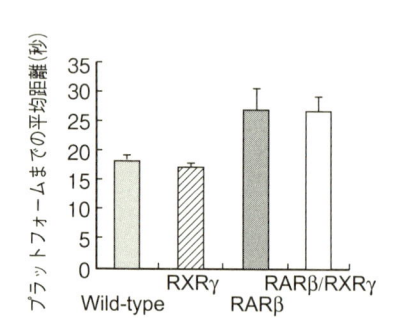

図2-5　モリス水迷路におけるプローブテストの結果

プローブテストの過程において、泳いでいた場所とプラットフォームが存在していた場所との距離を平均して表した。野性型マウス及びRXRγ遺伝子欠損マウスはプラットフォームにより近い場所を泳いでいたことを示している。
（Wild-type；野性型マウス、RXRγ；RXRγ遺伝子欠損マウス、RARβ；RARβ遺伝子欠損マウス、RARβ/RXRγ；RARβ/RXRγ二重遺伝子欠損マウス）：（文献1より転載）

スと同程度であったことから、RARβ遺伝子が、特に、学習・記憶能力に強い影響を有することが示された（図2-4, 5）[1]。

　空間記憶を形成する中枢は海馬であり、このモリス水迷路における空間記憶形成にも脳・海馬領域が必要不可欠であることが示されている。一方、高頻度あるいは低頻度の電気刺激によって海馬CA1の錐体ニューロンにおいてそれぞれ誘導される長期増強（LTP）及び長期抑圧（LTD）は、細胞レベルにおける記憶形成のモデルとして捉えられている。このような海馬ニューロンの電気生理学的解析は、通常、CA1錐体細胞へと投射するSchaeffer側枝に電極を差し込んで刺激を与え、この側枝からシナプスを介してシグナルを受け取るCA1錐体ニューロンで発生する活動電位を測定する。高頻度の電気刺激（テタヌス刺激；100Hzで200msの刺激を5回）では、CA1錐体ニューロンの反応性が長期的に増強されるLTPが、一方、低頻度の電気刺激（1Hzで900回の刺激）では、逆に反応性が長期的に抑制されるLTDが発生する。このような電気生理学的な解析から、RARβ遺伝子が欠損すると、LTPやLTDが発生しないことが明らかとなった（図2-6）[1]。また、RXRγ遺伝子欠損マウスではLTDのみが欠失していることが明らかにされた（図2-6）[1]。一方、現在までの解析において、これらの変異マウスでは、2発刺激増強（PPF；paired-pulse facilitation）など通常状態のシナプス伝達効率（basal synaptic transmission）や海馬の形態には異常が観察されておらず、LTPやLTDの発生にのみ、異常が観察される。したがって、以上までの生理学的解析結果から、先に記したRARβ遺伝子欠損マウスに観察された空間記憶障害は、海馬の異常によることが強く示唆されている。

　最近の解析から、ビタミンA欠乏マウスにおいても、LTP及びLTDに障害が観察されることが報告されている[2]。特に興味深い点として、ATRAで12時間以上処理してビタミンA欠乏状態から回復させると、LTPやLTDの障害が見られなくなることが示されている[2]。以上の結果は、レチノイン酸欠乏がLTPやLTDの障害を引き起こした直接的な原因となることを示したものである。

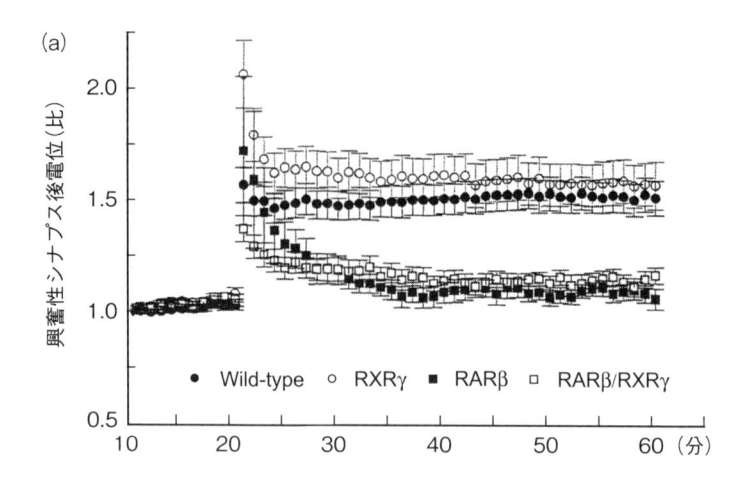

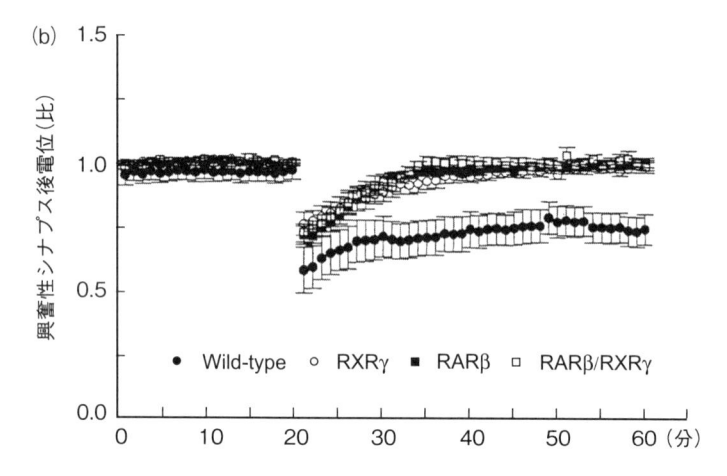

図2-6 海馬CA1ニューロンにおけるシナプス伝達の電気生理学的解析

(a) フィールドレコーディングにより測定したテタヌス刺激後の興奮性シナプス後電位 (fEPSP; field excitatory postsynaprtic potential) の立ち上がり勾配を時間経過に従ってグラフ化した。野性型マウスでは，LTP が発生している。

(b) (a) と同様に低頻度刺激後の fEPSP の立ち上がり勾配をグラフ化した。野性型マウスでは LTD が発生している。

(Wild-type; 野性型マウス，RXRγ；RXRγ 遺伝子欠損マウス，RARβ；RARβ 遺伝子欠損マウス，RARβ/RXRγ；RARβ/RXRγ 二重遺伝子欠損マウス)；(文献 1 より転載)

このように，ビタミンA欠乏を利用した場合には，電気生理学的解析からは，遺伝子欠損マウスを用いた解析とほぼ同様の結果が得られている。しかし，ビタミンA欠乏状態では，動物は病的な状態に陥り，簡単に言えば，自由に動けなくなってしまう。したがって，脳切片を用いた電気生理学的性質の解析は可能であるが，遺伝子欠損マウスで行ったような，個体を用いた，学習・記憶能力のテストを行うことは不可能である。これが，最初に記したような栄養実験の限界を示した実例であり，現在までにビタミンAの脳機能に対する役割が明確にされなかった所以である。

以上までのEvansらの解析結果からは，ビタミンAの作用点は，学習や，LTP及びLTDの初期段階であることが伺え，ビタミンAは，神経可塑的変化，特に，学習能力に対して重要な役割を果たしていると言えよう。また，レチノイン酸の供給によりビタミンA欠乏状態からも比較的短時間で回復することから，レチノイン酸は標的遺伝子発現制御を介して，海馬ニューロンの機能発現のためのマシーナリー形成に一役を担っているものと考えられる。

さらに，最近の興味深い知見として，脳におけるRXRの新規リガンド検索が行われ，その結果，ドコサヘキサエン酸（DHA）がRXRのリガンドとして同定された[3]。DHAは脳に大量に存在しており，また，欠乏すると空間学習能力に障害が見られることから，学習能力に必須な栄養素として注目されている。したがって，DHAがRXRのリガンドとなること，さらに，RXRγが神経可塑的変化に関与することは，レチノイン酸受容体を介するDHAとレチノイン酸とのクロストークが脳高次機能に対して重要であることを示唆している。現在までに，学習能力に影響を与えるようなレチノイン酸受容体の標的遺伝子は同定されていないが，標的遺伝子を明らかにすることにより，レチノイン酸の作用メカニズムばかりでなく，DHAとの関係も明らかになるように考えられる。

2) ビタミンAと行動活性・運動能力

Chambonらのグループは，RARβ，RXRβ，RXRγの遺伝子欠損マウスを用いて行動解析を行った。

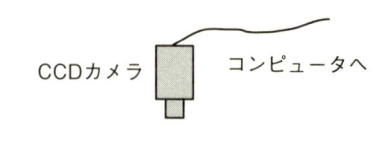

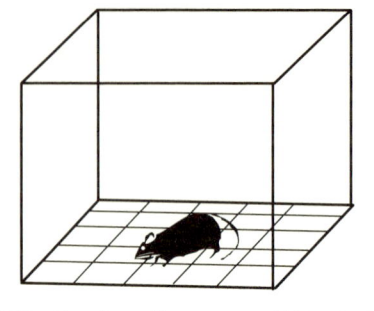

図2-7 オープンフィールドテストの説明

新規環境に対するマウスの探索行動を5分間解析する。マウスが移動した軌跡をモニターする。また，マウスの行動の様子もビデオ撮影しておき，伸び上がり行動の回数等もカウントする。

　オープンフィールドテストは，床の一辺が30cmの正方形で，四方が壁で囲まれた箱の中にマウスを5分間入れ，マウスの新環境に対する探索行動の様子を調べるテストであり，総移動距離はマウスの行動活性（locomotor activity）を表している（図2-7）。このテストにおいて，RARβ，RXRβ，RXRγのうちの二つの遺伝子を欠損させたマウスでは，行動活性が野性型に比べて，有意に低下していることが明らかとなった（図2-8（a））。また，マウスがリラックスして探索行動を行っていることを示す伸び（rearing）の回数に関しては，二重遺伝子欠損マウス，及び，RXRβあるいはRXRγ遺伝子欠損マウスでは，野性型に比べて有意に回数が少なかった（図2-8（b））。以上の結果は，これらレチノイン酸受容体遺伝子群の欠損マウスは，行動活性が低いこと，さらに，マウスの情動（感情）行動に異常が生じていることを示唆していた（レチノイン酸と情動の関係に関しては，3）に記した）。

　さらに，これらのマウスを用いて，運動能力を測るローターロッドテストが行われた。このテストでは，回転するローラーの上にマウスをのせて，何分間落ちないでいるかを測定するテストであり，何らかの運動失調を有する場合には，早くローラーから落下することになる。このテストから，RARβ遺伝子欠

3. ビタミンA　75

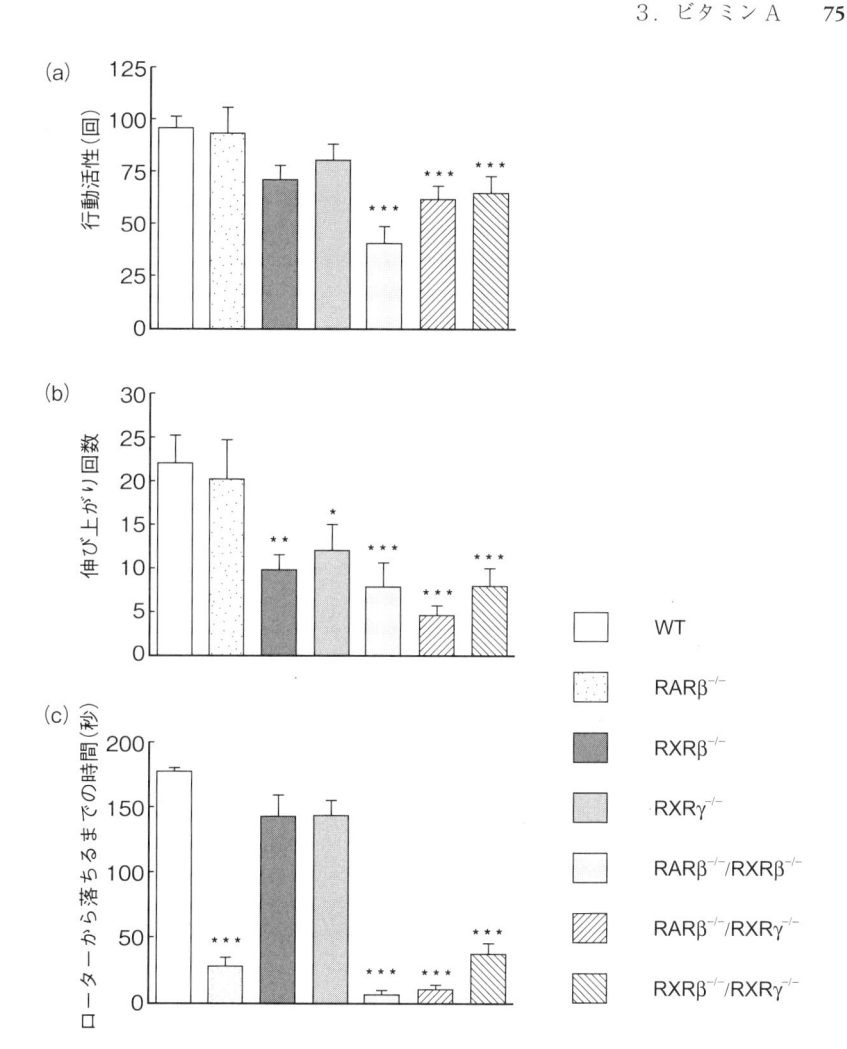

図2-8　レチノイン酸受容体遺伝子欠損マウスの行動活性及び運動能力の測定
(a) オープンフィールドテストにおける行動活性 (locomotor activity)。縦軸は, 25の区画の中で区画間を通過した総数を表している。(b) オープンフィールドテストにおける伸び上がり回数の測定結果。(c) ローターロッドテストにおいて, 回転するローラーから落ちるまでの秒数 (ローラー上にのっていた時間の長さ)。(WT; 野性型マウス, RARβ (-/-); RARβ遺伝子欠損マウス, RXRβ (-/-); RXRβ遺伝子欠損マウス, RXRγ (-/-); RXRγ遺伝子欠損マウス, RARβ (-/-) RXRβ (-/-); RARβ/RXRβ二重遺伝子欠損マウス, RARβ (-/-) RXRγ (-/-); RARν/RXRγ二重遺伝子欠損マウス, RXRβ (-/-) RXRγ (-/-); RXRβ/RXRγ二重遺伝子欠損マウス) (文献4より転載)

損マウスと，前述の二重遺伝子欠損マウス群には，運動障害が観察されることが明らかとなった（図2-8 (c)）[4]。

一方，脳においてRARβやRXRγは線条体に強く発現していること，さらに，この解析で観察された運動障害や行動活性の低下はドーパミン受容体（D2R）遺伝子欠損の表現型と一致していることから，レチノイン酸受容体変異マウスにおいて，ドーパミン受容体D1RとD2Rの発現量が解析された。その結果，RARβ，RXRβ，RXRγのうちの二つの遺伝子を欠損させたマウスでは，D1R及びD2Rの発現レベルが30-40%低下していることが示された。また，ドーパミントランスポーターに作用して，ドーパミン情報伝達経路を活性化させるコカインを投与しても，これらの変異マウスには，野性型マウスに観察されるような行動活性の上昇は観察されなかった。以上までの結果を総合的に解釈して，レチノイン酸受容体遺伝子欠損マウスで観察される行動活性や運動能力の低下は，ドーパミン受容体の発現量の低下によるドーパミン情報伝達系の障害が原因であると結論された[4]。

3） レチノイン酸による情動行動制御

情動とは，怒り，恐れ，不安，安心，緊張，喜び，悲しみ，愛などの，喜怒哀楽を含む心理的な感情を意味しており，このような情動が生じた結果，攻撃，防御，怯え，探索，満足，愛撫などの個体レベルの行動や，動悸や血圧の変化といった身体的な反応が表出される。情動を産み出す主要な脳部位は，扁桃体であり，最終的な行動，つまり，出力を産み出す上での中心的な役割を果たすのは視床下部である。現在までに，情動行動を制御する情報伝達経路として，神経伝達物質であるセロトニン，ドーパミン，ノルアドレナリン，アセチルコリンによる情報伝達系，さらに，グルココルチコイドや性ホルモンによるステロイドホルモン系などが同定されている。

我々のグループでは，核内受容体のリガンド結合領域を遺伝子工学的に活用して，新規マウス遺伝学的手法を開発する過程で[5]，一連の核内受容体群のリガンドをマウスに投与すると，社会行動に影響が生じることを明らかにした。

一方，2)で記したように，RARβとRXRβまたはβの二重遺伝子欠損マウ

スでは，オープンフィールドテストにおいて，行動活性や伸びの回数の低下が観察されており，この結果は，これら変異型マウスが，運動能力ばかりではなく，情動にも異常を示すことを示唆している[4]。そこで，レチノイン酸をマウスに過剰投与することによって，レチノイン酸の情動行動に対する役割を行動学的に解析した[6]。以下にその解析結果を紹介したい。

マウスは，ケージ内に初対面のマウスを入れてやると，なわばり意識や他のマウスに対する興味から，相手のマウスの臭いを嗅いだり舐めたりする（interaction）。これは，マウスの本能的習性であり，マウスの社会行動の一種である。特に，大人のマウスと幼若マウス（子どものマウス）を一つのケージに入れてやると，大人のマウスから幼若マウスへの一方的な interaction を容易に観察でき，決まった時間内（3分間）での interaction した時間の長さ（interaction time）が測定可能である。この interaction time は，マウスの情動状態と密接に関係しており，マウスが不安な状態に陥るとこの時間が短くなることがわかっている。この実験系において，ATRA や，RAR の合成アゴニストである Am80 投与後の social interaction time を測定したところ，対照群と比較して，interaction time が有意に短くなることが明らかとなった（図2-9）。この結果から，レチノイン酸を起点とする情報伝達経路が社会行動と密接に関係すること，レチノイン酸投与により不安が亢進することが示唆された。

Social dominance tube test では，マウスの優勢度を測ることによりマウスの攻撃性を判断する。このテストでは，直径5cmの透明のプラスチック製の筒の両側から，マウスをそれぞれ頭から入れて対峙させ，筒の中から逃げ出したマウスを負けとする。このテストでは，ATRA や Am80 を投与された群は，対照群よりも勝率が有意に高くなり，RAR のアゴニスト投与により，マウスの攻撃性が高まることが示唆された。

先に説明したオープンフィールドテストは，探索行動の様子を調べるテストであるが，総移動距離（行動活性）は不安行動を測る指標となる。この解析では，RAR の合成アゴニストである Am80 を投与すると，対照群と比較して，移動距離が有意に短くなり，不安が亢進していることが示唆された（図2-10）。

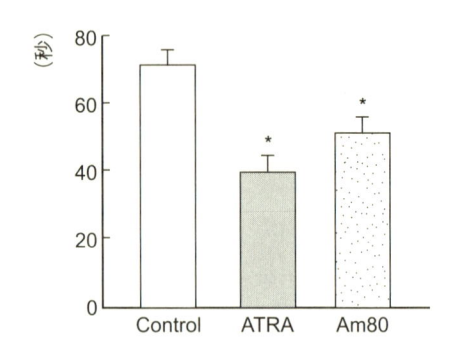

図2-9 レチノイン酸受容体アゴニスト投与によるSocial Interaction Timeの変化

レチノイン酸受容体のアゴニスト投与により,アダルトマウスから,幼若マウスへInteractionする時間の長さが有意に短くなる。テストはリガンド投与6時間後に行われ,リガンドは200μg/30g body weight投与し,対照群(control)には溶媒のみを投与した。＊: p <0.05, ATRA; all-trans retinoic acid(論文準備中データ)

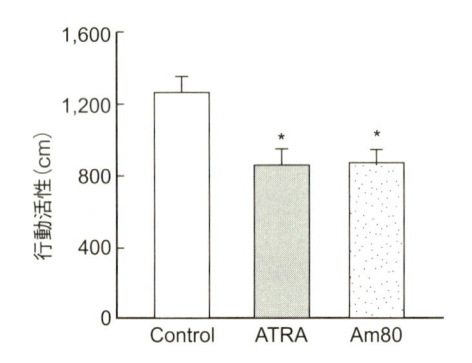

図2-10 オープンフィールドテストにおけるレチノイン酸受容体アゴニスト投与による行動活性の変化

レチノイン酸受容体のアゴニスト投与により,行動活性(locomotion)が有意に低下する。縦軸は,5分間の総移動距離(cm)を表している。テストはリガンド投与6時間後に行われ,リガンドは200μg/30g body weight投与し,対照群(control)には溶媒のみを投与した。＊: p<0.05, ATRA; all-trans retinoic acid (論文準備中データ)

3. ビタミンA

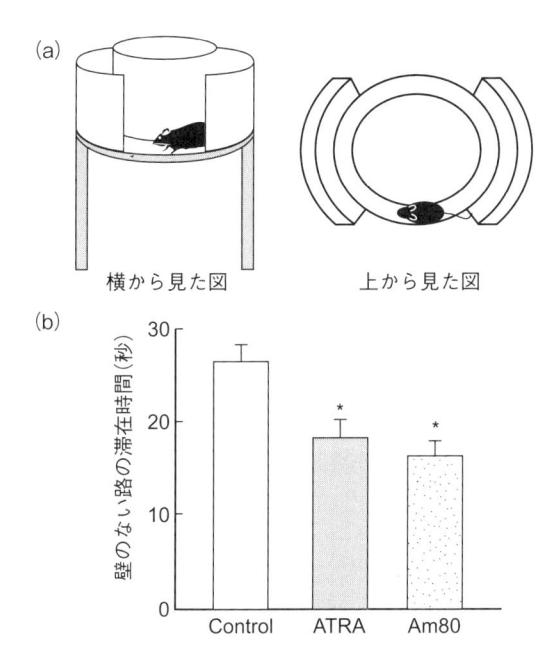

(a)

横から見た図　　上から見た図

(b)

図2-11　Elevated zero maze test（高架式ゼロ迷路テスト）におけるレチノイン酸受容体アゴニスト投与によるOpen section time の変化
　(a) 高架式ゼロ迷路の概略図。壁のある路とない路が交互に存在する環状迷路を床から60cmの高さに設置した。
　(b) 5分間のトライアル中の壁のない路に滞在した時間の長さを示した。テストはリガンド投与6時間後に行われ，リガンドは200μg/30g body weight投与し，対照群(control)には溶媒のみを投与した。
＊：$p<0.05$, ATRA; all-trans retinoic acid（論文準備中データ）

　高架式ゼロ迷路テストでは，外周に壁のある路とない路が交互に存在する直径50cmの環状の迷路が，床から60cmの高さに設置されており，この迷路上でのマウスの行動を5分間観察する。マウスは壁がない路では，高さを認識して恐怖をおぼえるため，通常，壁のない路を好まない。そこで，壁のない路に滞在する時間が短いほど不安であると判断する。このテストにおいても，ATRAやAm80の投与により，壁のない路での滞在時間が有意に短くなり，不安が亢進したことが示唆された。以上の結果と社会行動解析の結果から，RARのアゴニストの投与により，マウスの不安が高まることが強く示唆された（図2-11）。

以上までの結果から，RARのアゴニストを投与するとマウスの不安や攻撃性が上昇することが明らかとなり，ビタミンAによる情報伝達経路が情動や社会行動に影響を及ぼし得ることが示された。

4） ビタミンAと概日時計

ヒトを含めた生物は24時間周期のサーカディアンリズムのもとで，生活している。このリズムは，脳視交叉上核に存在する生物時計によって産み出されており，光によってリセットされ，摂食時間帯によっても影響を受けることが明らかにされている。サーカディアンリズムの研究の歴史は古く，約20年前にショウジョウバエにおいて時計遺伝子が発見されている。一方，高等動物では，最近のマウス遺伝学的手法を用いたスクリーニングから，1997年に高等動物において初めてサーカディアンリズムに必須な時計遺伝子が単離された。この遺伝子は*clock*と名付けられ[7]，この発見が口火となって，高等動物の時計遺伝子群の単離と機能解析が猛烈な勢いで進んでおり，現在までに，10種類以上の時計遺伝子が同定されている。

CLOCKはbHLH-PAS型転写調節因子として機能し，同型の転写調節因子BMAL1とヘテロダイマーを形成して，結合配列であるE-boxを介して標的遺伝子の転写制御を行い，脳視交叉上核における生物時計のリズムを産み出している。また，このようなCLOCKとBMAL1による転写活性の概日リズムは視交叉上核に観察されるばかりではなく，肝臓や腎臓などの末梢組織においても観察されることが明らかとなっており，現在では，個体内のすべての細胞が概日リズムを示し，視交叉上核が全細胞のサーカディアンリズムを統合していると考えられている。

興味深いことに，培養細胞における実験系において，CLOCKとBMAL1はRARと相互作用することが示され，RARはリガンド存在下で，CLOCK/BMAL1による転写活性を阻害することが示された[8]。また，DNAマイクロアレイを用いた解析から，脳視交叉上核や末梢組織において発現レベルがサーカディアンリズムを示す遺伝子群の同定も行われ，細胞質レチノール結合タンパク質（CRBP；Cellular Retinol Binding Protein）の発現変化がサーカディアンサ

イクルを示すことが明らかにされた[9]。以上までの知見は，レチノイン酸のサーカディアンリズム制御への関与を強く示唆している。ビタミンAは視覚に必須であり，光の受容と関係することから考えれば，ビタミンAがサーカディアンリズムと関係することはもっともである。

上述したように，視交叉上核から末梢の細胞に対して，何らかのメディエーターによってリズムが伝達されている。また，概日リズムは，光によってリセットされるが，どのようなメカニズムでリセットされるかも明らかにされていない。ビタミンAはエンドクラインの様式で，血流に乗って全身に運搬されることと，RARの活性化がリズム発現に必要な転写活性を阻害することは，ビタミンAが，概日リズムのコントロールに関わるメディエーターとして機能する可能性を示しているように思われる。このようなビタミンAとサーカディアンリズムとの直接的な関係は未だ明らかにされていないが，今後のサーカディアンリズム研究の重要な課題となるのではないかと考えている。

以上までで記したように，最近のマウス遺伝学的手法の発展・普及を背景にして，5年前には全く明らかにされていなかったビタミンAと脳高次機能の関係が急速に明らかになりつつある。学習，情動やサーカディアンリズムなどに対するビタミンAの役割解析にはまだまだ課題は多いものの，ビタミンAは多様な脳機能に影響を及ぼすことが示されている。実際に，レチノイン酸受容体RAR及びRXRの3種ずつの計6種類のアイソフォームは，脳の様々な部位に発現しているため，それぞれの発現部位が制御する脳機能制御に密接に関与していると言えるだろう。現段階では，ビタミンAと脳機能との関連が明確になったのみであり，その分子機構は明らかにされているとは言い難い。今後，脳におけるレチノイン酸受容体の標的遺伝子群が明らかにされることによって，分子機構の全貌が明らかにされることを期待したい。

4. ビタミンB_1の学習・記憶に対する役割

(1) 一般的性質

ビタミンB_1（チアミン）は，リン酸2分子をエステル結合してチアミンピロリン酸となり，2-オキソ酸の酸化の補酵素として解糖系やTCA回路において必須な役割を果たしている。

(2) 脳機能との関連

ビタミンB_1の欠乏症として，脚気とウェルニッケ・コルサコフ（Wernicke-Korsakoff）症候群が有名である。

脚気は，末梢神経系の異常であり，知覚麻痺，腱反射消失，しびれ感，倦怠，浮腫，心悸亢進などの症状を示す。脚気に伴う末梢神経の形態学的特徴として，神経繊維の軸索異常が観察される。

一方，ウェルニッケ・コルサコフ症候群は，中枢神経系の疾患である。ウェルニッケ脳症は，眼球運動麻痺，見当識障害，歩行運動失調などを症状としており，悪化すると，コルサコフ症候群となり，健忘，記銘力障害，作話症などの症状を示す。また，この症状はアルコールの取りすぎで現れやすくなる。このようなビタミンB_1欠乏の学習・記憶能力に及ぼす影響に関しては，モデルマウスを用いた筆者らの解析結果を次項に記した。

以上のようなビタミンB_1欠乏による神経疾患の発症のメカニズムは，ビタミンB_1不足によって神経細胞がグルコースを利用できなくなり，その結果，神経細胞に損傷が起こったためではないかと考えられているが，実際のメカニズムは解明されていないのが現状である。

(3) ビタミンB_1の学習・記憶能力に対する役割の解析

記憶は，脳に保持される時間により，せいぜい数時間までの短期記憶と，そ

れ以上続く長期記憶に大別することができる。この短期記憶から長期記憶への記憶の長期化（記憶固定化）には，記憶固定化の中枢となる部位における新規遺伝子発現を伴う神経可塑的変化が必要であることが明らかにされている[10]。現在，この記憶固定化の際の神経可塑的変化の分子機構に注目が集まっている。一方，海馬依存性あるいは扁桃体依存性の記憶が存在し，それぞれの記憶能力を測定する学習課題が確立されている。したがって，脳機能に障害が観察された場合には，いくつかの学習課題を試すことによって，障害を示す脳部位を予測することも可能である。

先に記したように，ビタミンB_1欠乏によって生じるウェルニッケ・コルサコフ症候群が悪化した場合には，記銘力障害や健忘症といった記憶能力の低下が観察される。また，輸液で栄養補給する場合にも，ビタミンB_1を添加しない輸液を使い続けた場合には，新規記憶を形成できなくなることが知られている。しかし，ビタミンB_1欠乏によって，学習・記憶能力にどのような種類の障害が生じるのか，詳細な解析がなされていないのが現状である。そこで，筆者らは，モデルマウスを用いた行動学的解析を行うことで，ビタミンB_1の学習・記憶能力に対する役割を解析した。

ビタミンB_1（チアミン）欠乏食をマウスに給餌すると，2週間ほどで，立ち上がれなくなり，死んでしまう。したがって，ビタミンB_1欠乏マウスを用いて行動解析を行うことは不可能である。そこで，マウスにビタミンB_1欠乏食を給餌して一時的なビタミンB_1欠乏を引き起こしてやり，その後，通常食を給餌してビタミンB_1欠乏から回復させたB_1欠乏回復マウスを用いて行動解析を行った。実際には，マウスにビタミンB_1欠乏食を10日間給餌し，さらに，この間チアミンの拮抗剤であるピリチアミン（0.5mg/kg）を毎日投与することにより，B_1欠乏状態を引き起こした。続いて，11日目に塩酸チアミン（100mg/kg）を投与し，その後通常食で3週間以上飼育し，ビタミンB_1欠乏から回復させたマウスをビタミンB_1欠乏回復群とした。

恐怖条件付け文脈学習（contextual fear conditioning test）は，海馬依存的学習課題である。このテストでは，マウスに恐怖と文脈（場所）を関係付けて学習

させ（条件付け），この関係を記憶できれば，もう一度恐怖を覚える場所に戻されると，恐怖からすくみ反応（Freezing）を示すことを指標として，学習・記憶能力を検討する。実際には，床に電線を敷いたチャンバー（場所；文脈）の中にマウスを入れ，148秒後に0.75mAの電流を2秒間流して，マウスに電気ショック（恐怖）を与える。そして，電気ショック後も30秒間マウスをそのままチャンバーに入れ続ける（トレーニング；条件付け）。この間に，マウスはチャンバーという場所（文脈）と恐怖を関連付けて学習・記憶する。トレーニング後，一定時間経過後にマウスをチャンバーに戻してやり，恐怖記憶が想起されるかを，すくみ反応を指標にして測定する。実際のテスト時には，5分間チャンバーにマウスを入れている間のすくみ反応を示す時間の割合を測定し，ビタミン B_1 欠乏の影響を解析する。この課題において，2時間後にチャンバーに戻して短期記憶を測定した場合，B_1 欠乏回復マウスのすくみ反応は対照群と同程度であったものの，24時間後にチャンバーに戻して長期記憶を測定した場合，B_1 欠乏回復マウスのすくみ反応を示す時間の長さは，対照群に比較して有意に短かった。したがって，以上の結果から，B_1 欠乏回復マウスは，短期記憶は正常であるものの，長期記憶形成能力に障害を示すことが明らかとなった（図2-12）。

続いて，同様に海馬依存性の学習課題であるモリス水迷路テストを行った。この学習課題において，対照群のマウスは，トレーニングを重ねるにつれて，プラットフォームにたどり着くまでの時間を減少させたのに対して，ビタミン B_1 欠乏回復マウスは，対照群よりも，プラットフォームにたどり着くまでに有意に長い時間を必要とした。また，プローブテストにおいても，対照群は，プラットフォームが存在していた場所を記憶していたのに対して，B_1 欠乏群は記憶しておらず，このテストにおいても，B_1 欠乏により，空間記憶能力に障害示すことが確かめられた。以上の結果から，B_1 欠乏回復マウスは海馬依存的な学習・記憶能力に障害を示すことが明らかとなった。

音刺激による恐怖条件付け学習（cued fear conditioning test）は，恐怖（電気ショック）と音（ブザー音）とを関連付けて学習させる，扁桃体依存的な学習課

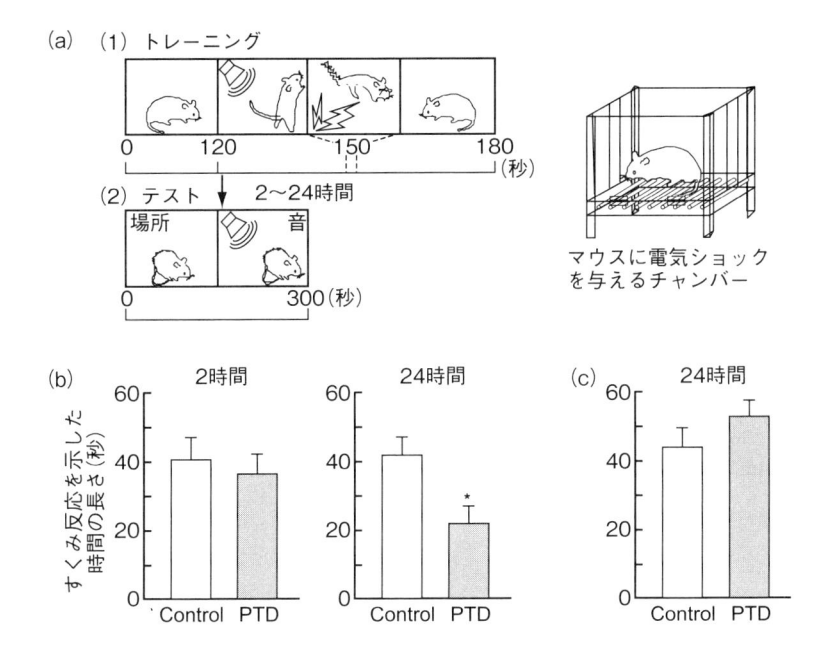

図2-12 恐怖条件付け学習によるビタミンB₁欠乏回復マウスの学習・記憶能力の評価

(a) トレーニングにおいて，電気ショック（痛み）と場所（チャンバー）あるいは音との関連付けを学習させ，テスト時に，場所あるいは音から恐怖を思い出したときに示すすくみ反応の時間の長さを測定する．音刺激で記憶の評価をする場合には，電気ショックを与えたチャンバーとは全く異なったチャンバーにマウスをいれ，場所から記憶を想起させないようにする．
(b) 恐怖条件付け文脈学習課題
　トレーニングの2時間（短期記憶），あるいは，24時間後（長期記憶）に電気ショックを受けたチャンバーに5分間戻したときに示したすくみ反応の長さを比較した．
(c) 音刺激による恐怖条件付け学習課題
　トレーニングの24時間後に，電気ショックを受けた時と同一の音を3分間聞かせたときに示したすくみ反応の長さを比較した．
　Control：対照群，PTD：ビタミンB1欠乏回復群，＊：$p<0.05$（論文準備中データ）

題である．この学習課題の方法はほとんど恐怖条件付け文脈学習と同じであるが，違いは，チャンバーの中で，ブザーによる音（条件刺激）をマウスに聞かせて，ブザーが鳴り止む直前に電気ショックを与えることであり，音と恐怖の条件付けを学習させる．この学習によって，マウスは音を聞くだけで，恐怖を感じている反応，すなわち，すくみ反応を示すようになる．実際に記憶のテストを行う場合には，電気ショックを与えたチャンバーとは全く異なるチャンバーにマウスを入れて，ブザー音を聞かせて，ブザーが鳴っている間のすくみ反応を測

定する．この課題においては，ビタミンB₁欠乏回復マウスの学習・記憶能力に異常は観察されなかった（図2-12）．また，同様に扁桃体依存的な学習課題である条件付け回避課題（Conditioned Taste Aversion）においても，ビタミンB₁欠乏回復マウスには学習・記憶能力に異常は観察されなかった．したがって，B₁欠乏は，扁桃体には影響を及ぼさないことが示唆された．

以上の解析結果をまとめると，ビタミンB₁欠乏マウスは，海馬依存的な学習・記憶能力，特に長期記憶形成能力に障害を示すことが明らかとなり，ビタミンB₁が，海馬における神経可塑的変化に必須な因子であることが示唆された．今後，ビタミンB₁の海馬における役割，及びその作用メカニズムを多角的に解析することが必要であろう．

5. 必須脂肪酸

脳は脂質の宝庫と言われるように，脳には多様な脂質が存在している．一方，必須脂肪酸は，動物が体内で合成できず，植物から摂取しなければならないリノール酸，リノレン酸などの脂肪酸のことである．

リノレン酸からはアラキドン酸が生成され，さらに，アラキドン酸を基点とするアラキドン酸カスケードにより，プロスタグランジン，ロイコトリエン，リボキシン，トロンボキサンなど特異的な生理活性を示す脂肪酸が合成される．この中で，プロスタグランジンは睡眠との関連が研究されている．

さらに，マリファナ様の活性を示す内因性のカンナビノイドとして，アナンダミドと2-アラキドノイルグリセロールが同定されており，アラキドン酸カスケードにおいて合成されることが明らかにされている．これら内因性カンナビノイドは，ニューロンの脱分極，すなわち，活性化によって放出され，他のニューロンからのGABAなどの神経伝達物質の放出を抑制することが示されている．これら内因性カンナビノイドの受容体として，中枢神経系ではCB1受容体が同定されている．

最近，このCB1受容体遺伝子の学習・記憶との関係に関して，遺伝子欠損マ

ウスを用いた興味深い解析結果が報告されたので紹介したい[11]。先にも記したように，音による恐怖条件付け学習においては，ブザーによる音（条件刺激）と電気ショック（恐怖）との条件付けをマウスに学習させる課題である。この条件付けが成功すれば，マウスは音を聞くだけで，恐怖を感じている反応，すなわち，すくみ反応を示すようになる。しかし，いったん，学習が成立した後に，音のみを聞かせると，最初はすくみ反応を示すが，音のみを何度も聞かせ続けると，電気ショックが来ないことを再学習して，すくみ反応を示さなくなる。この再学習，すなわち，条件付けの解除のことは，記憶の「消失」と呼ばれている。

CB1受容体の遺伝子欠損マウスでは，この音による恐怖条件付け学習課題において，学習能力や，長期記憶形成（記憶固定化）能力や記憶の想起（思い出すこと）は正常であった。しかし，条件付けの解除，すなわち，記憶消失に障害が観察された。つまり，ブザー音のみを与え続けても，いったん記憶された条件付けの解除がうまく行われず，すくみ反応を示し続けたということである。恐怖記憶を忘れられなくなったわけである。生理学的な解析も行われた結果，通常，カンナビノイドは扁桃体においてGABAの放出を抑制することで，記憶消失を促進させているものと考えられた[11]。

αリノレン酸からは，エイコサペンタエン酸（EPA）やドコサヘキサエン酸（DHA）が合成される。先述したようにDHAは，レチノイドX受容体（RXR）のリガンドとして機能する。核内受容体群には，いまだリガンドが同定されていないオーファン受容体も多く存在しており，このような脂肪酸が新たなリガンドとして同定される可能性は大きいように思われる。

6. ビタミンC

（1）一般的性質

ビタミンC（アスコルビン酸）は，強力な還元剤であり，酸化されるとデヒドロアスコルビン酸となり，還元されて再びアスコルビン酸に戻る。このように，

ビタミンCは自らが酸化・還元される可逆的な酸化還元反応系を担うことにより，生理作用を発揮している．特に，生体内では，抗酸化剤として機能して，鉄を還元型（2価）に保つことに重要な役割を果たす．実際には，プロリルヒドロキシラーゼとの複合体として存在する鉄イオンを還元することで，プロリンのヒドロキシル化のコファクターとして働き，コラーゲン合成に必要となっている．また，カルニチン合成，カテコールアミン合成，チロシンの代謝に関わる酵素群にもビタミンCが必要とされる．

（2）脳機能との関係

ビタミンCの細胞内への取り込みは，ナトリウムイオンと共役するトランスポーター（Sodium-coupled vitamin C transporter ; SVCT）によって行われる．このトランスポーターは2種類存在しており，そのうち，組織特異的なビタミンCの取り込みを担っているのはSVCT2であり，神経系や副腎などの細胞において血中濃度の100倍のビタミンCの取り込みを可能にしている．このSVCT2遺伝子のノックアウトマウスのビタミンCレベルは低く，呼吸不全や脳における出血が観察され，この変異型マウスは生後数分内で死亡する[12]．この変異型マウスでは，胎盤において母胎からビタミンCを取り込めなくなっているものと考えられている．また，脳で観察されたような出血は，血管が多く，ビタミンC濃度が高い他の組織では観察されないことから，脳における出血の原因は単なるコラーゲン合成の低下ではなく，ビタミンCによる抗酸化作用が低下した結果，脳が酸化的損傷を受けたためではないかと考察されている[12]．

7．ビタミンE

（1）一般的性質

ビタミンEの生理作用は抗酸化である．ビタミンEの実体はトコフェロー

ルであり、生体中ではαトコフェロールが最も強い活性を示す。細胞レベルでは、ビタミンEは細胞膜ばかりではなく、核やミトコンドリア等のオルガネラの膜中にも存在しており、膜中に存在するアラキドン酸やDHAなどの不飽和脂肪酸の酸化を防いでいると考えられている。

（2）脳機能との関係

ビタミンE欠乏は、通常は起こりにくいが、αトコフェロール輸送タンパク質（αTocopherol Transfer Protein；αTTP）遺伝子に変異が起こり、αトコフェロール輸送活性を失うことで、家族性のビタミンE欠乏（先天性ビタミンE欠乏症）に陥ることが明らかにされている[13,14]。この欠乏症において観察される脳機能障害として、平衡機能や眼球運動の異常を示す小脳失調症が挙げられる。

新井らによってαTTP遺伝子欠損マウスが作製された。この変異マウスの表現型は先天性ビタミンE欠乏症と類似しており、野性型に比べて、歩測が有意に短い、また、ローターロッドテストでは、ローラーから早く落ちるなど、強い運動障害が観察された[15]。さらに、この変異マウスには、脂質の過酸化が顕著に増加しており、形態学的な解析からは、神経変性が観察され、運動障害は、酸化ストレスによる神経変性が原因であると結論された[15]。

さらに、αTPP遺伝子欠損マウスでは、αトコフェロール欠乏食の給餌によって障害がより顕著となり、逆に、αトコフェロール過剰食の給餌によって、障害が緩和されることが明らかになった。しかし、この変異マウスではαトコフェロール過剰食を給餌しても、脳内へのαトコフェロールの蓄積が観察されないことから、αTTPは脳におけるビタミンEの濃度維持に必須であることが明らかになった。

文　献

1) Chiang M.Y., Misner D., Kempermann G. et al : An essential role for retinoid receptors RARbeta and RXRgamma in long-term potentiation and depression.

Neuron 1998 ; 21 ; 1353-61.
2) Misner D.L., Jacobs S., Shimizu Y. et al: Vitamin A deprivation results in reversible loss of hippocampal long-term synaptic plasticity. Proc Natl Acad Sci USA 2001 ; 98 ; 11714-11719.
3) de Urquiza A.M., Liu S., Sjoberg M. et al : Docosahexaenoic acid, a ligand for the retinoid X receptor in mouse brain. Science 2000 ; 290 ; 2140-2144.
4) Krezel W., Ghyselinck N., Samad T.A. et al : Impaired locomotion and dopamine signaling in retinoid receptor mutant mice. Science 1998 ; 279 ; 863-867.
5) Kida S., Josselyn S., Pe_a de Ortiz S. et al: CREB required for the stability of new and reactivated fear memory. Nat Neurosci 2002 ; 5 ; 348-355.
6) 喜田聡, 内田周作, 舛重正一 : レチノイン酸による情動行動制御. 細胞 2002 ; 34 ; 12-15.
7) King D.P., Zhao Y., Sangoram A.M. et al: Positional cloning of the mouse circadian clock gene. Cell 1997 ; 89 ; 641-653.
8) McNamara P., Seo S.P., Rudic R.D. et al : Regulation of CLOCK and MOP4 by nuclear hormone receptors in the vasculature: a humoral mechanism to reset a peripheral clock. Cell 2001 ; 105 ; 877-889.
9) Zheng B., Albrecht U., Kaasik K. et al : Nonredundant roles of the mPer1 and mPer2 genes in the mammalian circadian clock. Cell 2001 ; 105 ; 683-694.
10) Silva A., Kogan J., Kida S. et al : CREB and memory, Annu Rev Neurosci 1998 ; 21 ; 127-148.
11) Marsicano G., Wotjak C.T., Azad S.C. et al : The endogenous cannabinoid system controls extinction of aversive memories. Nature 2002 ; 418 ; 530-534.
12) Sotiriou S., Gispert S., Cheng J. et al : Ascorbic-acid transporter Slc23a1 is essential for vitamin C transport into the brain and for perinatal survival. Nat Med 2002 ; 8 ; 514-517.
13) Ouahchi K., Arita M., Kayden H. et al : Ataxia with isolated vitamin E deficiency is caused by mutations in the alpha-tocopherol transfer protein. Nat Genet 1995 ; 9 ; 141-145.
14) Gotoda T., Arita M., Arai H. et al : Adult-onset spinocerebellar dysfunction caused by a mutation in the gene for the alpha-tocopherol-transfer protein. N Engl J Med 1995 ; 333 ; 1313-1318.
15) Yokota T., Igarashi K., Uchihara T. et al : Delayed-onset ataxia in mice lacking alpha -tocopherol transfer protein: model for neuronal degeneration caused by chronic oxidative stress. Proc Natl Acad Sci USA 2001 ; 98 ; 15185-15190.

ND
第3章　行動の分子基盤を求めて
―非栄養素による脳内物質代謝と機能の変化―
（緑茶，キノコ，香辛料などに含まれる非栄養素と脳との関連）

横越　英彦*

1．はじめに

　高次の情報活動や精神活動を担っている脳は，その機能の重要性から，日常の食事内容の影響を受けないのではないかと思われてきた。また，脳への栄養素などの取り込みには，血液脳関門での特殊な物質輸送システムのあることから，なおさら食事と無関係と考えられがちであった。しかしながら，脳も生体内の一つの臓器であることから，エネルギー代謝，物質代謝，あるいは組織や生理活性物質の素材は食事に由来する。これまでに，食事条件や栄養素により，脳内の物質代謝が比較的容易に変動することが明らかにされてきた。一方，我々が日常摂取する食事には，栄養素だけでなく，様々な非栄養素が含まれており，それらの成分も脳機能に影響を及ぼす可能性が明らかにされてきた。それらの中で，今回は3つの食材について，脳との関連を取り上げる。

2．緑茶成分テアニン

（1）テアニンとは

　緑茶中にはビタミンやミネラル，また，カフェインやカテキンなど，各種の栄養素や生理活性物質が含まれている。アミノ酸についてはあまり知られてい

---
*静岡県立大学食品栄養科学部

ないが，緑茶中にも多種類のアミノ酸が含まれており，特に，テアニン（γ-グルタミルエチルアミド）はその中でも最も多く含まれるアミノ酸で，またうま味に関与していると考えられている。その化学構造は，脳内で重要な生理作用（情報伝達機構など）を果たしているグルタミンやグルタミン酸と類似していることから，テアニンにも何らかの生理作用のあることが推測される。例えば，緑茶を飲むと，気持ちがゆったりとして，ほっとした安らぎを覚える。ところが周知のごとく，緑茶には神経を高揚させる働きのあるカフェインが含まれている。それにもかかわらず，お茶を飲むと気持ちが落ち着くのはなぜだろうか。緑茶に含まれる個々の成分の生理作用などを調べ，それらが総合的に機能を果たした結果と考えられる。そこで，緑茶成分の生理作用を調べるのに，まず始めにテアニンに注目した結果，カフェインとテアニンの同時摂取により，ある程度，カフェインによる興奮作用が抑制され，また，自発行動量の低下などが観察されたので[1]，テアニンは脳神経機能に何らかの影響を及ぼすことが推測された。

　そこで，テアニンが吸収されるかなどをもう少し詳細に調べるために，まずモルモットの小腸を用いて，テアニンの吸収実験を行った結果，一般のアミノ酸と同様に，吸収されることがわかった。また，ラットに，いろいろな量のテアニンを投与したところ，血液や肝臓等の各臓器に取り込まれることがわかった（図3-1）[2]。脳についても同様にテアニンが取り込まれ，その量はテアニンの摂取量に比例して増加した。脳には血液脳関門といわれる物質の取り込み調

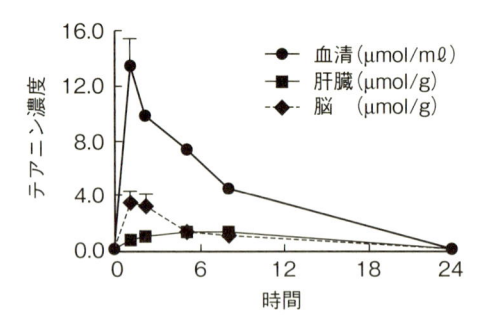

図3-1　テアニン経口投与後の血清，肝臓，脳内のテアニン含量の変化

節機構があり，特定の物質しか通さない。アミノ酸の輸送についても制御を受けるが，輸送系として，L系，A系，ASC系などが知られており，テアニンはL系の輸送系を介して取り込まれることがわかった[3]。テアニンの類似体であるグルタミン酸は脳へは直接取り込まれず，この違いは興味深い。

(2) テアニン摂取と脳内神経伝達物質

　脳には約50種類以上の神経伝達物質の存在が推定されているが，確定されたものはそれほど多くはない。神経伝達物質とは，ニューロン（神経細胞）が興奮時に放出する物質で，シナプス（接合部）を隔てて接続する他のニューロンや筋細胞・分泌細胞に神経の興奮を伝える役割をする。神経伝達物質には，アミノ酸それ自身が情報物質として機能する場合（グリシン，グルタミン酸，アスパラギン酸，γ-アミノ酪酸など）もあれば，アミノ酸の一部が修飾を受けたり（セロトニン，カテコールアミン，ヒスタミン，アセチルコリン），あるいはペプチドの合成（ニューロペプチド）によって作られる場合がある。脳ではグルタミン酸が重要な神経伝達物質であり，そのためにグルタミン酸受容体がある。テアニンはグルタミン類似化合物であることから，それらに対して，何か特別な生理作用を及ぼすかもしれない。神経伝達物質は各種の行動（食欲，睡眠，注意力，記憶・学習，情緒，感受性など）を調節していると考えられている[4]。そこで，テアニン摂取により神経伝達物質に何か変化があれば，記憶・学習を含めた各種の行動にも影響を及ぼす可能性があり，また，人間の生活に対しても何らかの影響の出ることが考えられる。

　そこでテアニンをラットに投与し，脳内のセロトニンやカテコールアミンなどの神経伝達物質への影響を調べた。テアニンの摂取により，脳内のセロトニン及びその代謝産物（5-ハイドロキシインドール酢酸）は顕著に低下した[5]。セロトニンの合成酵素及び分解酵素の阻害剤などを用いて，テアニンのセロトニン代謝に及ぼす影響を調べたところ，合成系の低下と分解系の促進を示唆する結果が得られた。テアニンはトリプトファンと同じアミノ酸輸送系を介して取り込まれるので，血液脳関門でのトリプトファンの取り込みに対して，テアニ

ンは拮抗作用を示したとも考えられる。一方，高血圧自然発症ラットでは，必ずしも同じ現象が得られておらず，今後の研究課題である。

また，テアニンを投与すると，脳内カテコールアミン代謝の亢進が観察された[1,3]。脳内の各部位により変化の程度は異なるが，例えば，脳線条体のドーパミン量は顕著に増加したことより，テアニンがドーパミン作動性ニューロンに対し何らかの作用を及ぼしている可能性が示唆された[3]。

脳内神経伝達物質は，実際にシナプスにおいて，どの程度放出され，情報を伝達しているかが大切な問題である。生きている動物の脳神経細胞から放出された物質量を測定する方法として，脳微小透析法（ブレインマイクロダイアリシス）が知られている。これは，半透膜のついた微小プローブを脳内の特定部位に埋め込み，サンプル液を注入したり脳内の物質をサンプリングしたりする新しい生体成分の回収法である。特に，動物を殺すことなく細胞間隙の低分子化合物を回収するという点で注目すべき可能性を持った手法である。特に，神経伝達物質とかその代謝物などの内因性物質の回収に適している。プローブ（マイクロインジェクター付き）を脳線条体に埋め込み，そこからテアニンを直接微量注入したり，また放出されてくるドーパミン量を回収し，高速液体クロマトグラフィーを用いて経時的に電化検出器で分析したところ，注入したテアニン量に依存してドーパミン放出量は顕著に増加した（図3-2）[3]。テアニンによるドーパミン放出促進作用は，カルシウムイオンを含まない灌流液では観察され

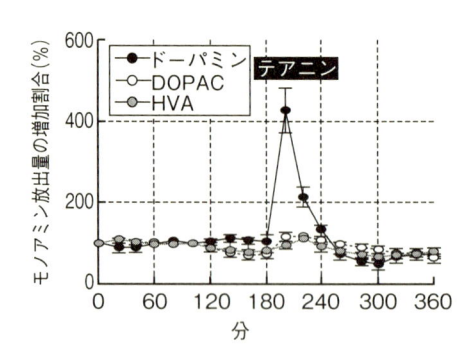

図3-2 脳内へのテアニン投与後のモノアミン放出量の変化

ず，またグルタミン酸レセプターの阻害剤を前処理すると消失した。

また，脳の切片を灌流する脳切片灌流法（スーパーフュージョン）を用いても，同様の結果を得ており，テアニンはドーパミン放出を促進することが明らかとなった。この機構の詳細は不明だが，ドーパミン放出にはカルシウムイオンや幾つかのグルタミン酸受容体が関与していることがわかっており，これらを介してテアニンが生理作用を発現していると思われる。

（3）テアニン摂取と記憶学習能

ラットにテアニンを摂取させたときの自発行動量(移動距離や立ち上がり行動)を行動量測定装置（AUTOMEX-II），あるいは，オープンフィールドテスト（Open field test：プラスチック製の箱の中でのラットの行動量（移動距離），立ち上がり行動，探索行動，毛繕い回数などをビデオモニター）により計測した。その結果，テアニン投与による顕著な影響は観察されなかった。次いで，以下に示した幾つかの測定方法でラットの記憶・学習能，または，ヒトの精神活動への影響を検討した。

1）オペラント型明度弁別学習試験

ある条件を負荷して学習能力を調べる方法にはいろいろあるが，今回は餌付けによる反応を用いた。ラットをスキナー箱に入れ，ランプがついたときにレバーを押すと餌がもらえ（正反応），一方，消灯時にはレバーを押しても餌がもらえないという負の反応を学習させ，全体のレバー押しに対する正解率（弁別率）を解析した。これは学習試験であり，毎日繰り返すことで確実に正解率はあがる[6]。まず，テアニン摂取群では，予備訓練期間中での規定の反応に達する期間が短かった。すなわち，学習試験法を要領よく覚えたことになる。弁別率では実施回数を重ねる毎に改善されたが，両群間に有意差は見られなかった。しかしながら，テアニン摂取群では，報酬を得ることのできる刺激（今回の場合はライトの点灯）に対する反応が少ない傾向にあるにもかかわらず，対照群と同等の弁別率を示したことから，より効率的に報酬を獲得したとも考えられた。

2) 受動的回避試験 (Passive avoidance test)

ステップスルー試験と呼ばれるもので，明かりのつく明室と，電気刺激を与えることのできる暗室との連結したシャトルボックスを用いた。まず暗室にラットを入れてから電気ショックを与え，あらかじめ暗室が危険であることを学習させておき，24時間後にラットを明室に入れる。ラットが明るいところを嫌う性質を利用して，扉を開けたときに，シャトルボックスの明室から電気ショックがかかる危険な暗室へ回避するまでの時間を測定する。この回避時間が長ければ長いほど，暗室が危険であることをより強く記憶していたと判断する。テアニン投与群では，回避するまでの時間が長く，記憶力が良かったと判断された（図3-3）。

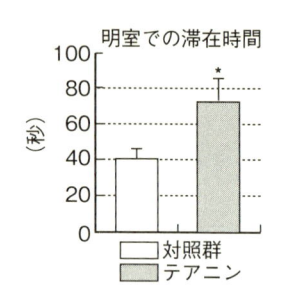

図3-3 受動的逃避学習試験

3) 能動的回避試験 (Active avoidance test)

受動的回避試験と同様のシャトルボックスを用いた。まず初めに暗室にラットを入れ，30秒後に電気ショックを与える。このように暗室にとどまっていると電気ショックを受けることを学習させる。再度，ラットを暗室に入れ，扉を開けたときの暗室から明室への退避する確率を記憶・学習の目安とする。測定の結果，1日目では，対照群とテアニン投与群とで差はなかったが，2日目では，テアニン投与群で回避率が高く，暗室での危険性をより強く記憶していたと判断された。

4) モリス水迷路試験 (Morris water maze test)

直径1.5メートルのプールに牛乳で白濁させた水を入れ，プール内のある場所に避難用のプラットフォームを水面下に設置した。プールにラットを入水させると，溺れないために必死で泳ぎ回り，プラットフォームを探し当てる。再びラットを入水させ，プラットフォームへたどり着くまでの時間を計測する方法である。周りの状況から避難場所の位置をより正しく認識している場合には，避難時間が短くなり，空間認知能力が高いと判断される。対照群とテアニン投

与群とで比較した結果，有意差は得られなかった。一方，プラットフォームの存在を学習させたラットに，今度はプラットフォームを取り除いた状態で入水させ，どの領域をより長く泳ぎ回っているかの探索行動を測定した結果（トランスファーテスト），テアニン投与群の方が，避難場所をより覚えていたので，テアニンは記憶行動に何らかの影響を及ぼしていると推測された（図3-4）。

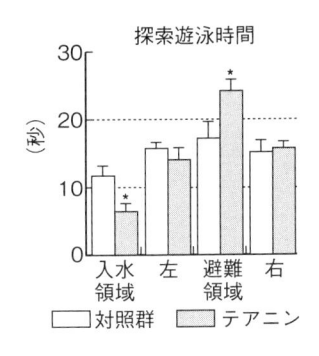

図3-4 モリス水迷路試験トランスファーテスト

5）テアニンと血圧低下作用

テアニンは脳内でどのような生理作用を発揮しているのであろうか。一般に，血圧には，血液の粘度や血管の柔軟性などが関係しているが，血圧調節の一つとして，脳および末梢組織でのカテコールアミンおよびセロトニン作動性ニューロンなどが複雑に関与していると言われている。例えば，高血圧自然発症ラットにチロシンを投与すると血圧が低下するが，その際には脳内のカテコールアミン代謝の亢進が機能していると考えられている。テアニン摂取の場合にも，これら脳内モノアミン量が変動することから，血圧に対する作用が注目された。そこで，高血圧自然発症ラット（SHR）にテアニンを経口投与すると，投与量に依存して血圧（最大・最小・平均）は低下傾向を示し，大量投与では有意に低下した（図3-5）[7]。最近，テアニンと化学構造が類似しているγ-グルタミルメチルアミドにも血圧低下作用が

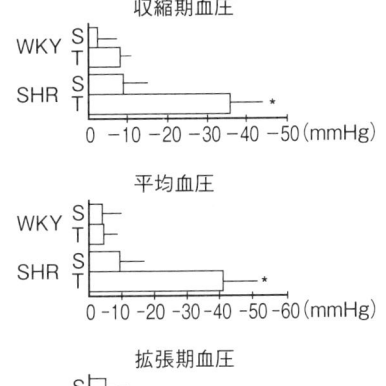

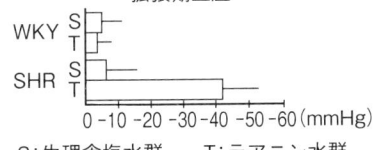

S：生理食塩水群　T：テアニン水群
WKY：正常ラット　SHR：高血圧ラット

図3-5 高血圧自然発症ラットへのテアニン投与による血圧低下作用

あり、しかもテアニンよりもその作用の強いことが明らかとなった[8]。

6) テアニン摂取とリラクゼーション

リラックス状態をはかる指標には血圧や心拍数など、幾つかの方法があるが、リラクゼーションの程度を測定する良い指標はない。そこで、一般に知られている測定項目を利用して、テアニンを摂取したときの精神活動に及ぼす影響を測定した。その一つは、自律神経系の活性度を測定する方法である。我々の身体の神経性支配は、交感神経系と副交感神経系とのバランスにより制御されている。闘争心の旺盛なときには、交感神経系の活性度が増し、一方、ゆったりとした精神状態の時には、副交感神経系の活性度が増すといわれている。そこで、被験者にテアニンを飲んでもらい、摂取前後の各神経系の活性度を経時的に測定した結果、交感神経系には影響がなかったものの、副交感神経系の活性の増すことがわかった。この場合、被験者の感想では、テアニンの摂取時には、だらりとした感じではなく、冴え冴えとした感じを受けたという。テアニンには気分を安らげる作用がありそうなので、次いで、リラクゼーションを知るために脳波の解析を行った。脳波には、周波数の違いにより α, β, δ, θ 波などに分けられており、それぞれの脳波がどこからまたどのような状態で放出されるかなどについては、まだ未解明の点も多い。しかし一般的に、覚醒していてリラックス状態にある時には、α 波がより放出されていることが知られている。そこで、テアニン 200mg を水に溶かしてボランティアに飲んでもらい、その飲水前後の脳波の変動を測定した。この投与量では無味・無臭であり、被験者は、水を飲んだのか、テアニン入りの水を飲んだのかは全くわからない。試料を飲んでから 1 時間の α 波の出現頻度と出現時間数を測定した結果、どちらの項目もテアニン摂取時に高い値を示した。次いで、α 波の出現強度と脳のどの部位から放出されているかを知ることのできるトポグラフを同様に経時的に解析した。その結果、水の摂取時には α 波 ($\alpha1$, $\alpha2$) の放出は観察されないが、テアニンを摂取した場合には、摂取後 40 分ほどすると顕著な放出促進が観察された（図3-6）。これらの結果から考えると、機構の詳細はわからないものの、テアニン摂取時には、精神的な安らぎを誘導しているように思われた。

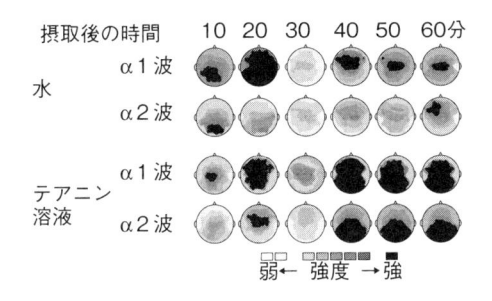

図3-6 テアニン溶液摂取後の脳波の変化

3. ブナハリタケ

(1) ブナハリタケとは

　ブナハリタケは日本では主に東北地方で見られ，ブナやイタヤカエデの枯れ木の幹におびただしく群生している。カヌカ，ブナカヌカなどとも呼ばれており，広く食用にされているエゾハリタケ科のキノコである。これまでに，ブナハリタケ熱水抽出物を高血圧自然発症ラット SHR へ単回経口投与した場合，もしくは長期摂取させた場合に有意な血圧降下作用が見られた[9]。その有効成分としてジペプチド類が同定され[10]，降圧機序はアンジオテンシンⅠ変換酵素 ACE の阻害であると推察されている。一方，近年，アルツハイマー型痴呆症の増加は社会的な関心事になっている。この疾患の患者の脳は，前脳基底核コリン作動性神経細胞に顕著な障害を起こしており，この神経細胞に対する栄養因子が神経成長因子 nerve growth factor: NGF であることから，病因の一つとして NGF 欠乏が考えられている。さらに，これら NGF は幼児期の脳発育にとって，重要な働きをしており，特にラットでは，離乳までの生後3週あたりに脳内 NGFmRNA が増加ピークになることからも，神経の成長・維持にとって深く関わりを持っていると考えられる[11]。

　しかし，NGF はタンパク質であるため血液・脳関門を通過できないので，

脳内で NGF 合成を間接的に促進させる物質が，栄養学的には重要になる。これまでに，エピネフリン，ノルエピネフリン，ドーパミンなどのカテコールアミンが，マウス株化繊維芽細胞 L-M での NGF 合成を，顕著に増加させることが見出されている[12,13]。さらに静止アストロサイトと繊維芽細胞において，NGFmRNA の増加も報告されている[14]。様々な食品成分で，これら NGF 合成活性を有する物質の探索が行われた結果，食用キノコであるヤマブシタケ (Hericium erinaceum)に含まれるヘリセノン類[15]，さらに培養菌糸体中に含まれるエリナシン類に，高い NGF 合成活性のあることが報告された[16]。同様にブナハリタケ (Mycoleptodonoides aitchisonii)中の成分が，静止アストロサイトの NGF 合成を促進させることも報告されている。

しかしこれまでの研究は in vitro の実験によるものであることから，今回はブナハリタケ粉末をラットに摂取させ，in vivo の実験で脳内神経伝達物質と NGF の変化への影響を検討した。

(2) ブナハリタケ摂取と脳内神経伝達物質

3 週齢のラットを対照群<C>，シイタケ群 (Lentinus edodes)<L>，ブナハリタケ群(Mycoleptodonoides aitchisonii)<M> の 3 群に分け,各キノコ粉末を 5％添加し,2 週間自由摂食させた。その後,脳各部位—大脳皮質(CC)，線条体(St)，海馬 (Hip)，小脳 (Ce)，扁桃体 (Amy)，視床下部 (Hyp)，その他 (Remain：R)—の脳内神経伝達物質を高速液体クロマトグラフィー (HPLC-ECD)で測定し，その結果を，HPLC データ解析ソフト BORWIN (日本分光)にて解析した。

血中の遊離アミノ酸は，全自動アミノ酸分析装置 (L-8500：日立製作所)を用いて測定した。脳内 NGF の測定は EIA 法を用いて行った。

2 週間の飼育において，体重および摂食量に差は見られなかった。大脳皮質において，対照群に対しブナハリタケ群でドーパミン (dopamine：DA)およびノルエピネフリン (norepinephrine：NE)の有意な増加が観察された。DA の代謝物であるホモバニリン酸 (homovanillic acid：HVA)は，対照群に対しブナハリタケ群で増加の傾向が見られた (図3-7)。線条体では対照

群，シイタケ群に対しブナハリタケ群でDA量が有意に低かったが，代謝物である3,4-ジヒドロキシフェニル酢酸（3,4-dihydroxyphenylacetic acid: DOPAC），HVAは高い値であった（図3-7）。このことから，ドーパミンの代謝回転速度（turnover rate）を知るために，DOPAC/DAの値をとった。この結果，ブナハリタケ群は高い値を示し，DAのturnoverが促進されていることが示唆された。同様に線条体において，ブナハリタケはセロトニン(5-hydroxytryptamine :5HT)の代謝物である5-ハイドロキシインドール酢酸(5-hydroxyindole-3-acetic acid: 5HIAA)量が多く（図3-7），5HTのturnover rateを示す5HIAA/5HT値でも，ブナハリタケは高値であった。

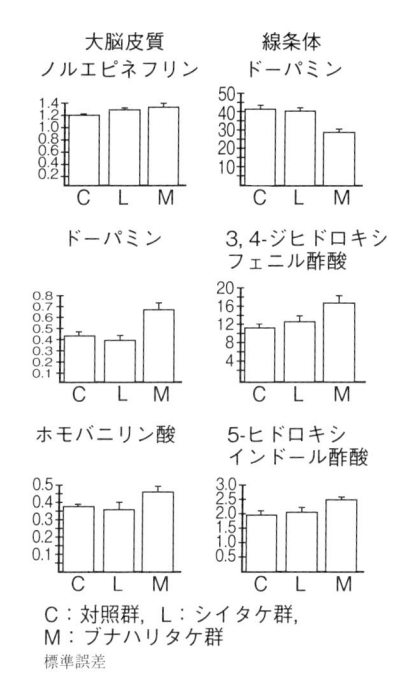

図3-7 脳内神経伝達物質とその代謝物の濃度（pmol/mg組織）

C：対照群，L：シイタケ群，M：ブナハリタケ群
標準誤差

一般的に，キノコ類にはうま味成分として核酸類が多く含まれている。5'-グアニル酸（5'-GMP)やその他のヌクレオチドでは，アデノシンやアデノシン三リン酸（ATP)が含まれている。ATPはP2Y，P2X受容体に結合し，青斑核においてNEの放出を[17]，側坐核[17,18]，中隔被蓋野[17,19]，線条体[20]ではDAの放出を促進することが報告されている。アデノシンは血液・脳関門を通過することができ[21]，アデノシンはA1，A2レセプターを介し，ドーパミン放出を調節することがわかっている[22]。このことから，ブナハリタケ中の核酸成分などが，複合的な作用で脳内神経伝達物質代謝に影響を与えたものと示唆された。

(3) ブナハリタケ摂取と脳内神経成長因子

ラットでは生後3週（離乳直後）をピークに急速にNGFmRNA量が増加することから[11]，今回の実験では3週齢のラットを用い，脳内のNGFを定量することにより，脳内神経伝達物質の変化と脳内NGFの相関について検討した。脳内のNGF量は，線条体，海馬では対照，シイタケ，ブナハリタケの各群に有意差はなかったが，大脳皮質では対照群と比較して，ブナハリタケ群は予想とは逆に有意に低い値であった（図3-8）。大脳皮質，小脳，海馬，線条体，扁桃体，視床下部を除いた残りの部分Rで，NGF量を測定したところ，ブナハリタケ群は対照群並びにシイタケ群に対し，有意に高い値であった。これら4部位の合計でも，ブナハリタケ群はその他の群と比較して高い傾向を示した（図3-8）。NGFは中枢において海馬，大脳基底核など，前脳基底野コリン作動性ニューロンの投射部位に強く発現しており，標的組織で産生されたNGFは神経末端の膜受容体に結合して取り込まれ，細胞体へ逆行性に軸索輸送され，機能・生存の維持に関与する[23,24]。これらの報告と，前述のin vitroの実験によるカテコールアミンとNGFの相関[12,13]，今回神経伝達物質に大きな変化の見られた大脳皮質，線条体の部位が一致していることから，カテコールアミンは，NGF合成に大きな役割をもたらしているものと考えられる。大脳皮質でのブナハリタケ群によるNGFの低下は，大脳皮質で合成されたNGFが逆行性に取り込まれ，前脳基底野まで輸送された可能性が示唆される。実際にRの部位には，前脳基底核のコリン作動性神経細胞が多く含まれている。しかし，今回行ったキノコ粉末の経口摂取では，カ

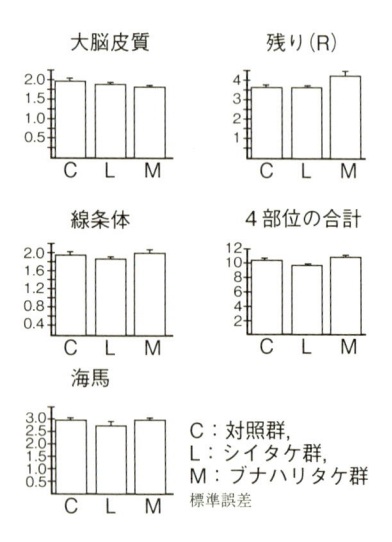

図3-8 脳各部分のNGF濃度（ng/g組織）

C：対照群，
L：シイタケ群，
M：ブナハリタケ群
標準誤差

テコールアミンの変化と脳内 NGF 合成の相関性をはっきりと裏付ける結果は得られなかった。

　神経栄養因子は，脳内の様々な部位[25)]や脳脊髄液[26)]などに存在し，週齢によって変化する。神経に対する栄養因子の要求性については，現在2つの考え方があり，1つは，「発生初期にある三叉神経節ニューロンは，軸策投射期には NGF のファミリーである BDNF（brain-derived neurotrophic factor）や NT-3（neurotrophin-3）を生存維持因子として要求するが，その後標的に到達すると標的由来の生存維持因子である NGF へと要求性を変換させる」[27)]というものと，「異なる発生ステージにある神経節内において，それぞれ異なるニューロトロフィン要求性を持つニューロンが，順次生み出される」との考え方である。特に後者は，まずはじめに BDNF/NT-3 要求性ニューロンが生み出され，その後 BDNF/NGF，NGF 応答性ニューロンが順次生み出されるというものである。NGF がコリン作動性神経の伸長，維持に関係していることや，BDNF がコリン作動性神経だけでなく，ドーパミン作動性神経にも神経栄養作用を示すこと[28,29)]，神経の種類や発生ステージにおいて，様々な栄養因子が様々な神経栄養作用を示していることなどのため，ブナハリタケの作用機序を調べるためには，時期や部位，ターゲットにする栄養因子を色々と試すことが必要になってくると考えられる。

4．香　辛　料

（1）カプサイシンとは

　近年，健康にまつわる話を耳にすることが非常に多くなった。それとともに，健康食品，ダイエット食品もブームになっており，食品を摂取するにあたり，製品の安全性と，それに関する正しい知識が求められるようになってきている。特にダイエット食品では，若い世代や女性の間でカプサイシンダイエットがブームになっており，トウガラシの辛味成分であるカプサイシンの生理作

用に注目し，商品化された食品や錠剤が薬局等の店頭で多く販売されている。カプサイシンの生理作用としては，体熱産生亢進作用がよく知られている。

また，最近の若者が「キレル」などの現象で多くの社会問題を引き起こしている。このような問題の背景には，食生活や環境の変化などがあると取りざたされているが，間違った知識で，しかも大量にトウガラシのような刺激性のある食品を摂取すれば，このような社会問題を助長しかねない。

カプサイシンの生理作用については次のような研究がなされている。生体内でのエピネフリン分泌臓器である副腎髄質を摘出したラット，及び擬手術ラットを作成し，カプサイシン 4mg/kg を手術後4日目に腹腔内投与した実験の結果では，副腎摘出手術を施したラットでは，カプサイシン投与によるエネルギー代謝の亢進は血清グルコースレベルの変動を指標とした場合，全く認められなかった[30]。このことから，カプサイシンの投与によってラットのエネルギー代謝が亢進すること，およびその作用発現には副腎から分泌されるエピネフリンが関与していることが明らかにされた。

エピネフリンは副腎髄質で合成，血中に分泌され，血管平滑筋を収縮させることによる血圧の上昇（α作用），心収縮の増大，心拍数の増加など（β作用）を生じる生理活性物質である。一方，ノルエピネフリンは主に交感神経系，一部は副腎髄質で生合成され，主に交感神経節後繊維終末部において神経伝達物質として作用するが，一部は血中に分泌され，α作用を発揮する。これら両者は血液・脳関門を通過することができないため，脳内のエピネフリンは脳内でノルエピネフリンから合成されているものと考えられるが，カプサイシンは脂溶性成分で血液・脳関門を通過することが確認されている[31]。今回はラットを用い，カプサイシンの経口投与により，短時間でどの程度脳内の神経伝達物質が変化するか，さらに，腹腔内投与による行動への影響を調べることにした。

（2）カプサイシン摂取と脳内神経伝達物質

ラットを3群に分け，1% CMC （carboxymethylcellulose）を含む生理食塩水，それにカプサイシン＜500μg/100g B.W.＞，または一味唐辛子＜20μg/100g

B.W.＞を混ぜた水溶液を経口ゾンデを用いて投与し，0，30，60分後の脳内神経伝達物質をHPLC-ECD法にて測定した。その結果，投与後30分，60分では，対照群，トウガラシ群，カプサイシン群の各群間には有意差は見られなかった。

（3）カプサイシン摂取と行動

ラットに生理食塩水（0.1％DMSOを含む：S），または，カプサイシン（C）＜20μg/100gB.W.＞を投与し，行動量の測定を行った。行動量測定の0，1，6，12，36時間前にサンプルを腹腔内投与し，行動量測定は21：00～23：00の間とした。行動量は20分間のオープンフィールドテストを行い，解析にはNIH Imageをもとに作られた解析ソフトImage OF（小原医科産業株式会社）を使用した。これにより，ラットの総移動距離，区画ごとの滞在時間，軌跡を調べた。投与後1および6時間の海馬でドーパミン（DA）と代謝物の3,4-ジヒドロキシフェニル酢酸DOPACで増加が見られ有意差を得た（図3-9）。小脳においても6時間でカプサイシン群はDA量が有意に増加していた。逆に，ノルエピネフリンNEでは，1時間の小脳，同じく1時間のRの部位（半脳から大脳皮質，小脳，海馬，線条体，扁桃体，視床下部を除いた残りの部位を指す）でカプサイシン群の有意な低下が見られた（図3-10）。同時間をはじめ，すべての時間

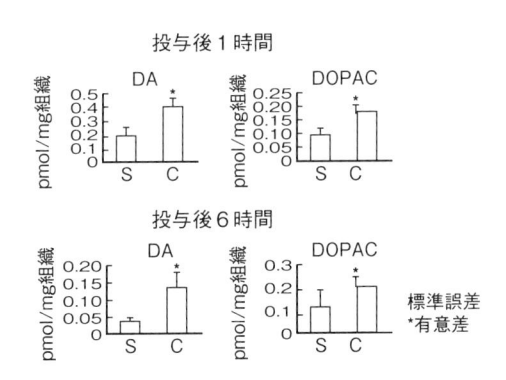

図3-9　カプサイシン投与後の海馬モノアミン量の変化

海馬における，サンプル投与後1時間，並びに6時間のドーパミン（DA）とその代謝物である3,4-ジヒドロキシフェニル酢酸（DOPAC）の濃度。生理食塩水投与群（S）とカプサイシン投与群（C）［20μg/100gB.W.］

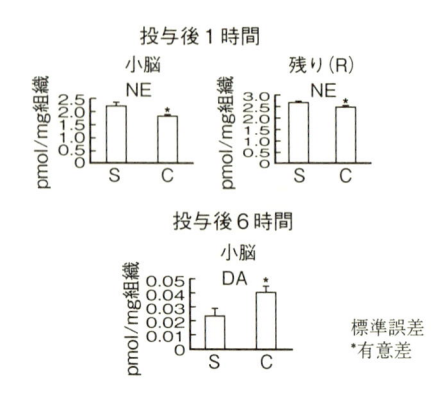

図3-10　カプサイシン投与後の小脳モノアミン量の変化

小脳と残りの部位（R）における，サンプル投与後1時間のノルエピネフリン（NE），並びに6時間の小脳におけるドパーミン（DA）の濃度。生理食塩水投与群（S）とカプサイシン投与群（C）[$20\mu g/100gB.W.$]

の行動量において両群間に有意差は見られなかった。その他の時間について脳内神経伝達物質に大きな変化は見られなかった。

　ノルエピネフリン，エピネフリンなどのカテコールアミンは血液・脳関門を通過することができないが，カプサイシンは直接的に，もしくは知覚神経の刺激などを介して脳内のカテコールアミン代謝に変化を与えるのではないかと予想し（2）の実験を行った。カプサイシンの経口投与により30分後に血中エピネフリンが高くなるという報告もあったが[32]，脳内の伝達物質を調べた結果，どの時間においても有意差はなかった。このことからカプサイシン投与による急性の刺激では，脳内のカテコールアミンは増加しないことが示唆された。

　カプサイシンによる，脊髄後根切片でのグルタミン酸変化[34,37]や脳視床下部切片でのグルタミン酸変化[34]が示唆されているが，カプサイシン腹腔内投与実験（3）で，脳全体のグルタミン酸とγ-アミノ酪酸GABA濃度を測定したところ，今回は両群に有意差は見られなかった。切片でのグルタミン酸放出のメカニズムとして，バニロイドレセプターサブタイプⅠ型（VR1）を通って，神経終末に入るカプサイシンに誘発されたCaの流入が，神経ペプチドと，興

奮性のアミノ酸のエキソサイトーシスを起こすことに起因していると考えられる[35]。また小脳で VR1mRNA の発現が多く見られても，小脳スライスからはグルタミン酸の放出が見られないことも報告されており[34]，グルタミン酸作動性神経のカプサイシン感受性が問題になってくる。しかし，カプサイシン感受性グルタミン酸作動性神経終末は，視床下部のニューロンから始まっているかは明らかではない。カプサイシンを直接ラット脳黒質に注入した実験では，注入1日後と3日後の測定で，5-HT と 5-HIAA の濃度が減少し，線条体のドーパミン代謝物が増加したという報告もある[33]。この時の実験で測定された自発行動量は，カプサイシン脳内直接注入後1，3，5日目で，コントロールと比較して，有意に上昇していた。カプサイシンに親和性をもつ VR1 は，背根の神経節，視床下部，小脳，大脳皮質，線条体，海馬，中脳などで多く発現している[34,35]。ドーパミンはドーパミン作動性ニューロンに直接作用するとともに，グルタミン酸遊離を調節することによってもドーパミン作動性ニューロンの活動性を制御している[36]と言われているが，今回の結果からは明確な結論は得られなかった。ドーパミン等のカテコールアミン類がカプサイシンにより，どのような作用機序で放出されているのかはいまだ推測の域であるが，グルタミン酸と同じような動態を示すように思われる。

　高濃度のカプサイシンをラットに経口投与しても，短時間で脳内の神経伝達物質に影響を与えるものではなかった。しかしカプサイシン腹腔内投与の実験では，脳内神経伝達物質に影響を及ぼすことが明らかになった。

5．おわりに

　日常摂取する食物中には，栄養素のみならず，非栄養素が多く含まれている。近年，環境ホルモン(生体異物)として特に害作用が注目されている物質もある。一方，脳神経機能に影響を及ぼし，その作用を知ることにより，有効に体内代謝を調節する可能性も考えられる。今回は，緑茶，キノコ，トウガラシといった，普段から日本人に好んで摂られている食材に含まれる非栄養素について調

べてみた。

　緑茶に含まれるテアニンの脳に及ぼす作用を調べた結果，結構，いろいろな神経機能に影響すること，ブナハリタケについては，健全な脳機能を維持するための可能性が示唆され，また，香辛料としてのカプサイシンも，従来は，脳のカテコールアミンには影響しないと言われていたが，何らかの作用が観察された。栄養素が脳に対して重要な役割を演じていることは十分に理解されるが，それ以外の非栄養素も，脳に対して色々影響を及ぼしていることが示された。

　私たちの脳の働きは，食品に含まれるこれらすべての成分により維持されていると思われる。食品成分は無限であり，その生理作用もまた多くの可能性が秘められている。脳は，人間としての豊かな情緒や精神機能に関与しており，今後の研究成果が楽しみである。

文　献

1) Kimura R., Murata T. : Effect of theanine on norepinephrine and serotonin levels in rat brain. Chem Pharm Bull 1986；34；3053-3057.
2) Terashima T., Takido J., Yokogoshi H. : Time-dependent changes of amino acids in the serum, liver, brain and urine of rats administered with theanine. Biosci Biotechnol Biochem 1999；63；615-618.
3) Yokogoshi H., Kobayashi M., Mochizuki M. et al : Effect of theanine, γ-glutamylethylamide, on brain monoamines and striatal dopamine release in conscious rats. Neurochem Res 1998；23；667-673.
4) Essman W. B . : Nutrients and Brain Function, Karger Pub., New York , 1987.
5) Yokogoshi H., Mochiznki M., Saitoh K. : Theanine-induced reduction of brain serotonin concentration in rats. Biosci Biotechnol Biochem 1998；62；816-817.
6) Yokogoshi H.,Nomura M. : Effect of amino acid supplementation to a low protein diet on brain neurotransmitters and memory-learning ability of rats. Physiol Behav 1991；50；1227-1232.
7) Yokogoshi H., Kato Y.et al : Reduction effect of theanine on blood pressure and brain 5-hydroxyindoles in spontaneously hypertensive rats. Biosci Biotechnol Biochem 1995；59；615-618.
8) Yokogoshi H, Kobayashi M. : Hypotensive effect of γ-glutamylmethylamide in spontaneously hypertensive rats. Life Sci 1998；62；1065-1068.
9) Sato T., Takeuchi A., Ishida T. et al : Antihypertensive effect of an aqueous

extract from fruit body of Mycoleptodonoides aitchisonii in spontaneously hypertensive rats. Oyo Yakuri / Pharmacometrics 2001 ; 61 (1) ; 177-183.
10) Sakamoto Y., Takeuchi A., Sato T. et al : Identification of antihypertensive substance in an aqueous extract from fruit body of Mycoleptodonoides aitchisonii. Oyo Yakuri / Pharmacometrics 2001 ; 61 (4/5) ; 221-229.
11) Large H.L., Bodary S.C., Clegg D.O. et al : Nerve growth factor gene expression in the developing rat brain. Science 1986 ; 234 ; 352-355.
12) Furukawa Y., Furukawa S., Satoyoshi E. et al : Catecholamines induce an increase in nerve growth factor content in the medium of mouse L-M cells. J Biol Chem 1986 ; 261 (13) ; 6063-6047.
13) Furukawa Y., Furukawa S., Ikeda F. et al : Aliphatic side chain of catecholamine potentiates the stimulatory effect of the catechol part on the systhesis of nerve growth factor. FEBS Lett 1986 ; 208 ; 258-262.
14) Furukawa Y., Tomioka N., Sato W. et al : Catecholamines increase nerve growth factor mRNA content in both mouse astroglial cells and fibroblast cells. FEBS Lett 1989 ; 247 ; 463-467.
15) Kawagishi H., Ando M., Shinba K. et al : Chromans, hericenones F, G and H from the mushroom Hericium erinaceum. Phytochemistry 1993 ; 32 ; 175-178.
16) Kawagishi H., Shimada A., Shirai R. et al : Erinacines A, B and C, strong stimulators of nerve growth factor NGF -synthesis, from the mycelia of Hericium erinaceum. Tetrahed Lett 1994 ; 35 (10) ; 1569-1572.
17) Kittner H., Krugel U., Poelchen W. et al : P2 receptor-mediated activation of noradrenergic and dopaminergic neurons in the rat brain. Progr Brain Res 1999 ; 120 ; 223-235.
18) Krugel U., Kittner H., Illes P. : Adenosine 5 -triphosphate-induced dopamine release in the rat nucleus accumbens in vivo. Neurosci Lett 1999 ; 265 ; 49-52.
19) Krugel U., Kittner H., Franke H. et al : Stimulation of P2 receptors in the ventral tegmental area enhances dopaminergic mechanisms in vivo. Neuropharmacology 2001 ; 40 ; 1084-1093.
20) Zhang Y-X., Yamashita H., Ohshita T. et al : ATP increases extracellular dopamine level through stimulation of P2Y purinoceptors in the rat striatum. Brain Research 1995 ; 691 ; 205-212.
21) Pardridge W.M., Yoshikawa T., Kang Y.S. et al : Blood-brain barrier transport and brain metabolism of adenosine and adenosine analogs. J Pharmacol Exp Theraps 1994 ; 268 (1) ; 14-18.
22) Okada M., Mizuno K., Kaneko S. : Adenosine A1 and A2 receptors modulate

extracellular dopamine levels in rat striatum. Neurosci Lett 1996 ; 212 ; 53-56.
23) Thoenen H., Barde Y.A., Edgar D. et al : Mechanism of action and possible sites of synthesis of nerve growth factor. Prog Brain Research 1979 ; 51 ; 95-107.
24) Thoenen H., Barde Y.A. : Physiology of nerve growth factor. Physiol Revi 1980 ; 60 (4) ; 1284-1335.
25) Maisonpierre P.C., Belluscio L., Friedman B. et al : NT-3, BDNF, and NGF in the developing rat nervous system: Parallel as well as reciprocal patterns of expression. Neuron 1990 ; 5 ; 501-509.
26) Xia Y.X., Ikeda T., Xia X.Y. et al: Differential neurotrophin levels in cerebrospinal fluid and their changes during development in newborn rat. Neurosci Lett 2001 ; 280 ; 220-222.
27) Davies A. M.: Neurotrophin switching : where does it stand? Cur Opinion Neurobiol 1997 ; 7 (1) ; 110-118.
28) Hyman C., Hofer M., Barde Y.A. et al : BDNF is a neurotrophic factor for dopaminergic neurons of the substantia nigra. Nature 1991 ; 350 ; 230-232.
29) Knusel B., Winslow J. W., Rosenthal A. et al : Promotion of central cholinergic and dopaminergic neuron differentiation by brain-derived neurotrophic factor but not neurotrophin 3. Proc Nat Acad Sci U States A 1991 ; 88 (3) ; 961-965.
30) Watanabe T., Kawada T.,Iwai K. : Enhancement by capsaicin of metabolism in rats through secretion of catecholamine from adrenal medulla. Agric Biol Chem 1987 ; 51 ; 75.
31) Saria A., Skofitsch G., Lembeck F. : Distribution of capsaicin in rat tissue after systemic administration. J Pharm Pharmacol 1982 ; 34 ; 273-275.
32) Kim K-M., Kawada T., Ishihara K. et al: Swimming capacity is increased by oral administration of a nonpungent capsaicin analog, stearoyl vanillylamide, in mice. J Nutr 1998 ; 128 11 ; 1978-1983.
33) Dawbarn D., Harmar A.J., Pycock C.J. : Intranigral injection of capsaicin enhances motor activity and depletes nigral 5-hydroxytryptamine but not substance P. Neuropharmacol 1981 ; 20 ; 341-346.
34) Sasamura T., Sasaki M., Tohda C. et al : Existence of capsaicin-sensitive glutamatergic terminals in rat hypothalamus. NeuroReport 1998 ; 9 ; 2045-2048.
35) Sasamura T., Kuraishi Y. : Peripheral and central actions of capsaicin and VR1 receptor. Jpn J Pharmacol 1999 ; 80 ; 275-280.
36) 森　寿，真鍋俊也，渡辺雅彦ほか：脳神経化学イラストレイテッド．羊土社，2000，p186-192.
37) Ueda M., Kuraishi Y., Satoh M. : Detection of capsaicin-evoked release of

glutamate from spinal dorsal horn slices of rat with on-line monitoring system. Neurosci Lett 1993；155；179-182.

第4章　脳内ヒスタミンとエネルギー代謝

深川　光司*・吉松　博信*

1．はじめに

　肥満の発症には遺伝因子だけでなく，運動や食習慣などの生活環境因子も強く関与する。糖尿病，高血圧症，虚血性心臓病といった生活習慣病にとって，肥満は重要な危険因子になる。これらの生活習慣病を合併している肥満，あるいは合併する危険性の高い内臓脂肪型肥満や食行動異常を伴う肥満などは治療が必要になるので，こういった肥満を肥満症として区別している。減量により，糖尿病や高血圧，高脂血症，脂肪肝などの肥満症に伴う合併症が改善することから，肥満症患者の減量は重要であるが，一時的な減量に成功しても，減量した体重を維持できず，リバウンドを起こしさらに減量前以上に体重が増加する例は多い。減量だけでなく，減量を長期に維持するためには，毎日の食習慣が栄養学的に減量に合ったものが好ましい。

　肥満の成因を考えるうえで，食欲の調節機構の理解は欠かせない。食欲中枢は脳の視床下部にあり，種々の食欲調節物質が明らかにされてきた。近年，肥満遺伝子が発見され，脂肪細胞から肥満遺伝子の発現タンパクであるレプチンの生理的役割も次々と明らかになってきた。これまで発見された食欲調節物質の多くはレプチンの下流で食欲を調節していることも明らかになってきた。これまで，我々が明らかにしてきた神経ヒスタミンによる，エネルギー代謝調節もレプチンと関わることが判明している。血中レプチン濃度は体脂肪量に比例する。肥満症患者では体脂肪が多いため，血中レプチン濃度は正常体重者以上

---

*大分医科大学医学部

に高値である．レプチンは抗肥満作用を有し，肥満症患者では血中レプチン濃度が高いにもかかわらず，肥満症患者では減量は困難である．その原因として，レプチン抵抗性が推定されている．肥満モデル動物を用いた実験でも，レプチン抵抗性を示唆する結果が得られている．レプチン抵抗性となった肥満症患者においても，レプチンの下流で作動している食欲抑制機構を活性化させることで減量できる可能性がある．

　我々はこれまで，神経ヒスタミンが食欲を抑制し，脂肪分解を促進し，エネルギー代謝を促進することで，減量を促進することを明らかにしてきた．また神経ヒスタミンがレプチンの下流で作動していることも明らかになった．食事アミノ酸組成でヒスチジンを高率に含む食品が，肥満モデル動物や人を用いた実験で神経ヒスタミンを活性化させることも明らかになりつつある．本稿では，神経ヒスタミンのエネルギー代謝調節作用，レプチンと神経ヒスタミンの関係，食事ヒスチジンによる神経ヒスタミンの活性化と減量への応用について，実験結果を示しながら，概説したい．

2．肥満とレプチン抵抗性

　1994年，Friedmanらは，ポジショナルクローニング法を用いて，肥満遺伝子（ob遺伝子）のクローニングに成功した[1]．その後，脂肪細胞に発現するob遺伝子の分泌タンパクであるレプチン[1]の生理学的意義，それに肥満の成因としてのレプチン抵抗性が明らかになるにつれ，肥満の病態生理が急速に解明されてきた．レプチンの受容体ないしはその作用部位は，in situ hybridization，c-fos発現，電気泳動的微小電極法などによって，視床下部の室傍核，腹内側核，弓状核，腹側前乳頭核，背内側核，外側野等の諸核で同定されている．この直接作用以外にも，レプチンは視床下部の神経ペプチドを介して食欲を調節している[2-4]．Proopiomelanocortin（POMC）ニューロン系で産生されるα-MSHは，melanocortin受容体4（MC4-R）を介して食欲を抑制性に調節している．MC4-Rノックアウト肥満マウスでは，レプチンの食欲

抑制効果が消失することから，POMCはレプチンの下流で作動するのではないかと考えられている[4]。食欲促進性神経ペプチド neuropeptide Y (NPY), agouti gene-related protein (agrp), melanin concentrating hormone (MCH), orexins, galanin 等は，その発現がレプチンによって抑制され，レプチンの前投与でも食欲促進作用は減弱ないし消失する[4,5]。つまり，レプチンは食欲抑制系のPOMCニューロンを賦活化し，一方で食欲促進系のNPY, agrp, MCH, orexins, galaninといった神経ペプチドを抑制することによって，食欲を抑制性に調節しているというのが最近の考え方である。食調節に関わるレプチンの脳内作用，それに絡む視床下部の神経ペプチド群への作用は，まだまだ不明な点が多く，課題は今後に残されている。

レプチンのエネルギー調節作用には，食欲の抑制作用に加えて，末梢組織の脱共役タンパク (uncoupling protein, UCP) を賦活化し，消費エネルギーを亢進させることもわかってきた。これもレプチンによる重要な抗肥満作用のひとつとみなされている。現在のところUCPには，UCP1からUCP4までの4種類のホモローグがクローニングされている。生理的条件下で調べると，UCP1

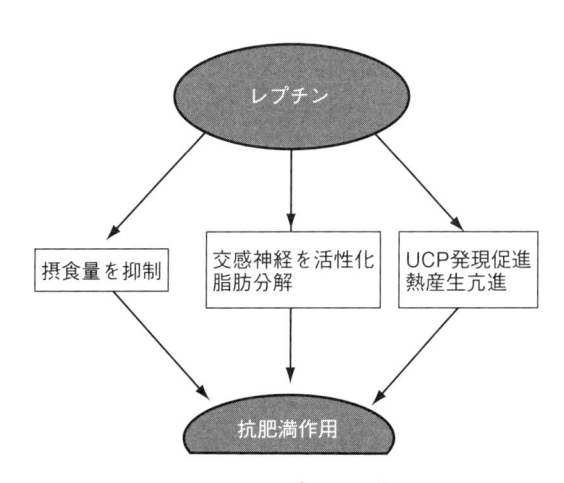

図4-1　レプチンの作用

レプチンは食欲を抑えて摂食量を抑制し，交感神経活動を活性化させ脂肪分解を促進し，ミトコンドリア脱共役タンパク(UCP)の発現を促進して熱産生を亢進させ，これらの作用により，抗肥満作用を発揮する。

は褐色脂肪組織，UCP2はほぼ全身の組織や臓器，UCP3は主として筋肉，UCP4は脳といった部位で発現する。ミトコンドリア内のATP産生と脱共役することで，いずれのUCPも熱放散に関与していると考えられるが，UCP1を除いてその詳しい生理作用はよくわかっていない。褐色脂肪組織に存在するUCP1は非ふるえ熱産生やエネルギー消費に関与しており，交感神経系を介して中枢神経系の制御を受けている。肥満集団として有名なPima Indianでは，UCP3の発現とBMIとの関係が負の相関を示し，睡眠時の代謝率とは正の相関を示すことが報告されている[6]。以上のレプチンによる抗肥満作用を図4-1に示す。

　血中のレプチン濃度は体脂肪率や体格指数（BMI: Body Mass Index）と正の相関を示すことが知られている（図4-2）[7,8]。つまり，肥満者では血中のレプチン濃度は非肥満者よりも高い。レプチンが強力な摂食抑制作用を示し，エネルギー消費を亢進し，脂肪分解を促進して，抗肥満作用を示すにもかかわらず，肥満者ではレプチン濃度が高いことから，レプチン抵抗性が肥満の成因のひとつと考えられている。脂肪細胞で分泌されたレプチンは脳の視床下部で作用するので，レプチン抵抗性の原因として，(1)末梢から中枢内へのレプチン輸送系（saturation transport system）の低下，(2)未結合型レプチン，つまりレプチン結合タンパク（可溶性レプチン受容体）と未結合のレプチンが血中に増加，(3)グ

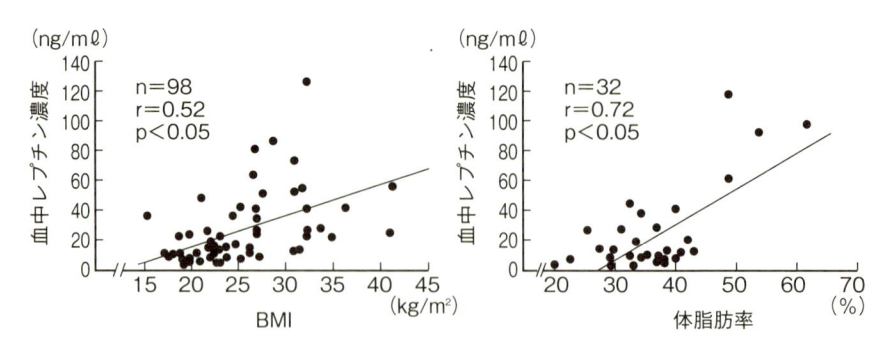

図4-2　血中レプチン濃度とBMI（Body mass index）および体脂肪率との相関[7,8]

n=個体数，r=相関指数。血中レプチン濃度はBMIや体脂肪率と正の相関を示す。

ルココルチコイドなどのような肥満を促進する counter-regulatory substances の増加,(4)細胞内情報伝達阻害因子である SOCS-3(suppressor-of-cytokine signalling 3)の関与といったレプチン受容体以降の細胞内シグナル伝達系の障害などが考えられる。

肥満者では髄液中のレプチンが血中ほど増加していない。脳脊髄液血中レプチン比は血中レプチン濃度が上昇するにつれて低下することが知られているが,肥満者では脳脊髄液血中レプチン比が正常体重者の約 1/5 と低下しているという報告もある[9]。このことは血中レプチン濃度の高い肥満者で,レプチンの脳脊髄液への移行が低下していることを示唆している。食餌誘導性肥満マウスにレプチンを末梢投与しても,レプチン抵抗性は改善しない。しかし,レプチンを脳内に直接投与すると,摂食抑制効果が明らかに発現してくる。このような結果から,末梢から中枢内へのレプチン輸送系(saturation transport system)の低下がレプチン抵抗性の一因と考えられている。

3. 神経ヒスタミンとエネルギー代謝調節機構

ヒスタミン神経系の起始細胞体は後部視床下部の結節乳頭核(tuberomammillary nucleus, TMN)に存在する。ヒスタミン神経系は食欲調節に限らず,飲水調節や体温調節などを含む多岐にわたる中枢性エネルギー調節系を恒常的に維持するという点で,重要な脳機能の一端を担っている[10]。TMN に局在するヒスタミン神経系は脳内のほぼ全域にその含有神経線維を送っている(図4-3)[11,12]。食行動に関連する諸中枢核,なかでも VMH や PVN との神経線維連絡は密である。視床下部の神経ヒスタミンは VMH と PVN の H1 受容体を介して食行動を抑制性に調節している[13](図4-4)。ヒスタミン神経系の前シナプス終末には,ヒスタミンの合成と放出を自己調節するヒスタミン H3 受容体が存在する。Schwartz J-C. らはこの H3 受容体を発見し,特異性の高い H3 受容体拮抗物質であるチオペラミドも開発された[14,15]。チオペラミド投与により,内因性ヒスタミンを活性化させることが可能になった。ラット

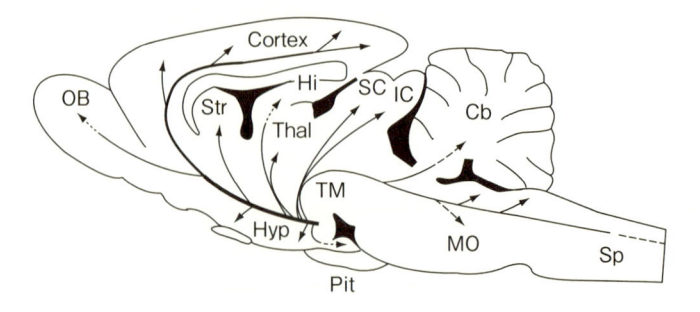

図4-3 ヒスタミン神経の局在と脳内ヒスタミン神経投射模式図[11, 12]

　脳内神経ヒスタミンの細胞体は後部視床下部の結節乳頭核に存在し，散在する5つの核内で産生される。脳のほぼ全域に神経投射を行っている。Cb：小脳，Cortex：大脳皮質，Hi：海馬，Hyp：視床下部，IC：下丘，Mo：中脳，OB：嗅球，Str：線状体，Pit：下垂体，SC：上丘，Sp：脊髄，Thal：視床，TM：神経ヒスタミンの細胞体のある結節乳頭核。

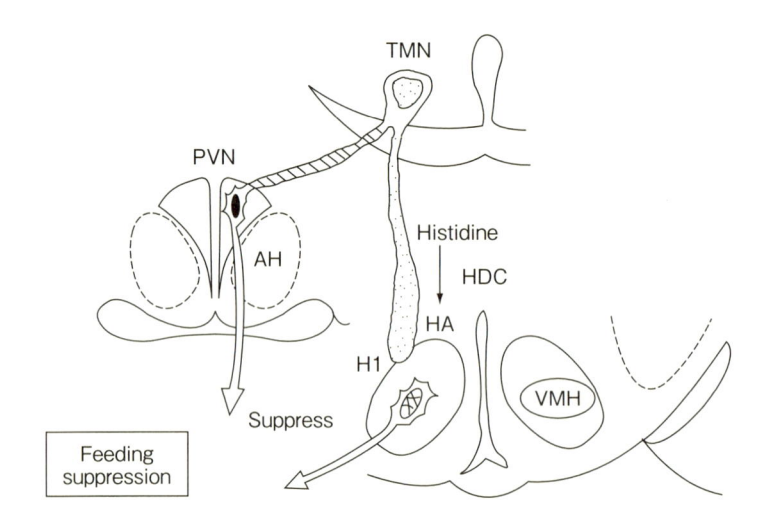

図4-4 ヒスタミン神経系による食欲の調節

　後部視床下部の結節乳頭核(TMN)に局在するヒスタミン細胞体でHDCによりヒスチジン(Histidine)から合成された神経ヒスタミン(HA)は，満腹中枢の視床下部腹内側核(VMH)や室傍核(PVN)に運ばれ，H1受容体(H1)を介して食欲を抑制する。これらの神経ヒスタミンを枯渇させれば食欲は亢進し，増加させれば抑制される。AH：前視床下野，HDC：ヒスチジン脱炭酸酵素，Feeding Suppression：食行動を抑制。

3. 神経ヒスタミンとエネルギー代謝調節機構

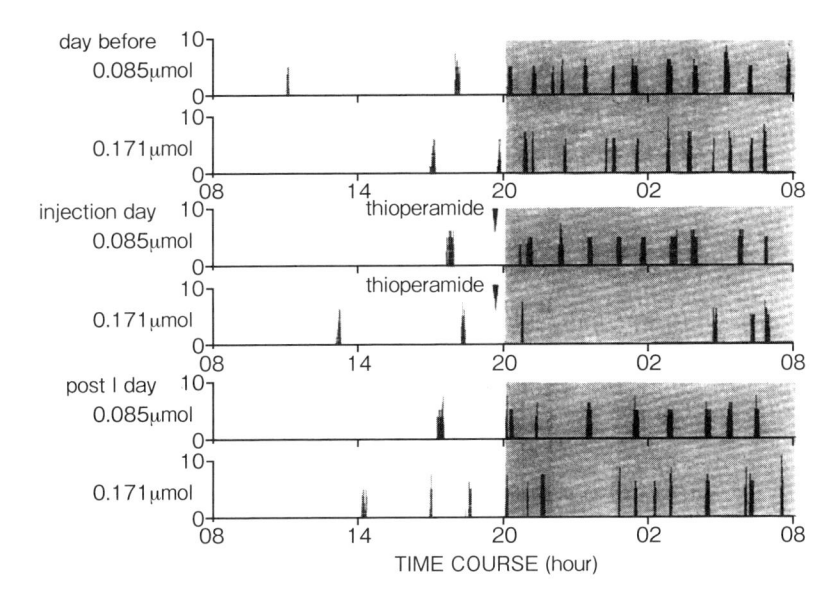

図4-5 ラット第3脳室内にチオペラミド投与前後の食行動連続記録

ラットの第3脳室に慢性に留置したカテーテルよりチオペラミド 0.085μmol または 0.171μmol 投与した時の連続摂食量を記録。明暗周期は8時～20時が明期の明暗12時間周期で網かけの部分は暗期。縦軸は摂食量(ペレット数)横軸は時間軸を示す。投与前日(day before)は暗期に食事が集中している。チオペラミド投与日(injection day)チオペラミド 0.085μmol 投与群では,投与前日同様に暗期に食事が集中してみられるが,チオペラミド 0.171μmol 投与群では投与後(矢印以降)暗期で食事が消失している。強い摂食抑制効果がみられる。投与後翌日(post 1 day)両群とも暗期の食事の集中が回復している。

第3脳室内にチオペラミド投与後,強い摂食抑制効果が発現する(図4-5)。チオペラミドにより,内因性ヒスタミンが活性化されたためである[16]。H1受容体拮抗薬を前投与し,過剰遊離してくる神経ヒスタミンの作用を遮断すると,チオペラミドによる摂食抑制効果が消失することも確認されている[16](図4-6)。神経ヒスタミンの役割は摂食抑制作用だけでなく,末梢脂肪組織の代謝調節にも関与している。脳室内にヒスタミンあるいはチオペラミドを注入すると,脂肪分解が促進され,白色脂肪組織 (white adipose tissue: WAT) からのグリセロール放出が促進される(図4-7)[17]。交感神経β遮断薬であるプロプラノロール前処置で,チオペラミドによる脂肪分解作用が消失することから(図4-8)[17],ヒスタミン神経は交感神経系を介して,WATでの脂肪分解作用を発揮している

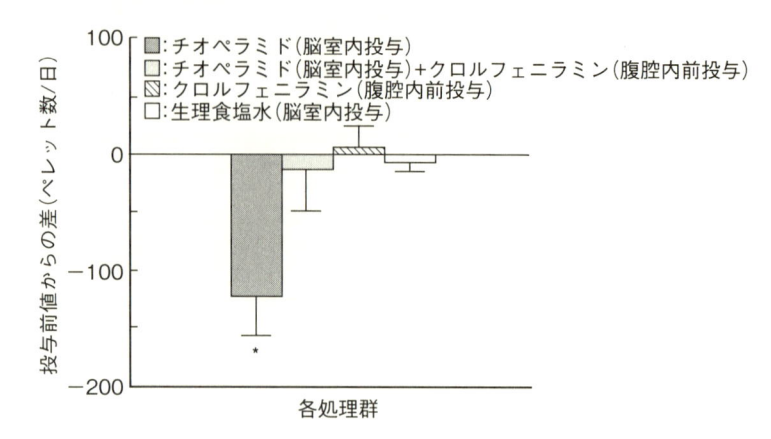

図4-6 チオペラミドのラット第3脳室内投与による摂食抑制[16]

H3受容体拮抗薬のチオペラミド0.1μmolをラット第3脳室内に注入し，視床下部神経ヒスタミン濃度を上昇させると，摂食量は抑制される。H1受容体拮抗薬のクロルフェニラミン(26μmol/kg)を腹腔内に前投与しておくと，チオペラミドの摂食抑制効果は消失する。＊＝p<0.05：各対照群との比較。1ペレット＝50±0.3mg。

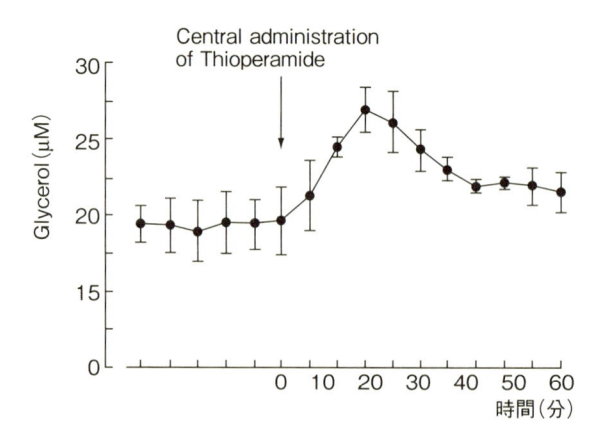

図4-7 チオペラミド脳室内投与後のラット皮下白色脂肪組織灌流液（透析膜からの回収液）中のグリセロール濃度の経時的変化[17]

チオペラミド投与後(矢印)，皮下白色脂肪組織灌流液(透析膜からの回収液)中のグリセロール濃度は，投与後15分をピークに上昇した。チオペラミド脳室内投与により，脂肪分解が起こっていることを示唆している。

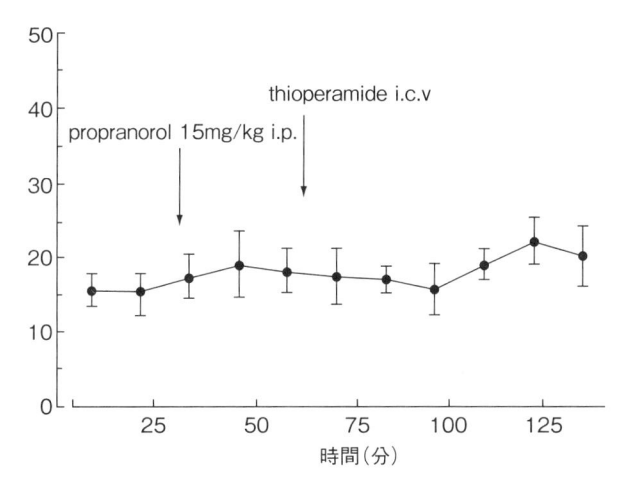

3．神経ヒスタミンとエネルギー代謝調節機構　　121

図4-8　神経ヒスタミン誘発性脂肪分解に対するプロプラノロール前処置の影響[17]

　交感神経β遮断薬であるプロプラノロールで前処置しておくと(矢印)，チオペラミド投与後(矢印)も，皮下白色脂肪組織灌流液(透析膜からの回収液)中のグリセロール濃度は上昇しなかった。神経ヒスタミンによる脂肪分解作用は，交感神経を介して発揮していることを示唆している。

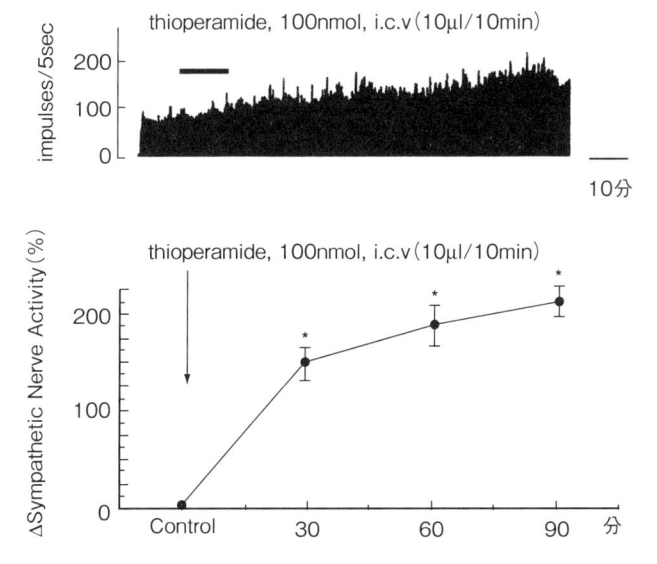

図4-9　チオペラミド脳室内投与後の白色脂肪組織交感神経活動の変化[17]

　チオペラミド脳室内投与後，交感神経活動は上昇していることが神経活動の記録からわかる。チオペラミド投与により，ヒスタミン神経からのヒスタミンの放出が増加し，中枢性に交感神経の活動を活性化していることが示唆される。＊ =p<0.01 vs control(注入前)

と考えられる。このことは，チオペラミドを脳室内投与すると，WATに分枝する遠心性交感神経の活動が増強することからも確認されている（図4-9）[17]。

さらに，高脂肪食で肥満になった食餌誘導性肥満（diet-induced obese: DIO）マウス，および遺伝性レプチン受容体異常db/dbマウスの側脳室内にヒスタミンを投与し，対照群（PBS投与群，摂食量をそろえたPair-fed群）とヒスタミン中枢投与による脂肪組織でのミトコンドリア脱共役タンパク（uncoupling protein: UCP）のmRNA発現を褐色脂肪組織（brown adipose tissue：BAT）とWATで比較検討した（図4-10）[18]。その結果，ヒスタミン投与群（HA）でBATでのUCP1mRNAとWATでのUCP3mRNAの発現が対照群より亢進していた（図4-10）[18]。ヒスタミンは中枢性に，WATやBATでのUCPmRNAの発現を亢進し，熱産生を促進させることも明らかになった。以上の神経ヒス

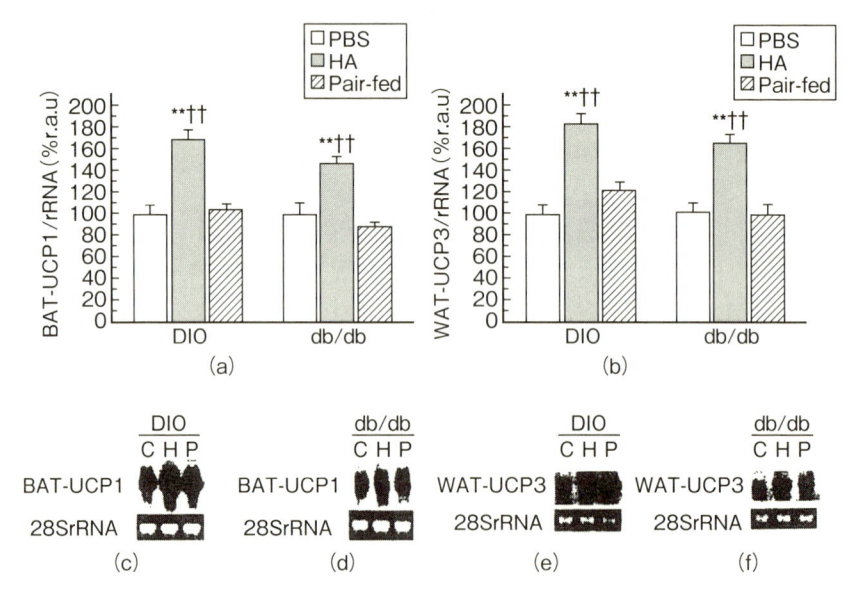

図4-10 食餌誘導性肥満（DIO）マウス，およびdb/dbマウスにおけるヒスタミン脳室内投与による脂肪組織UCPfamilyの発現変化[18]

ヒスタミン脳室内投与により，BATでのUCP1mRNAとWATでのUCP3mRNAの発現が対照群（PBS群，Pair-fed群）より亢進していた。HA：ヒスタミン脳室内投与群，PBS：燐酸緩衝液（PBS）脳室内投与群，Pair-fed：摂食量をそろえた群。(c)〜(f)，c：Control（PBS群），H：HA（ヒスタミン脳室内投与群，P：Pair-fed群。＊＊＝$p<0.01$ vs PBS群，††＝$p<0.01$ vs Pair-fed）群。

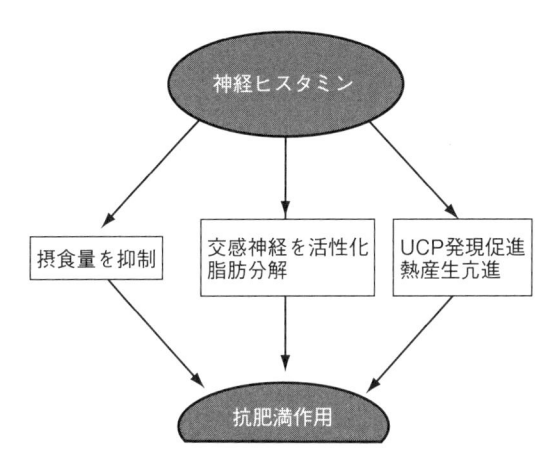

図4-11　神経ヒスタミンの役割

神経ヒスタミンのエネルギー代謝における役割は，摂食量を抑制し，交感神経活動を活性化して脂肪分解を促進し，ミトコンドリア UCPmRNA の発現を促進して熱産生を亢進し，抗肥満作用を発揮する。

タミンによる抗肥満作用をまとめると，図4-11となり，レプチンの抗肥満作用（図4-1）との類似点に気付かれることと思う。レプチンが末梢脂肪細胞で産生され，血流を経由して脳の視床下部に作用していること，脳の視床下部にレプチンの受容体が存在すること，視床下部の摂食調節に関わる神経伝達物質やホルモンに影響を及ぼすこと，ヒスタミン神経が視床下部の TMN に局在し抗肥満作用を示すことなどから，レプチンの抗肥満作用の一部は，レプチンの下流でヒスタミン神経系がレプチンにより活性化されることにより発揮されている可能性がある。次に，レプチンとヒスタミン神経との関係について検討したい。

4. 神経ヒスタミンとレプチンとの関連

神経ヒスタミンの代謝回転は速く，分泌された神経ヒスタミンは数十秒で代謝され，テレメチルヒスタミン（tele-methylhistamine: t-MH）をへて，さらにモノアミン酸化酵素で分解される。モノアミン酸化酵素阻害剤であるパージリン

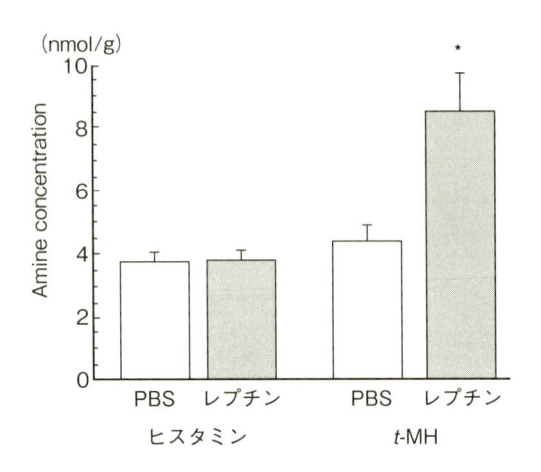

図4-12 レプチン第3脳室内投与による視床下部神経ヒスタミンおよびt-MHの蓄積[19]

パージリンで前処置したWKAラットの第3脳室内にレプチン1.0μgまたはPBS（対照群）を投与し，1時間後に視床下部神経ヒスタミン及びt-MH量を測定。視床下部ヒスタミン含有量は，レプチン投与群と対照群(PBS)で差はなかったが，視床下部t-MH含有量は，レプチン投与群で対照群(PBS)より含有量は増加した。この結果は，レプチンにより，神経ヒスタミンの代謝回転が亢進したことを示唆している。

で前処置しておくと，代謝されたヒスタミンは，t-MHで分解が止まるため，t-MHを測定することで，ヒスタミンの代謝回転を評価できる。レプチンをパージリンで前処置した正常ラットの第3脳室内に投与し，視床下部の神経ヒスタミンとt-MHを測定すると，レプチン投与群では神経ヒスタミンの含有量は対照群（PBS投与群）と比べて有意な差はなかったが，レプチン投与群のt-MHは対照群より有意に増加していた（図4-12）[19]。この結果は，レプチンが神経ヒスタミンの代謝回転，すなわち神経ヒスタミンの合成と放出を促進したことを意味している。さらに，レプチンの第3脳室内投与により24時間摂食量は大きく減少するが，ヒスチジンからヒスタミンを合成する酵素であるヒスチジン脱炭酸酵素（histidine decarboxylase：HDC）の阻害剤であるαフルオロメチルヒスチジン（α-fluoromethyl histidine：FMH）で前処置し，神経ヒスタミンを枯渇した後に，レプチンを第3脳室内に投与すると，レプチンによる摂食抑制作用は半減する（図4-13）[19]。この実験結果は，レプチンの摂食抑制作用の一部が，神経ヒスタミンを介した作用であることを意味している。

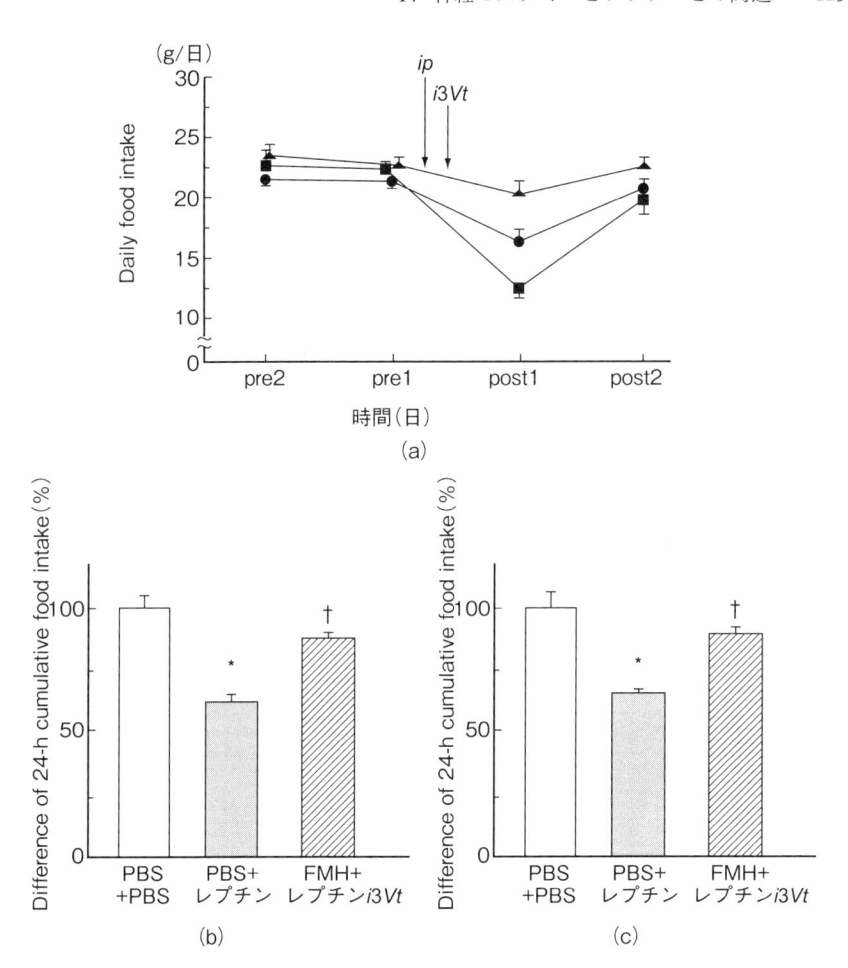

図4-13 レプチンによる摂食抑制作用とFMHによるヒスタミン枯渇の効果[19]

(a):1日摂食量の時間経過。各グループとも n=5。ip:224μmol/kgFMH または PBS 腹腔内前投与。i3vt:レプチン 1.0μg または PBS(対照群)を第3脳室内投与。▲:PBS 腹腔内前投与／PBS 第3脳室内投与,■:PBS 腹腔内前投与／レプチン 1.0μg 第3脳室内投与,●:224μmol/kgFMH 腹腔内前投与／レプチン 1.0μg 第3脳室内投与。

$p<0.05$, ▲ vs ■, ● vs ■。

(b):FMH 腹腔内前投与でヒスタミンを枯渇した時のレプチン投与による1日摂食量の％変化。
* =$p<0.05$,vs PBS 腹腔内前投与／PBS 第3脳室内投与。† =$p<0.05$,vs PBS 腹腔内前投与／レプチン第3脳室内投与。

(c):FMH 第3脳室内前投与でヒスタミンを枯渇した時のレプチン投与による1日摂食量の％変化。
* =$p<0.05$,vs PBS 第3脳室内前投与／PBS 第3脳室内投与。† =$p<0.05$,vs PBS 第3脳室内前投与／レプチン第3脳室内投与。

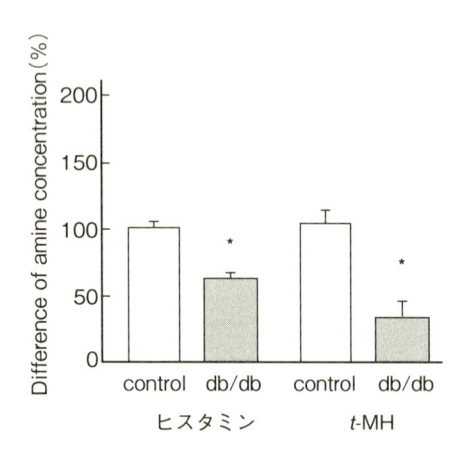

図4-14 レプチン受容体異常マウス(db/dbマウス)の視床下部神経ヒスタミンおよびt-MH含有量[19]

各群n=5。control：野生株マウス。db/db：レプチン受容体異常マウス(db/db マウス)。＊＝p<0.05 vs control。

　さらに，遺伝性肥満モデル動物であるレプチン受容体異常マウス(db/db マウス)や，ob遺伝子異常によるレプチン欠損マウス(ob/obマウス)の視床下部ヒスタミンおよびt-MH含有量を測定すると，対照群の野生型マウスと比べて，視床下部ヒスタミンやt-MH含有量が有意に減少していた(図4-14, 15)[19]。レプチン欠損マウス(ob/obマウス)にレプチンを補充投与することで，視床下部t-MHの含有量が回復することも確認された(図4-15)[19]。この測定結果も，レプチンが神経ヒスタミンの活性化に関わっていることを示唆している。さらに，レプチン投与によるBATやWATのUCPの発現促進作用を，ヒスタミンH1受容体ノックアウトマウス(H1KOマウス)で検討すると，野生型マウスと比べて，レプチン投与後のUCPmRNAの発現量の増加は，H1KOマウスで半減していた(図4-16)[18]。レプチンによるUCPの発現亢進の作用も，一部神経ヒスタミンを介した作用であることがうかがわれる。これらの実験結果から，レプチンの抗肥満作用の一部は，神経ヒスタミンを活性化させることで生じていることがわかる。肥満症の患者さんでは，レプチン抵抗性により，減量が難しくなっているが，その下流で働いている神経ヒスタミンを活性化できれ

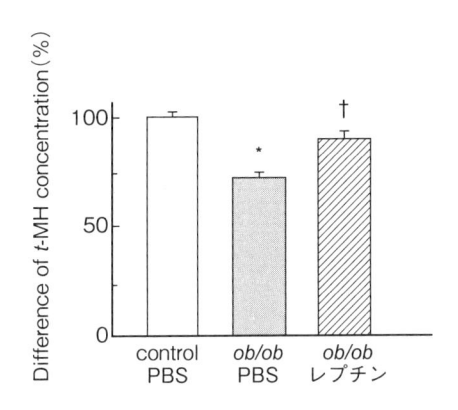

図4-15 パージリン処理後のレプチン欠損マウス（ob/obマウス）視床下部t-MH含有量の変化（%）とレプチン補充の効果[19]

control PBS：野生株マウスに PBS 第3脳室内投与した群（対照群），ob/obPBS：レプチン欠損マウス（ob/ob マウス）に PBS 第3脳室内投与した群，ob/ob レプチン：レプチン欠損マウス（ob/ob マウス）にレプチン第3脳室内投与した群。＊ =$p<0.05$vs control PBS。　† =$p<0.05$vs ob/obPBS。

ば，レプチン抵抗性があっても減量できるのではないかと考えられる。

動物実験でこの仮説を検証するため，高脂肪食で肥満になった食餌誘導性肥満（diet-induced obese: DIO)マウス，および遺伝性レプチン受容体異常 db/db マウスの側脳室内にヒスタミンを投与し，対照群（PBS 投与群）と24時間摂食量や体重の変化を比較すると，ヒスタミン投与群では対照群に比べて，24時間摂食量も減少し，体重も低下した（図4-17)[18]。この方法がレプチン抵抗性を示す人肥満症にも応用できるであろうか。実際にはヒスタミンを直接人体に投与するのは困難である。減量に有効な方法を長期間，習慣化して続けることを考えると，やはり食生活でこの方法が実現できれば最良である。脳内の神経ヒスタミンは主として食物中に含まれるL-ヒスチジンから合成される。ヒスタミンの基質であるL-ヒスチジンはアミノ酸として，食事タンパク質から摂取可能である。それではL-ヒスチジンもヒスタミン同様に抗肥満作用を有するのであろうか。また，ヒスチジンに抗肥満作用があるとすれば，それは神経ヒスタミンを活性化するためであろうか。これらの問題を次に検討したい。

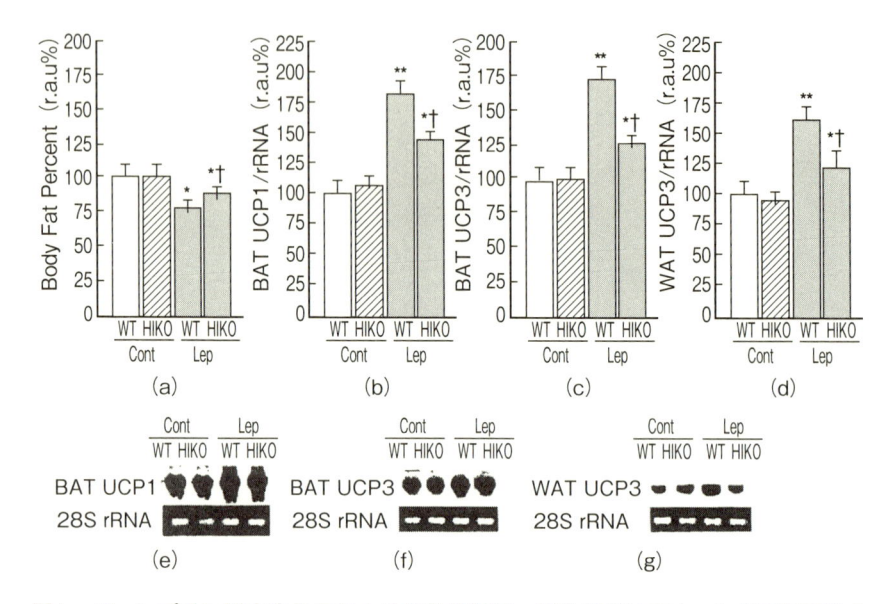

図4-16 レプチン脳室内投与による脂肪蓄積量，脂肪組織UCPfamily発現量変化とH1受容体欠損の影響[18]

(a)：体脂肪量の変化（％）。レプチン投与野生株マウス群(Lep WT)では対照群(Cont)に比べて体脂肪は有意に減少したが，H1KOマウス(LepH1KO)ではレプチン投与による体脂肪の減少は野生株(Lep WT)に比べて減弱した。

(b)：BAT UCP1の発現量。レプチン投与野生株マウス群(Lep WT)では対照群(Cont)に比べてBAT UCP1の発現量は有意に増加したが，H1KOマウス(LepH1KO)ではレプチン投与によるBAT UCP1の発現量増加は野生株(Lep WT)に比べて減弱した。

(c)：BAT UCP3の発現量。レプチン投与野生株マウス群(Lep WT)では対照群(Cont)に比べてBAT UCP3の発現量は有意に増加したが，H1KOマウス（LepH1KO）ではレプチン投与によるBAT UCP3の発現量増加は野生株（Lep WT）に比べて減弱した。

(d)：WAT UCP3の発現量。レプチン投与野生株マウス群(Lep WT)では対照群(Cont)に比べてWAT UCP3の発現量は有意に増加したが，H1KOマウス(LepH1KO)ではレプチン投与によるWAT UCP3の発現量増加は野生株(Lep WT)に比べて減弱した。

(e)：BAT UCP1のノーザンブロット。

(f)：BAT UCP3のノーザンブロット。

(g)：WAT UCP3のノーザンブロット。WT：野生株マウス。H1KO：H1受容体ノックアウトマウス。Cont：PBS投与群（対照群）。Lep：レプチン投与群。

＊＝$p<0.05$ vs Cont，＊＊＝$p<0.01$ vs Cont，†＝$p<0.05$ vs Lep WT。

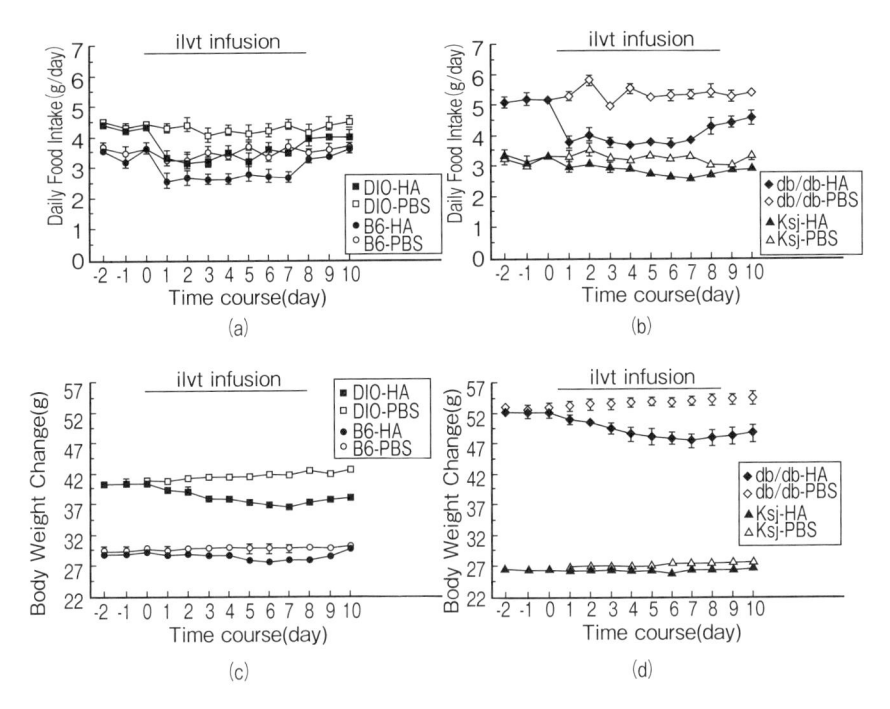

図4-17 食餌誘導性肥満（DIO）マウスおよびdb/dbマウスにおけるヒスタミン脳室内投与による摂食量および体重の変化[18]

(a)：1日摂食量の経時的推移。DIO群(DIO-PBS)では対照群(B6群)と比べて1日摂食量は増加しているが，HA群(DIO-HA)ではPBS群(DIO-PBS)と比べて1日摂食量が減少している。レプチン抵抗性のあるDIO群でもヒスタミン投与で摂食量の低下がみられた。

(b)：1日摂食量の経時的推移。db/db群(db/db-PBS)では対照群(Ksj群)と比べて1日摂食量は増加しているが，HA群(db/db-HA)ではPBS群(db/db-PBS)と比べて1日摂食量が減少している。レプチン受容体異常のあるdb/db群でもヒスタミン投与で摂食量の低下がみられた。

(c)：体重の変化。DIO群(DIO-PBS)では対照群(B6群)と比べて体重は増加しているが，HA群(DIO-HA)ではPBS群(DIO-PBS)と比べて体重が減少している。レプチン抵抗性のあるDIO群でもヒスタミン投与で体重の低下がみられた。

(d)：体重の変化。db/db群(db/db-PBS)では対照群(Ksj群)と比べて体重は増加しているが，HA群(db/db-HA)ではPBS群(db/db-PBS)と比べて体重が減少している。レプチン受容体異常のあるdb/db群でもヒスタミン投与で体重の低下がみられた。

HA：ヒスタミン投与群。PBS：PBS投与群。DIO：食餌誘導性肥満マウス。db/db：遺伝性レプチン受容体異常db/dbマウス。ilvt infusion：HAまたはPBS側脳室内投与

5. ヒスチジンによるエネルギー代謝調節機構と神経ヒスタミンとの関連

ヒスタミンの基質であるヒスチジンにも，抗肥満作用があるのであろうか。L-ヒスチジンをラットの腹腔内に投与し，対照群（生理的食塩水腹腔内投与群）と24時間摂食量を比較すると，対照群では投与前と比べ投与後も24時間摂食量に変化はなかったが，ヒスチジン投与群では，対照群と比べても投与前と比べても，24時間摂食量が半減した（図4-18)[20]。ヒスチジンによる摂食抑制効果は，ヒスチジン第3脳室内投与でも，経口投与でも同様に認められた。また，ヒスチジン末梢投与後，血中の遊離脂肪酸（free fatty acid : FFA）は有意に上昇した（図4-19)[20]。ヒスチジン末梢投与後，WATの灌流液内のグリセロールを測定すると，環流液中のグリセロールも上昇し，ヒスチジンによるWATでの脂肪分解作用が認められた（図4-20)[20]。WATに分枝する交感神経活動を記録すると，ヒスチジン末梢投与後，交感神経活動の亢進も記録された（図4-21)[20]。ヒスチジンは，WATに分枝する交感神経活動を亢進させることにより，WATでの脂肪分解作用を発揮していることが示唆された。ヒスチジン

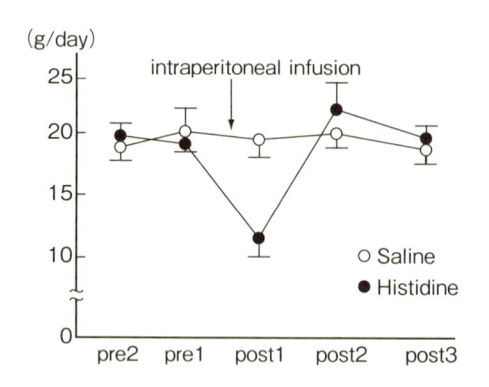

図4-18 ヒスチジン末梢投与による摂食抑制反応[20]

矢印：腹腔内投与。○：生理的食塩水投与群。●ヒスチジン（500mg/kg）投与群。
ヒスチジン投与群で，投与後1日の摂食量は投与前や生理的食塩水投与群の1日摂食量の半量まで低下した。$p<0.05$

5. ヒスチジンによるエネルギー代謝調節機構と神経ヒスタミンとの関連

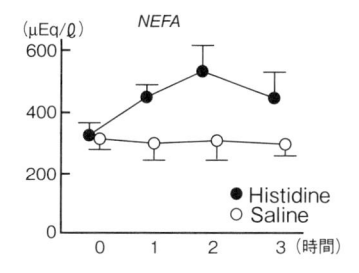

図4-19 ヒスチジン腹腔内投与による血中遊離脂肪酸の変動[20]

NEFA:遊離脂肪酸。○:生理的食塩水腹腔内投与群。●ヒスチジン(500mg/kg)腹腔内投与群。
ヒスチジン投与群で,投与前や生理的食塩水投与群と比べて,ヒスチジン投与後血中遊離脂肪酸の濃度が有意に増加した。$p<0.05$

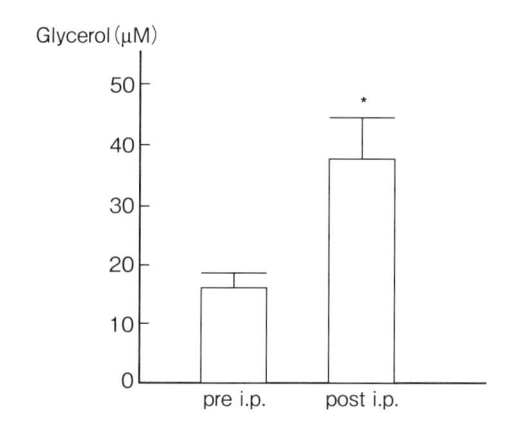

図4-20 ヒスチジン腹腔内投与による白色脂肪組織(WAT)灌流液中のグリセロール濃度[20]

pre i.p.:ヒスチジン腹腔内投与前。post i.p.:ヒスチジン腹腔内投与後。
ヒスチジン(500mg/kg)腹腔内投与後,投与前と比べて,WAT灌流液中のグリセロール濃度は倍増した。＊=$p<0.01$ vs pre i.p.
ヒスチジンによりWATでの脂肪分解反応が生じたことを示唆している。

による脂肪分解作用および,交感神経活動亢進作用はヒスチジン経口投与でも認められた。さらに,ヒスチジン投与によりUCP2mRNAの発現量の増加もみられており,神経ヒスタミンと同様に抗肥満作用を有することが確認された。

それではヒスチジン投与で神経ヒスタミンは実際に活性化されるのであろう

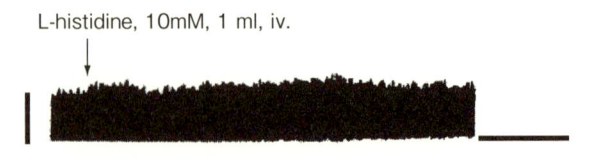

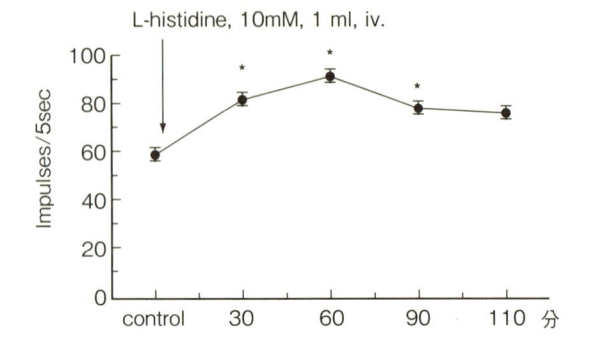

L-histidine, 10mM, 1 ml, iv.

Vertical bar : 100 impulses/sec, Horizontal bar : 30min

図4-21 ヒスチジン末梢投与による白色脂肪組織（WAT）交感神経活動の変化[20]

矢印：ヒスチジン（10mM, 1ml）静脈内投与（iv）。Control：ヒスチジン投与前。＊ =p<0.05 vs Control.

ヒスチジン末梢投与後，WAT交感神経活動の亢進が認められた。

か。視床下部のヒスタミン含有量やヒスタミンの代謝産物であるt-MH，さらにヒスタミン合成酵素であるHDCの活性を測定すると，ヒスチジン投与後，視床下部ヒスタミン含有量やt-MH含有量の増加が認められ，HDCの活性の上昇も確認された（図4-22）。また，ヒスチジンは摂食抑制作用があるが，ヒスタミンH1受容体ノックアウトマウスにヒスチジンを投与し24時間摂食量を測定すると，対照群の野生株マウスに投与した時と比べて，ヒスチジンによる摂食抑制作用は減弱した。これらの実験結果は，ヒスタミンの基質であるL-ヒスチジンが神経ヒスタミンを活性化させることで，抗肥満作用を発揮していることを示唆している。これまで，レプチンの抗肥満作用の一部は神経ヒスタミンのエネルギー代謝調節作用を介したものであること，それゆえ，レプチン抵抗性を示す肥満モデル動物でも，神経ヒスタミンを活性化させることで抗肥満作用を発揮できること，末梢からヒスチジンを投与することで神経ヒスタミンを活性化させ，抗肥満作用を示すことを述べた。

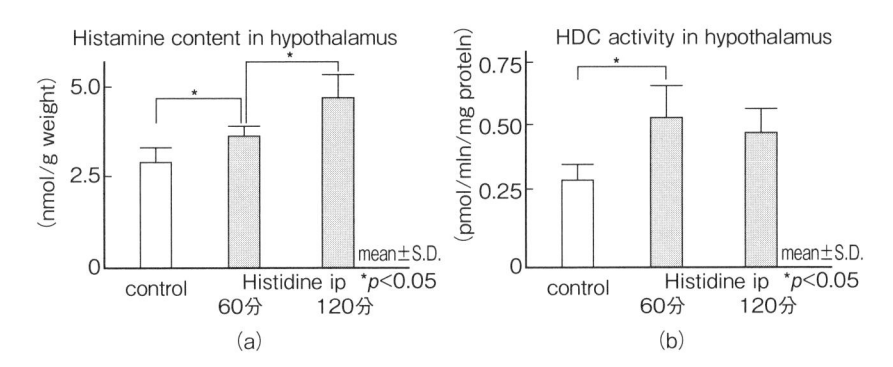

5. ヒスチジンによるエネルギー代謝調節機構と神経ヒスタミンとの関連

図4-22　ヒスチジン末梢投与による視床下部ヒスタミンの代謝変動[20]

ip：腹腔内投与。ヒスチジン腹腔内投与後，60分後と120分後でcontrol群と比べて，視床下部ヒスタミン含有量の増加を認めた。またヒスチジン腹腔内投与後，60分後のHDC活性は有意に増加した。

　動物実験では，レプチン抵抗性（レプチン受容体異常）遺伝性Zucker肥満ラットで，ヒスチジン投与により体重増加が減弱した。これらの実験結果から，レプチン抵抗性を示す人肥満症でも，ヒスチジンを活用することにより，神経ヒスタミンを活性化させることで，減量に効果を発揮できる可能性がある。実際に人でのヒスチジンの研究も始められており紹介したい。中島らは瀬戸内海浜

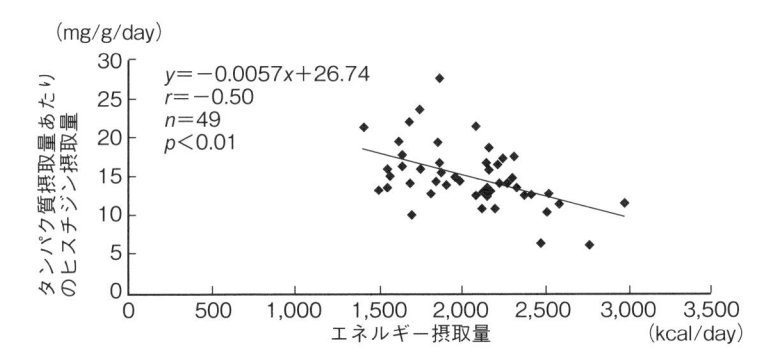

図4-23　エネルギー摂取量とタンパク質摂取量あたりのヒスチジン摂取量との相関（女性対象者）[21]

図中のポイントは各対象者のエネルギー摂取量とタンパク質摂取量あたりのヒスチジン摂取量を示している。r：相関係数，n：対象者数

地区に在住している 20 〜 30 歳代の成人を対象に食事調査を行った[21]。その結果，エネルギー摂取量とタンパク質摂取量あたりのヒスチジン摂取量との間に負の相関関係を発見した[21]。この結果は女性で顕著であった（図4−23）[21]。高ヒスチジン含量のタンパク質を摂取する割合が高いほどエネルギー摂取量が低いことが示されている[21]。高ヒスチジン食により食欲が抑制され，摂食量が減少していると考えると説明がつく。

エネルギー摂取量とアミノ酸摂取量との関係についても検討されており，ヒスチジンで負の相関係数が最も大きいことが示された（図4−24）[21]。カツオやマグロ，イワシといった魚類には，L−ヒスチジンが多量に含まれているので，高ヒスチジン含有食品を有効に利用することで減量と減量した体重の維持，肥満症に伴う合併症にも良い効果が期待できるであろう。今後この方面の研究で，更なる成果が明らかにされることと思う。

これまで，減量に成功しても，減量した体重の維持のためには，減量を成功させた手段を継続する必要があるが，現在臨床応用されている抗肥満薬を生涯継続したり，改善した食習慣を長期に維持することは困難であり，減量に成功

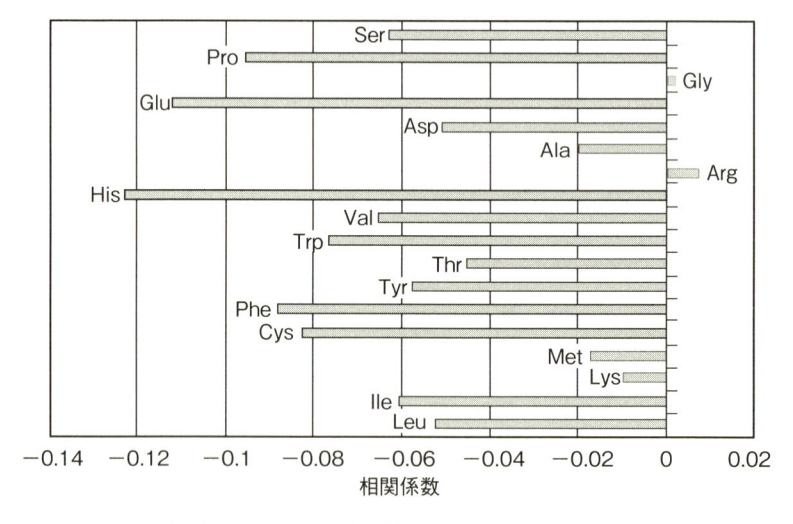

図4−24　エネルギー摂取量とタンパク質摂取量あたりのアミノ酸摂取量との相関係数[21]

5．ヒスチジンによるエネルギー代謝調節機構と神経ヒスタミンとの関連

しても，その後リバウンドを起こし，減量前以上に体重が増加する症例もしばしば遭遇する。毎日摂取する栄養素として積極的にL-ヒスチジンを豊富に含む魚類を摂取することで，脳内の神経ヒスタミンを活性化させることができれば，レプチン抵抗性の存在する肥満症患者の減量と，減量した体重の維持も可能になると期待される。

文　献

1) Zhang Y., Proenca R., Maffei M. et al：Positional cloning of the mouse obese gene and its human homologue. Nature 1994；372；425-431.
2) Huang Q., Rivest R., Richard D.： Effects of leptin on corticotropin-releasing factor (CRF) synthesis and CRF neuron activation in the paraventricular hypothalamic nucleus of obese (ob/ob) mice. Endocrinology 1998；139；1524-1532.
3) Marsh D. J., Hollopeter G., Huszar D.et al：Response of melanocortin-4 receptor-deficient mice to anorectic and orexigenic peptides. Nat　Genet1999；21：119-122.
4) Sahu A.：Leptin decreased food intake induced by　melanin-concentrating hormone (MCH), galanin (GAL) and neuropeptide Y (NPY) in the rat. Endocrinology 1998；139；4739-4742.
5) Mantzoros C. S., Moschos S. J.：Leptin: In search of role(s) in human physiology and pathophysiology. Clin Endocrinol 1998；49；551-567.
6) Schrauwen P., Walder K., Ravussin E.：Human uncoupling proteins and obesity. Obes Res 1999；7(1)；97-105.
7) Hosoda K., Masuzaki H., Ogawa Y. et al：Development of radioimmunoassay for human leptin. Biochem Biophys Res Commun 1996；221；234-239.
8) 日高周次，小川佳宏，海老原健ほか：肥満におけるレプチン抵抗性の病態とその意義．日本臨床 2001；59 (3)；472-480.
9) Schwartz M.W., Peskind E., Raskind M. et al：Cerebrospinal fluid levels：Relationship to plasma levels and to adiposity in humans. Nat Med 1996；2；589-593.
10) Sakata T., Ookuma K., Fukagawa K. et al：Blockade of　the histamine H1-receptor in the rat ventromedial hypothalamus and feeding elicitation. Brain Res 1988；16；403-40.
11) Panula P., Pirvola U., Auvinen S. et al.：Histmaine-immunoreactive nerve fibers

in the rat brain. Neuroscience 1989；28 (3)；585-610.
12) Tohyama M., Tamiya R., Inagaki N. et al: In Histaminergic Neurons： Morphology and Function，Watanabe T and Wada H.(ed), CRC Press, Boca Raton, 1991 p107-126.
13) Sakata T.：A very-low-calorie conventional Japanese diet: its implications for prevention of obesity. Obes Res 1995；3 (Suppl. 2)；233s-239s.
14) Arrang J-M., Garbarg M., Schwartz J-C.：Auto-inhibition of brain histamine release mediated by a novel class (H3) of histamine receptor. Nature1983；302；832-837.
15) Arrang J-M., Garbarg M., Lancelot J-C. et al：Highly potent and selective ligands for histamine H3-receptors. Nature 1987；327；117-123.
16) Ookuma K., Sakata T., Fukagawa K. et al：Neuronal histamine in the hypothalamus suppresses food intake in rats. Brain Res 1993；628；235-242.
17) Tsuda K., Yoshimatsu Y., Niijima A. et al：Hypothalamic histamine neurons activate lipolysis in rat adipose tissue. Exp Biol Med 2002；227；208-213.
18) 坂田利家，吉松博信，正木孝幸：中枢性摂食異常症における神経ヒスタミン機能のＨ１受容体欠損動物による解析．厚生科学研究費補助金分担研究報告書，2000.
19) Yoshimatsu H., Itateyama E., Kondou S. et al: Hypothalamic neuronal histamine as a target of leptin in feeding behavior. Diabetes 1999；48；2286-2291.
20) 坂田利家，吉松博信，桶田俊光ほか：糖尿病における高次脳機能障害の解析と中枢神経ヒスタミンの役割．平成８年度科学研究補助金研究成果報告書，1998.
21) 中島　滋，田中　香，濱田　稔ほか：瀬戸内海浜地区の女性におけるエネルギー摂取量とヒスチジン摂取量との相関．肥満研究 2001；7 (3)；276-282.

第5章 胃ペプチドグレリンと食行動

中里　雅光*

1. はじめに

　肥満とは身体に脂肪が正常以上に蓄積した状態を意味している。肥満には原発性肥満と二次性肥満の2種類があり，90％を占めるのは原発性肥満である。原発性肥満の原因として，1) 過食，2) 摂食パターンの異常，3) 遺伝，4) 運動不足，5) 熱産生機能障害の5つが提唱されている。原発性肥満では，これらの因子が複合的に働いて肥満の原因を構成しているものと考えられる。これらの原因論の中で，摂食パターンの異常を含めた過食と運動不足が二大原因である。1950年代からエネルギー代謝調節として，①糖定常説および中枢でのグルコース受容ニューロンとグルコース応答ニューロンの発見，② 脂肪定常説および脂肪細胞から分泌される摂食抑制ホルモン レプチンの発見，③消化管や肝臓からのエネルギー代謝情報は迷走神経や交感神経を介して延髄に伝達されるという神経性調節機構，の3つの概念とそれらを裏付ける多くの物質レベルでの証明がなされてきた[1-4]。近年の分子生物学やペプチド化学の急速な進歩により，多くの神経ペプチドが単離・同定され，それらが脳内でエネルギー代謝調節に作動していることが明らかになってきている（表5-1）。

　グレリンは下垂体からの成長ホルモン（GH)分泌を促進するペプチドホルモンとして胃から発見されたが，その後，胃から脳へ空腹情報を伝達する物質であることが証明された。しかも迷走神経を介して，この情報が伝達されるという今まで未知の胃から脳への摂食調節機構が明らかになってきた。本章では，

---

*宮崎医科大学医学部

表5-1 脳内で摂食調節に作用するペプチドとアミン

摂食亢進	摂食抑制
1. AgRP, Agouti protein	1. Acidic FGF
2. Galanin	2. Amylin
3. Ghrelin	3. Bombesin
4. GHRH	4. CCK
5. MCH	5. CGRP
6. Norepinephrine	6. CRH
7. NPY	7. Dopamine
8. Opioids	8. GLP-1, GLP-2
9. OrexinA, B	9. Histamine
	10. Insulin
	11. Leptin
	12. α-MSH
	13. Neuromedin U
	14. Neuotensin
	15. Serotonin
	16. Somatostatin
	17. TRH
	18. Urocortin, Urocotin II, III

発見から機能解析まで我が国で先端的に研究が進められてきたグレリンに関し，内分泌・代謝作用ならびに病態との関連について概説する。

2. グレリンの発見

ゲノム解析の情報によると，ヒト遺伝子にはGタンパク共役型受容体（G-protein-coupled receptor：GPCR）のうちリガンドが不明な，いわゆるオーファン受容体が約600種類存在すると予想されている。GPCRは細胞間のシグナル伝達や細胞増殖・分化など生命現象に幅広く関与し，イオンからタンパク質まで種々のリガンドに対する受容体となっている。現在使用されている薬剤のうち，生理活性物質の受容体をターゲットとするものが約70％を占めており，

2. グレリンの発見

オーファン受容体は新薬開発の最も魅力的な標的であり，オーファン受容体に対する内因性リガンドの同定を基に，スーパーアゴニストやアンタゴニストを開発することは，新しい薬剤や治療法に直接結びつく重要な研究テーマとなっている。また内因性リガンドの探索は，生命現象解析の新たな糸口になることが期待されている。グレリンは，オーファンGPCRに対する内因性リガンドとして発見された生理活性ペプチドである[1]。

1970年代からオピオイドペプチド誘導体の中に弱いGH分泌活性を示すものが発見されていた[5]。このオピオイドペプチドの構造を基にGH分泌促進活性を示す一群のペプチド性および非ペプチド性の化合物が合成され，GHS (growth hormone secretagogue: 成長ホルモン分泌促進因子) と呼ばれていた[6-9]。GHSは従来から知られているGH放出ホルモン (GHRH) とは異なる受容体 (GHS-R, 今日では後述するグレリン受容体そのものであることが証明されている) に結合する。GHRHはセカンドメッセンジャーがサイクリックAMPであるのに対し，GHS-Rではカルシウムである。GHSを用いた発現クローニングの手法により，1996年にヒト，ラット，ブタの視床下部と下垂体におけるGHS-Rの存在と一次構造が明らかになった[10,11]。この発見により，それまで存在が疑問視されていた内因性リガンドの探索が，製薬企業やベンチャーを中心に国内外で競って行われた。

1999年，国立循環器病センターの児島，寒川らはGHS-Rを強制発現した細胞系を用い，ラット全身組織の検索により，胃抽出物中にGHS-Rに対するカルシウム上昇活性分画を見出した。単離したペプチドは28アミノ酸残基よりなる新規ペプチドで，分子量はヒトグレリンが3370.9, ラットグレリンが3314.8であった。興味深いことに3番目のセリン残基の側鎖は，炭素原子数8個の脂肪酸, オクタン酸 (分子量144) によってエステル化されていた (図5-1)。これまで脂肪酸による修飾は，Gタンパクなどでミリスチン酸 (炭素原子数14) やパルミチン酸 (炭素原子数16) など炭素数が12以上の修飾しか知られておらず，また脂肪酸修飾を受けている生理活性ペプチドの同定は皆無であった。炭素数10個のドデカン酸による修飾を受けているグレリン分子もわずかながら

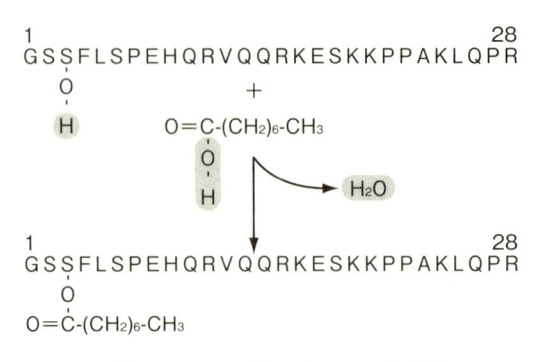

```
   1                                                  28
   GSSFLSPEHQRVQQRKESKKPPAKLQPR
   O           +
   |
   H       O=C-(CH₂)₆-CH₃
           O
           |
           H                  → H₂O

   1                                                  28
   GSSFLSPEHQRVQQRKESKKPPAKLQPR
   O
   |
   O=C-(CH₂)₆-CH₃
```

図5-1 ヒトグレリンの一次構造

グレリンのペプチド鎖は 28 アミノ酸残基からなり，3 番目のセリンの水酸基と炭素原子数 8 個からなる脂肪酸(炭化水素化合物にカルボン酸が結合したもの)のオクタン酸がエステル結合して，活性型グレリンが形成される。
G：グリシン，S：セリン，F：フェニルアラニン，L：ロイシン，P：プロリン，E：グルタミン酸，H：ヒスチジン，Q：グルタミン，R：アルギニン，V：バリン，K：リジン

存在している。グレリンは in vivo, in vitro で強力に成長ホルモン分泌を促進した。英語の "grow" がインド・ヨーロッパ基語で "ghre" であることから，グレリン (ghrelin) と命名された。この名前には，GH を放出する (release) という意味も含まれている。スプライシングの違いにより，14 位のグルタミンが欠如したグレリン 27 も生合成されるが[12]，その GH 分泌活性や摂食亢進作用は，グレリン 28 と同等である。アシル化されていない (脂肪酸が付加されていない) グレリン分子 (des-acyl-ghrelin) には，GH 分泌活性がない[1]。グレリンは魚類，両生類，鳥類や多くの哺乳類で同定されており，いずれも 3 番目のセリンまたはスレオニン残基に脂肪酸が付加されている[13-15]。反芻動物ではグレリン 27 が主たる分子型であり，また複数胃を持つ動物では腺胃 (例えばウシでは第 4 胃) にグレリン産生細胞は存在する。

3. グレリンの分布と受容体

ヒトとラットのグレリンは，ノザン解析により胃に最も多く，腸，膵臓，視床下部，胎盤，腎臓などでも産生される。胃では酸分泌腺のある胃体部に多く，

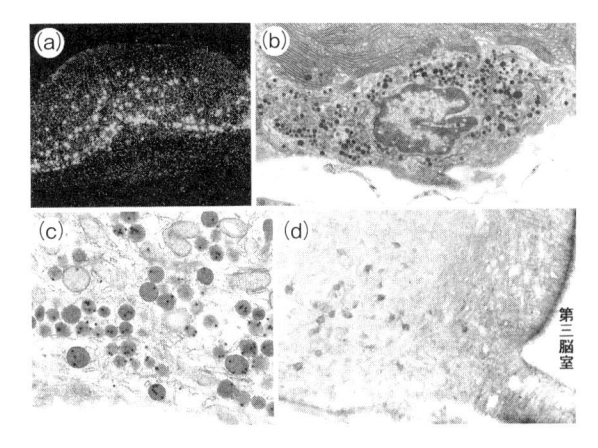

図5-2 ラットの胃と脳におけるグレリン産生細胞の存在

(a) in situ hybridization により，基底部から粘膜層下半分にグレリン産生細胞を認める。(b) 胃グレリン細胞の免疫電顕像。グレリンの免疫活性は，電子濃度が高くて丸い平均 120 nm の顆粒中に存在する。(c) (b)のグレリン貯蔵顆粒の拡大。グレリンの免疫活性を貯蔵顆粒上に認める。(d) 視床下部弓状核外側におけるグレリンニューロン。

管腔とは接していない閉鎖型内分泌細胞である[16]。グレリン産生細胞は分泌顆粒を多く含み，膵臓でグルカゴンを産生する A 細胞に類似していることから A-like 細胞 (またはX 細胞)と呼ばれていた細胞そのものであることが，グレリン抗体を用いた免疫電顕により判明した (図5-2)[16]。この細胞は1960年代から存在が知られていたが，顆粒の内容物は不明であった。グレリンは，直径 120 nm でほぼ均一なサイズの電子密度の高い分泌顆粒に貯蔵されている。グレリン細胞は，胃体部の内分泌細胞の 20 〜 25％を占め，ヒスタミンを産生する enterochromaffin-like (ECL)細胞に次いで 2 番目に多い内分泌細胞である。ラット胎仔期の胃では 18 日目からグレリン産生細胞が出現し，出生後徐々にその数が増加し，思春期前に最高値となり，その後徐々に低下していく[17]。グレリン遺伝子発現量には性差があり，雌のほうが発現量が多い。グレリン産生ニューロンは視床下部の弓状核外側部に存在し (図5-2)，その神経線維は正中隆起や視床下部の他の核に及ぶ[1,18]。グレリン受容体は脳内では視床下部，大脳皮質，海馬，黒質や脳幹部に発現している。

ヒトのグレリン受容体は3q26.2 に位置する[19]。366 アミノ酸からなる 7 回

膜貫通型で，全長6キロ塩基対よりなり，3つのエクソンから構成されている。グレリン受容体は，消化管運動亢進作用を持つペプチドであるモチリンの受容体と約40％のアミノ酸相同性を有する。グレリン受容体は活性化後，三量体Gqタンパクに結合し，ホスホリパーゼの活性化とイノシトール3リン酸の産生を介して，小胞体からのCa^{2+}放出を促進する。このCa^{2+}経路がグレリンの細胞内情報伝達系である。胃のグレリンと下垂体のグレリン受容体は，GHにより負の調節を受けている。GH遺伝子過剰発現ラットではグレリンとその受容体の遺伝子発現は著明に抑制され，GH遺伝子欠損dwarfラットでは逆に亢進している。グレリン受容体遺伝子の転写は，甲状腺ホルモンとエストロゲンにより活性化され，グルココルチコイドにより抑制される[20,21]。

4. グレリンの摂食亢進作用

グレリンは，ラットやマウスに中枢および末梢投与すると，摂食亢進と体重増加作用を示す[22,23]。グレリン投与による摂食亢進は，遺伝的に成長ホルモンを欠損しているspontaneous dwarf ratでも見られることから，成長ホルモンを介した作用でない。ヒトでもグレリンの摂食亢進作用が報告されている。英国のグループは，正常被検者9人にグレリンまたは生理食塩液を投与し，1週間以上の間隔をあけて前回投与しなかったほうを投与するクロスオーバー実験を行った[24]。前夜からの絶食後，ヒトグレリンを5 pmol/kg/分で持続投与し，2時間後に370kcalの軽めの朝食を摂取して，さらに2時間後にビュッフェ形式で食べ放題のチキンカレー，ライス，フルーツサラダ，チョコレート，菓子からなる昼食を30分間摂取し，その後グレリン投与を中止した。自由摂取したカロリーは，グレリン投与によりクロスオーバー実験の全員で増加し，平均値は生理食塩液投与群の1,130kcalからグレリン投与群では1,440kcalへ増加した。持続静脈内投与中のグレリン血漿濃度は，基礎値の2.4～2.6倍の増加で，生理的範囲であった。

視床下部に存在し，摂食促進に作用するニューロペプチドY（NPY）[25,26]，

agouti 関連タンパク質(agouti-related protein, AgRP)[27], オレキシン(orexin)[28], メラニン凝集ホルモン (melanin-concentrating hormone, MCH)[29], オピオイドペプチド, ガラニン (galanin) などは, 脳室内投与によって摂食促進作用を示すが, 末梢投与では効果を示さない[30]。グレリンの摂食促進効果は脳室内投与のほか, 静脈内や腹腔内投与でも認められ, 今まで知られている中でグレリンが唯一の末梢性空腹信号として摂食促進に作用している。

摂食は, 中枢と末梢で産生される摂食亢進物質と抑制物質の複雑な相互作用により, 巧妙に調節されている。視床下部には, 摂食調節に関与する重要な中枢核が存在し, 多くの情報が統合され, エネルギー代謝が制御されている。視床下部諸核の破壊実験や刺激実験の成績から, 腹内側核は摂食抑制に, 視床下部外側野や背内側核は摂食促進に機能することが示されている。視床下部弓状核は, 脂肪組織で産生され摂食抑制と体重減少をもたらすホルモンであるレプチン[31,32]の主たる作用部位であり, 摂食亢進作用を示す NPY と AgRP が存在する。両ペプチドは同一のニューロン (NPY/AgRP ニューロン) で産生され[33], レプチン受容体を有してレプチンから抑制性の制御を受けている。NPY/AgRP ニューロンにはグレリン受容体が発現している[34]。グレリンの中枢投与により, 弓状核内側部にある NPY/AgRP ニューロンの 39％が Fos タンパク質 (神経細胞の活動性を示すタンパク質で,転写調節因子 *c-fos* の翻訳産物)[35] を発現し, NPY mRNA 量も増加した[22]。さらに, NPY と AgRP の拮抗物質や抗 IgG を脳室内に前投与すると, グレリンの摂食作用が阻止されたことから, グレリンは NPY/AgRP ニューロンを活性化して, 両ペプチドの産生と分泌を促進し, 摂食作用を発現すると考えられる。免疫染色により, グレリンニューロンの神経線維が, 直接 NPY/AgRP ニューロンに投射していることも示されている。レプチンが NPY と AgRP の抑制因子であることから, グレリンはこのレプチン作用に拮抗している[22]。さらに, 経静脈的に投与されたグレリンも NPY/AgRP ニューロンを活性化することから, 末梢グレリンの摂食促進作用も両ペプチドを介することが予想される。

弓状核の外側部には, 摂食抑制に作用するプロオピオメラノコルチン

(POMC)[36]とcocaine-amphetamine-regulated transcript（CART）[37]の両者を産生するPOMC/CARTニューロンが存在する[38]。POMC前駆体がプロセッシングと修飾を受け，メラノサイト刺激ホルモン（α-MSH）が産生される。α-MSHはメラノコルチン（MC)-4受容体を活性化し，摂食抑制作用と異化亢進作用を示す[39]。AgRPは内因性のMC-4受容体アンタゴニストであり，α-MSHと拮抗的に作用して摂食亢進を起こす。

オレキシンは，摂食亢進や睡眠・覚醒レベルの調節に機能しているペプチドである[28,40,41]。オレキシンにはオレキシンAとBがあり，両者は単一遺伝子よりコードされ，46%のアミノ酸相同性を持つ。オレキシンAは33アミノ酸残基よりなり，分子内に2か所のジスルフィド（S-S）結合を持つペプチドで，オレキシンBは28アミノ酸残基よりなる直鎖ペプチドである。いずれもC末端がアミド化されている。電子顕微鏡を用いた二重免疫染色により，グレリンの神経終末の一部が視床下部外側野にあるオレキシンニューロンとシナプスを形成していることが明らかとなった[42]。さらにグレリンの脳室内投与によりオレキシンニューロンの23%にFosの発現を認めた。抗オレキシンAと抗オレキシンBに対するIgG（各0.25∝g）を脳室内に前投与すると，グレリンの脳室内投与（200 pmol）による2時間の摂餌量亢進は低下した（対照IgG 3.78 ± 0.34 g 対抗オレキシンIgG 2.33 ± 0.20 g）。またオレキシン遺伝子欠損マウスでは，対照マウスと比べてグレリンの脳室内投与（200 pmol）による2時間の摂餌量が有意に少なかった（対照マウス 0.22 ± 0.02 g 対オレキシン欠損マウス 0.15 ± 0.03 g）。これらのことから，グレリンの神経線維にはオレキシンニューロンに直接投射する系があり，グレリンの摂食亢進作用の一部はオレキシン系を介していると考えられる。オレキシンニューロンにはNPY神経終末からの情報入力も存在することが，解剖学的に知られている[43]。グレリンはNPY/AgRPニューロンを刺激することから，オレキシンへの情報伝達はNPY/AgRPニューロンを介している可能性もあるが，これは抗NPY IgGやY1受容体アンタゴニストの投与実験により，否定的である。NPYとオレキシンは，グレリンの下流で別々に摂食調節に作用している。図5-3に現在までに判明しているグレリ

4. グレリンの摂食亢進作用　145

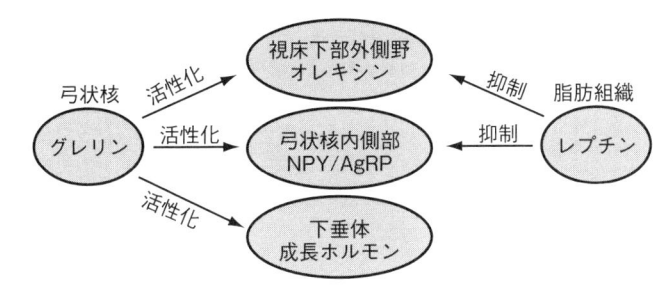

図5-3　グレリンの中枢作用

　グレリンニューロンは弓状核腹側に存在し，約20μmの中型ニューロンである．平均110 nmのグレリン貯蔵顆粒を有している．神経線維は弓状核内側にあるNPY/AgRPニューロンや視床下部外側野にあるオレキシンニューロンへ直接投射し，これらのニューロンを活性化して摂食亢進に機能する．NPY/AgRPニューロンとオレキシンニューロンはレプチン受容体を発現し，これらのニューロン上でグレリンとレプチンは拮抗的に作用している．グレリン神経線維は正中隆起へも投射し，下垂体前葉からのGH分泌を促進する．

ンの神経線維を介した脳内の直接作用を示している．

(1) グレリンのエネルギー代謝調節に関する作用

　浸透圧ポンプを用いてグレリンを250 pmol/日，12日間ラット脳室内に投与すると，摂食量の増加と著明な体重増加を認めた．グレリンの連続皮下投与においては，摂食量やエネルギー消費は変化しなかったが，体重は増加した[22]．この体重増加は脂肪組織の増大によるもので，除脂肪組織には変化を認めなかった．さらにグレリン皮下投与では呼吸商（RQ）の増加が認められ，グレリンが脂肪組織の増大と体脂肪利用の抑制に作用することが示唆された[23]．RQとは，ある反応によって消費された酸素量に対する二酸化炭素の生成量の割合で，代謝過程を反映している．グルコースの燃焼によるRQは1.00，脂質は0.71，タンパク質は0.81であり，RQの増加は脂質の燃焼の減少を意味している．

　ラット妊娠母体に1日3回各3 nmolのグレリンを皮下投与すると，新生仔体重は雄，雌ともに生理食塩液投与群に比べて有意に重くなった[17]．また，出産後から雌の新生仔にグレリンを皮下投与すると，開腟が対象群の30.7日と比べ2.8日早まった．ガンを移植して悪液質（カヘキシア）を来したヌードマウスへのグレリン投与でも，摂食亢進と体重増加作用が見られた．

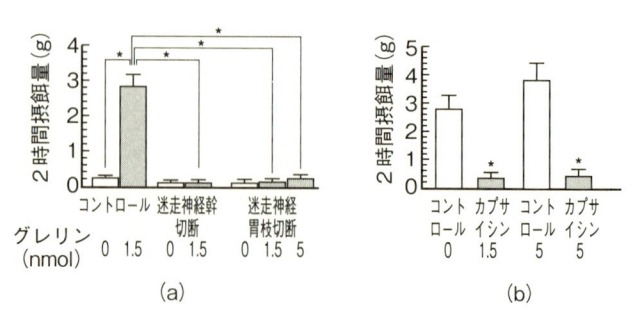

図5-4 迷走神経遮断ラットにおける静脈内投与グレリンの摂食促進作用

(a) 迷走神経切断ラットでのグレリン(1.5 nmol または 5 nmol, 黒カラム)静脈内投与後の2時間摂餌量。＊：p＜0.0001(コントロールとの比較)。(b) カプサイシン投与ラットでのグレリン(1.5 nmol または 5 nmol, 黒カラム)静脈内投与後の2時間摂餌量。＊：p＜0.001(コントロールとの比較)

　最近の研究により，胃から分泌されるグレリンの中枢への作用経路が解明された[44]。迷走神経は，消化管からの種々の情報を脳幹を経て，間脳や新皮質に伝達する脳神経である。消化管の物理・化学的刺激や消化・吸収に伴って消化器から分泌される物質の一部は，迷走神経求心路を介して延髄孤束核へ情報を伝達する。この感覚神経線維の細胞体は，頸静脈孔を出たところにある迷走神経節に存在する。迷走神経は運動と感覚の両方の線維からなる。横隔膜下迷走神経線維の約90％は髄鞘のない求心線維（感覚線維）で，カプサイシンに感受性を持つ。迷走神経を切断したラットおよび迷走神経求心線維を特異的に遮断するカプサイシンを投与したラットでは，グレリンによる摂食促進作用は起こらなかった（図5-4）[44]。一方，脳室内に投与したグレリンは迷走神経切断やカプサイシン前投与にもかかわらず，摂食亢進作用を示した（図5-5）。ラットへのグレリンの静脈内投与は，視床下部のニューロペプチドYニューロンやGHRHニューロンを活性化したが，迷走神経遮断ラットへのグレリン投与では，これらの神経細胞を活性化しなかった[44]。グレリン受容体は迷走神経求心性ニューロンで産生され，求心線維末端へ輸送される。またグレリンの静脈内投与は，迷走神経胃枝求心線維の電気活動を抑制する。胃から分泌されるグレリンは，迷走神経末端に存在する受容体に直接作用して迷走神経求心路の電気活動を抑制することにより，成長ホルモン分泌や空腹に関する情報を脳内

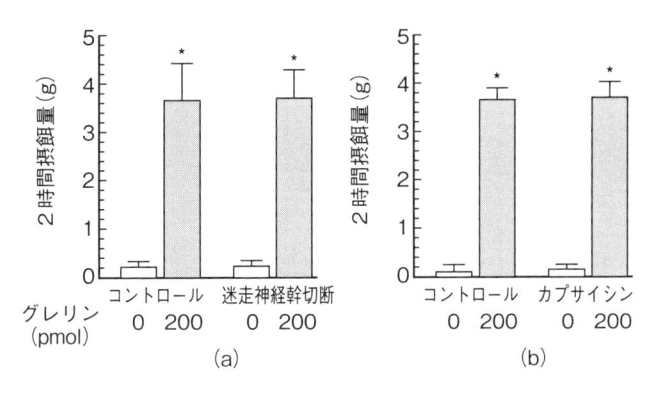

図5-5 迷走神経遮断ラットにおける脳室内投与グレリンの摂食促進作用

(a) 迷走神経切断ラットでのグレリン（200 pmol、黒カラム）側脳室内投与後の2時間摂餌量。＊：$p < 0.0001$（グレリン非投与群との比較）。(b) カプサイシン投与ラットでのグレリン（200 pmol、黒カラム）側脳室内投与後の2時間摂餌量。＊：$p < 0.0001$（グレリン非投与群との比較）

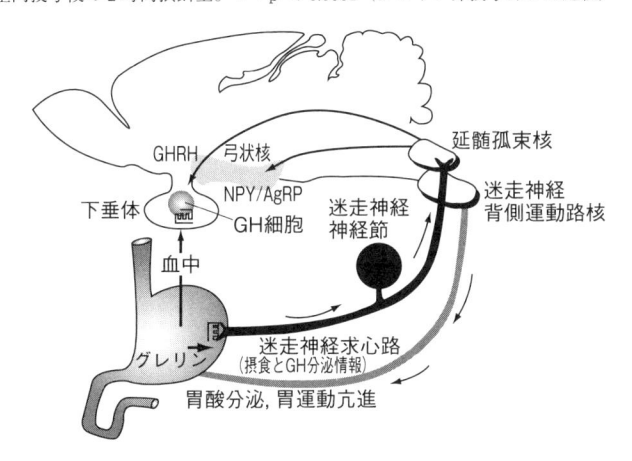

図5-6 胃から分泌されたグレリンの脳と下垂体における作用経路

グレリンは迷走神経求心路末端に存在する7回膜貫通型受容体に結合し、摂食とGH分泌に関する情報は延髄孤束核に伝達される。これらの情報は、シナプスをかえて視床下部のNPY/AgRPニューロンとGHRHニューロンに伝達される。血中を介して、直接下垂体に入りGHを分泌する経路もある。グレリン情報の一部は、迷走神経遠心路を介して胃酸分泌と胃運動亢進に機能する。

へ伝達している（図5-6）。

　上部小腸で産生されるコレシストキニン（CCK）は、胆のう収縮、膵外分泌促進などの作用とともに摂食抑制ペプチドとしても機能している。CCKは、迷走神経節で産生され迷走神経求心路末端まで輸送されるCCK受容体に結合

して，グレリンとは逆にその電気活動を亢進し，延髄孤束核に摂食抑制情報を伝達する[45]。

(2) 分泌調節

空腹時のヒト血漿グレリン濃度は，C端抗体を用いた測定では 148 ± 28 fmol/ml で，脂肪酸化された生物活性のあるグレリン分子だけを測定できる N 端抗体を用いた測定では 5.4 ± 1.4 fmol/ml である。グレリンの定量では活性型グレリンの測定が望ましいが，脂肪酸修飾のエステル結合は血中や血漿中で不安定であり，採血後の血漿分離やその保存法，Sep-pak による抽出処理方法などでその値はかなり変動する。そのため，活性型グレリンの増減を反映し，かつ物質的に安定な C 端抗体を用いた総グレリン免疫活性の測定で，ほぼ代用できる。

血漿グレリン濃度は，体格指数（BMI：body mass index，身長÷体重÷体重）と逆相関を示し，肥満者で低く，神経性食思不振症では高い[46,47]。神経性食思不振症，重症心不全や肺がんで悪液質の強い症例も，血漿グレリン濃度は高値を示した。ヒト血漿グレリン濃度の日内変動は，各食前に高値を示し，摂食後に低下した[46,48]。午前 2 時から 3 時に頂値を示し，これは血漿 GH 濃度の頂値と一致していた。

ヒトやラットでグレリンの分泌は空腹により刺激され，摂食やブドウ糖負荷で抑制された[47-50]。胃のグレリン産生は，絶食やインスリン投与ならびに摂食抑制作用を持つ脂肪組織由来ホルモン レプチンの投与により増加した[49]。このような異化亢進状態では，同化作用を持つグレリンの産生が代償的に亢進するためと考えられる。遺伝性レプチン欠損マウスなど過食と肥満を呈するモデル動物では，胃におけるグレリン産生は代償的に低下していた。胃のグレリン細胞がどのような受容体，トランスポーターあるいはチャネルを発現して，産生や分泌を調節しているかはまだ十分に明らかでないが，ソマトスタチンにより分泌が抑制されることが示されている[51]。

5. グレリンのその他の生理作用

　グルカゴン抗体を用いた二重免疫染色により，グレリンは膵ランゲルハンス島の辺縁部に存在し，グルカゴンと共存していた[52]。膵ランゲルハンス島にグレリン受容体遺伝子は発現し，生理的濃度（10^{-12}～10^{-11}M）のグレリンは，高血糖下（8.3 mM）でラット単離膵β細胞の細胞内 Ca^{2+} 濃度を増加させ，インスリン分泌を促進する。一方，低血糖下（2.8 mM）では，グレリンはβ細胞内遊離 Ca^{2+} 濃度とインスリン分泌を変化させなかった[52]。グレリン受容体を発現している肝細胞腫瘍株 Hep G2 を用いた実験で，グレリン投与によりインスリン受容体を介さずに，insulin receptor substrate-1（IRS-1）のリン酸化が時間および濃度依存性に増加することも示されている[53]。グレリンは肝臓におけるインスリン作用を修飾し，糖代謝に関与している可能性がある。

　グレリンをラットに静脈内投与すると，用量依存性に胃酸分泌と胃運動を亢進した[54]。この作用はアトロピン投与と迷走神経切除により阻止されたが，H_2 ブロッカーでは影響を受けないことから，迷走神経遠心路を介した作用である。グレリンは脳室内投与でも胃酸分泌を促進し，アトロピン前処置と迷走神経切除により，この作用は消失した。グレリンは延髄の迷走神経背側運動核を活性化して，これらの胃機能に作用している。摂食と消化管機能は深く連関しており，グレリンは中枢と末梢を介し，エネルギー同化作用に機能している[54,55]。

　健常者へグレリンを静脈内投与すると，心拍数は変化させずに，有意な平均動脈圧の低下（-12 mmHg）と心拍出量の増加（+16%）を生じた[56]。グレリンの前腕動脈内投与は，血清 GH を増加させずに前腕血流量を用量依存性に増加させた。慢性心不全患者でカヘキシア（6か月以内に7.5%以上の体重減少）がある症例では，血漿グレリン濃度は増加していた[57]。心筋梗塞後心不全モデルラットにグレリンを3週間皮下投与すると，血清 GH の上昇とともに左室駆出率の増加，左室リモデリング進展の抑制，カヘキシアの是正が認められ[58]，

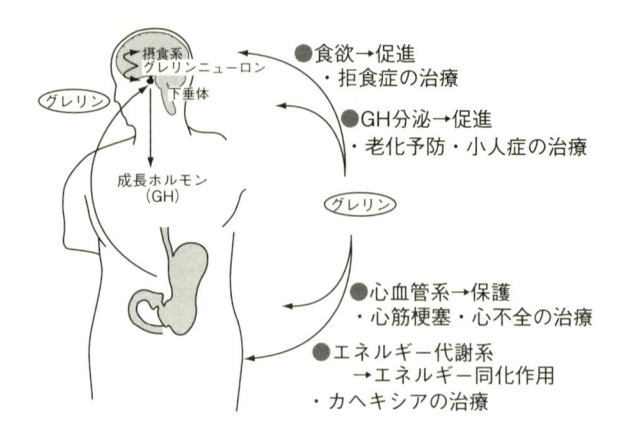

図5-7 グレリンの主たる生理作用と治療薬としての可能性

心機能改善および低栄養状態の是正によるグレリンの心不全治療薬としての有用性が示唆されている。慢性心不全患者へのグレリン投与でも心係数の増加や血行動態の改善が報告されている[59]。図5-7に、グレリンの治療薬として可能性が考えられている病態を示している。

6. おわりに

グレリンの発見により、胃が消化機能だけでなく、GHの分泌調節やエネルギー代謝調節にも機能していることが明らかになった。グレリンは、摂食亢進に作用することが初めて証明された消化管ペプチドであり、脂肪組織から分泌されるレプチンに拮抗して作動している。グレリンは脳と消化管で産生され、かつ両者を機能的に連係してエネルギー代謝を調節している。胃から分泌されるグレリンは、迷走神経を介して速やかに末梢空腹情報を中枢に伝達し、摂食促進に機能する。グレリンの自律神経系を介する摂食調節機構の解明は、肥満や摂食障害などの病因の究明に意義深い。カヘキシアに対する治療薬としてのグレリンの臨床研究もすでに始まっており、グレリンの持つ幅広い生理作用の解明や薬剤としての臨床応用研究が急速に進展しつつある。

文 献
1) Kojima M., Hosoda H., Date Y. et al : Ghrelin is a novel growth hormone releasing acylated peptide from stomach. Nature 1999 ; 402 ; 656-660.
2) Spiegelman B.M., Flier J.S. : Obesity and the regulation of energy balance. Cell 2001 ; 104 ; 531-543.
3) Ahima R.S., Osei S.Y. : Molecular regulation of eating behavior: new insights and prospects for therapeutic strategies. Trends Mol Med 2001 ; 7 ; 205-213.
4) Schwartz M.W., Woods S.C., Porte D. Jr. et al: Central nervous system control of food intake. Nature 2000 ; 404 ; 661-671.
5) Momany F.A., Bowers C.Y., Reynolds G.A. et al : Design, synthesis, and biological activity of peptides which release growth hormone *in vitro*. Endocrinology 1981 ; 108 ; 31-39.
6) Smith R.G., Van der Ploeg L.H., Howard A.D. et al : Peptidomimetic regulation of growth hormone secretion. Endocr Rev 1997 ; 18 ; 621-645.
7) Chapman I.M., Bach M.A., Van Cauter E. et al : Stimulation of the growth hormone (GH)-insulin-like growth factor I axis by daily oral administration of a GH secretogogue (MK-677) in healthy elderly subjects. J Clin Endocrinol Metab 1996 ; 81 ; 4249-4257.
8) Camanni F., Ghigo E., Arvat E. : Growth hormone-releasing peptides and their analogs. Front Neuroendocrinol 1998 ; 19 ; 47-72.
9) Casanueva F.F., Dieguez C. : Growth hormone secretagogues: Physiological role and clinical utility. Trends Endocrinol Metab 1999 ; 10 ; 30-38.
10) Smith R.G., Cheng K., Schoen W.R. et al : A nonpeptidyl growth hormone secretagogue. Science 1993 ; 260 ; 1640-1643.
11) Pong S.S., Chaung L.Y., Dean D.C. et al : Identification of a new G-protein-linked receptor for growth hormone secretagogues. Mol Endocrinol 1996 ; 10 ; 7-61.
12) Hosoda H., Kojima M., Matsuo H. et al : Purification and characterization of rat des-Gln14-ghrelin, a second endogenous ligand for the growth hormone secretagogue receptor. J Biol Chem 2000 ; 275 ; 21995-22000.
13) Kaiya H., Kojima M., Hosoda H. et al : Bullfrog ghrelin is modified by n-octanoic acid at its third threonine residue. J Biol Chem 2001 ; 276 ; 40441-40448.
14) Kaiya H., Van Der Geyten S., Kojima M, et al : Chicken ghrelin : purification, cDNA cloning, and biological activity. Endocrinology 2002 ; 143 ; 3454-3463.
15) Unniappan S., Lin X., Cervini L. et al : Goldfish ghrelin : molecular characterization of the complementary deoxyribonucleic acid, partial gene structure and evidence for its stimulatory role in food intake. Endocrinology

2002 ; 143 ; 4143-4146.
16) Date Y., Kojima M., Hosoda H. et al : Ghrelin, a novel growth-hormone-releasing acylated peptide, is synthesized in a distinct endocrine cell type in the gastrointestinal tracts of rats and humans. Endocrinology 2000 ; 141 ; 4255-4261.
17) Hayashida T., Nakahara K., Mondal M.S. et al : Ghrelin in neonatal rats: distribution in stomach and its possible role. J Endocrinol 2002 ; 173 ; 239-245.
18) Lu S., Guan JL., Wang Q.P. et al : Immunocytochemical observation of ghrelin-containing neurons in the rat arcuate nucleus. Neurosci Lett 2002 ; 321 ; 157-160.
19) McKee K.K., Palyha O.C., Feighner S.D. et al : Molecular analysis of rat pituitary and hypothalamic growth hormone secretagogue receptors. Mol Endocrinol 2002 ; 11 ; 415-123.
20) Petersenn S., Rasch A.C., Penshorn M. et al : Genomic structure and transcriptional regulation of the human growth hormone secretagogue receptor. Endocrinology 2001 ; 142 ; 2649-2659.
21) Kaji H., Kishimoto M., Kirimura T. et al : Hormonal regulation of the human ghrelin receptor gene transcription. Biochem Biophys Res Commun 2001 ; 284 ; 660-666.
22) Nakazato M., Murakami N., Date Y. et al : A role for ghrelin in the central regulation of feeding. Nature 2001 ; 409 ; 194-198.
23) Tschöp M., Smiley D.L., Heiman M.L. : Ghrelin induces adiposity in rodents. Nature 2000 ; 407 ; 908-913.
24) Wren A.M, Seal L.J, Cohen M.A. et al : Ghrelin enhances appetite and increases food intake in humans. J Clin Endocrinol Metab 2001 ; 86 ; 5992-5995.
25) Stanley B.G., Kyrkouli S.E., Lampert S. et al : Neuropeptide Y chronically injected into the hypothalamus: a powerful neurochemical inducer of hyperphagia and obesity. Peptides 1986 ; 7 ; 1189-1192.
26) Billington C.J., Briggs JE., Grace M. et al : Effects of intracerebroventricular injection of neuropeptide Y on energy metabolism. Am J Physiol 1991 ; 260 ; R321-R327.
27) Shutter J.R., Graham M., Kinsey A.C. et al : Hypothalamic expression of ART, a novel gene related to agouti, is up-regulated in obese and diabetic mutant mice. Genes Dev 1997 ; 11 ; 593-602.
28) Sakurai T., Amemiya A., Ishii M. et al : Orexins and orexin receptors: a family of hypothalamic neuropeptides and G protein-coupled receptors that regulate feeding behavior. Cell 1998 ; 92 ; 573-585.
29) Qu D., Ludwig D.S., Gammeltoft S. et al : A role for melanin-concentrating

hormone in the central regulation of feeding behaviour. Nature 1996 ; 380 ; 243-247.
30) Kalra S.P., Dube M.G., Pu S. et al : Interacting appetite-regulating pathways in the hypothalamic regulation of body weight. Endocr Rev 1999 ; 20 ; 68-100.
31) Zhang Y., Proenca R., Maffei M. et al: Positional cloning of the mouse obese gene and its human homologue. Nature 1994 ; 372 ; 425-432.
32) Elmquist J.K. : Anatomic basis of leptin action in the hypothalamus. Front Horm Res 2000 ; 26 ; 21-41.
33) Hahn T.M., Breininger JF., Baskin D.G. et al : Coexpression of Agrp and NPY in fasting-activated hypothalamic neurons. Nat Neurosci 1998 ; 1 ; 271-272.
34) Willesen MG., Kristensen P., Romer J. : Co-localization of growth hormone secretagogue receptor and NPY mRNA in the arcuate nucleus of the rat. Neuroendocrinology 1999 ; 70 ; 306-316.
35) Sagar SM., Sharp FR., Curran T. : Expression of c-*fos* protein in brain : metabolic mapping at the cellular level. Science 1988 ; 240 ; 1328-1331.
36) Fan W., Boston B.A., Kesterson R.A. et al : Role of melanocortinergic neurons in feeding and the agouti obesity syndrome. Nature 1997 ; 385 ; 165-168.
37) Kristensen P., Judge ME., Thim L. et al : Hypothalamic CART is a new anorectic peptide regulated by leptin. Nature 1998 ; 393 ; 72-76.
38) Marks D.L., Cone R.D. : Central melanocortins and the regulation of weight during acute and chronic disease. Recent Prog Horm Res 2001 ; 56 ; 359-375.
39) Mountjoy K.G., Mortrud M.T., Low M.J. et al : Localization of the melanocortin-4 receptor (MC4-R) in neuroendocrine and autonomic control circuits in the brain. Mol Endocrinol 1994 ; 8 ; 1298-1308.
40) Lin L., Faraco J., Li R. et al : The sleep disorder canine narcolepsy is caused by a mutation in the hypocretin (orexin) receptor 2 gene. Cell 1999 ; 98 ; 365-376.
41) Chemelli R.M., Willie J.T., Sinton C.M. et al : Narcolepsy in orexin knockout mice: molecular genetics of sleep regulation. Cell 1999 ; 98 ; 437-451.
42) Lu S., Guan J.L., Wang Q.P. et al : Immunocytochemical observation of ghrelin-containing neurons in the rat arcuate nucleus. Neurosci Lett 2001 ; 321 ; 157-160.
43) Horvath T.L., Diano S., van den Pol A.N. : Synaptic interaction between hypocretin (orexin) and neuropeptide Y cells in the rodent and primate hypothalamus: a novel circuit implicated in metabolic and endocrine regulations. J Neurosci 1999 ; 19 ; 1072-1087.
44) Date Y., Murakami N., Toshinai K. et al : The role of the gastric afferent vagal nerve in ghrelin-induced feeding and growth hormone secretion.

Gastroenterology 2002 ; 123 ; 1120-1128.
45) Wei J.Y., Wang Y.H. : Effect of CCK pretreatment on the CCK sensitivity of rat polymodal gastric vagal afferent *in vitro*. Am J Physiol Endocrinol Metab 2000 ; 279 ; E695-E706.
46) Shiiya T., Nakazato M., Mizuta M. et al : Plasma ghrelin levels in lean and obese humans and the effect of glucose on ghrelin secretion. J Clin Endocrinol Metab 2002 ; 87 ; 240-244.
47) Cummings D.E., Purnell J.Q., Frayo R.S. et al : A preprandial rise in plasma ghrelin levels suggests a role in meal initiation in humans. Diabetes 2001 ; 50 ; 1714-1719.
48) Tschöp M., Wawarta R., Riepl R.L. et al Post-prandial decrease of circulating human ghrelin levels. J Endocrinol Invest 2001 ; 24 ; RC19-21.
49) Toshinai K., Mondal M.S., Nakazato M. et al : Upregulation of ghrelin expression in the stomach upon fasting, insulin-induced hypoglycemia, and leptin administration. Biochem Biophys Res Commun 2001 ; 281 ; 1220-1225.
50) Hayashida T., Murakami K., Mogi K. et al : Ghrelin in domestic animals : distribution in stomach and its possible role. Domest Anim Endocrinol 2001 ; 21 ; 17-24.
51) Norrelund H., Hansen T.K., Orskov H. et al : Ghrelin immunoreactivity in human plasma is suppressed by somatostatin. Clin Endocrinol 2002 ; 57 ; 539-546.
52) Date Y., Nakazato M., Hashiguchi S. et al : Ghrelin is present in pancreatic α-cells of humans and rats and stimulates insulin secretion. Diabetes 2002 ; 51 ; 124-129.
53) Murata M., Okimura Y., Iida K. et al : Ghrelin modulates the downstream molecules of insulin signaling in hepatoma cells. J Biol Chem 2002 ; 277 ; 5667-5674.
54) Date Y., Nakazato M., Murakami N. et al : Ghrelin acts in the central nervous system to stimulate gastric acid secretion. Biochem Biophys Res Commun 2001 ; 280 ; 904-907.
55) Masuda Y., Tanaka T., Inomata N. et al : Ghrelin stimulates gastric acid secretion and motility in rats. Biochem Biophys Res Commun 2000 ; 276 ; 905-908.
56) Nagaya N., Kojima M., Uematsu M. et al : Hemodynamic and hormonal effects of human ghrelin in healthy volunteers. Am J Physiol Regul Integr Comp Physiol 2001 ; 280 ; R1483-R1487.
57) Nagaya N., Uematsu M., Kojima M. et al : Elevated circulating level of ghrelin

in cachexia associated with chronic heart failure ; relationships between ghrelin and anabolic/catabolic factors. Circulation 2001 ; 104 ; 2034-2038.
58) Nagaya N., Uematsu M., Kojima M. et al : Chronic administration of ghrelin improves left ventricular dysfunction and attenuates development of cardiac cachexia in rats with heart failure. Circulation 2001 ; 104 ; 1430-1435.
59) Nagaya N., Miyatake K., Uematsu M. et al : Hemodynamic, renal, and hormonal effects of ghrelin infusion in patients with chronic heart failure. J Clin Endocrinol Metab 2001 ; 86 ; 5854-5849.

第6章 エネルギー消費の自律的調節と食事・栄養

斉藤　昌之[*]

1. はじめに

　「お腹が空いたので食べる」とか「食べ過ぎるから太る」などの言い方に代表されるように，従来から，個体レベルでのエネルギー代謝の調節やその異常についての関心は，エネルギー摂取（摂食行動）に関するものに向かいがちであった。しかし，エネルギー出納の維持には摂食と同時にエネルギー消費の調節も重要であることは，今更言うまでもない。例えば，食事制限をすると当初は体重がどんどん減るが，ある程度たつとあまり減らなくなることはしばしば経験することである。これは，エネルギー摂取の減少に適応して代謝量も減少したためであり，エネルギー消費の自律的調節機構が働いた結果である。摂食に影響を及ぼす神経ペプチドや薬物は，同時にエネルギー消費にも影響することが知られており，例えば，最も代表的な信号分子であるレプチンは，体脂肪の増減に応じて血中に分泌され，間脳視床下部に作用して摂食を抑制すると同時に交感神経を活性化してエネルギー消費を亢進させる。また，肥満動物ではエネルギー消費が低下しており，摂食を正常動物と同量に制限しても肥満を解消できないことも，よく知られている。これらの事実にもかかわらず，エネルギー消費の自律的調節についての関心が広がらなかったのは，細胞や分子レベルでの実体が今一つはっきりしなかったことが大きな原因の一つである。私どもは，エネルギー消費の一成分である非ふるえ熱産生の特異的部位である褐色脂肪に注目し，これが食事摂取の増減に適応しながら交感神経を介してエネル

---

[*] 北海道大学大学院獣医学研究科

ギー消費量を調節する役割があり,その機能異常が肥満の発症・進展に寄与することを,各種の実験動物を用いて個体レベルから分子レベルまで解析証明してきた。本稿ではその一端を紹介し,さらに,褐色脂肪以外の部位,特に骨格筋におけるエネルギー消費の調節についても,最新の知見に基づいて考察したい。

2.エネルギーの消費と蓄積:2種類の脂肪組織

標準的な生活をしている成人では,一日に約2,000kcalのエネルギーを消費し最終的に熱として体外に放散している。また,代謝や行動の研究に繁用されるラットでは,約70 kcalであり体重当たりではヒトよりはるかに多くを消費している。これらのエネルギーはすべて食物中に含まれる栄養物に由来しており,長期的にはバランスが保たれている。しかし,短期的には時々刻々と変化しており,一日単位で見ても,食後数時間は正になり余剰のエネルギーは肝臓グリコーゲンや脂肪組織の中性脂肪として蓄積されるが,その後は負になって体内貯蔵エネルギーを使って需要を賄っている。貯蔵エネルギーのうち,肝臓グリコーゲンはせいぜい1〜2日程度のエネルギー需要を満たす量しか蓄積できないのに対して,脂肪組織中の中性脂肪は貯蔵能力が多く,全く食事を摂らなくとも1か月程度のエネルギーを賄うのに十分である。

中性脂肪の貯蔵部位としての脂肪組織は,一般に皮下や内臓周囲など全身に広く分布する白色脂肪組織を指す場合が多いが,ヒトを含めた哺乳動物には別に褐色脂肪組織 が肩甲間や腋窩部,腎周囲に限局して存在する(図6-1)。褐色脂肪中の脂肪細胞は,直径20〜40μmの小型の細胞で脂肪滴は多くの小滴に分かれた多房性構造となっており,これに近接して多数のミトコンドリアが存在する(この組織が褐色を帯びているのは,豊富なミトコンドリア中のシトクロムなどの呼吸色素による)。白色脂肪と比較して,褐色脂肪の最も際立った特徴はその生理機能にある。すなわち,白色脂肪では,栄養エネルギーの過剰に応じて肝や小腸で合成されたリポタンパク質を取り込み中性脂肪として蓄積し,絶

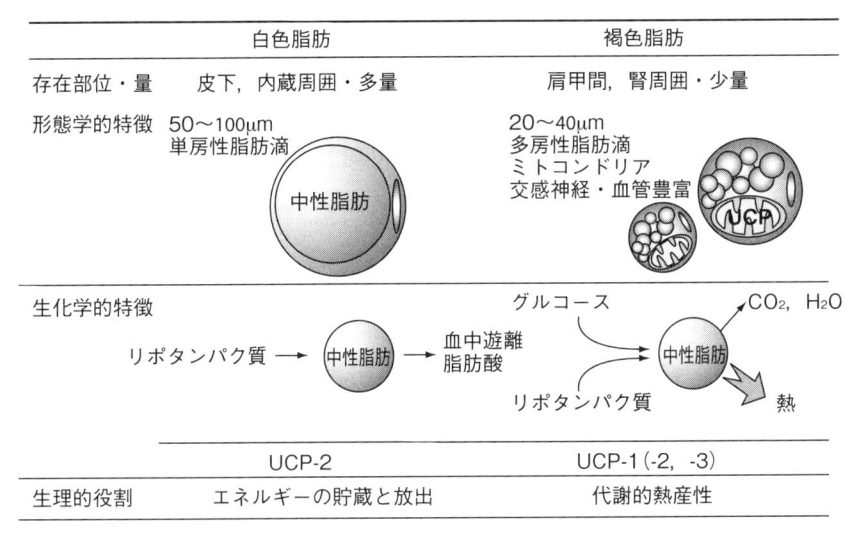

	白色脂肪	褐色脂肪
存在部位・量	皮下，内蔵周囲・多量	肩甲間，腎周囲・少量
形態学的特徴	50～100μm 単房性脂肪滴	20～40μm 多房性脂肪滴 ミトコンドリア 交感神経・血管豊富
生化学的特徴	リポタンパク質 → 中性脂肪 → 血中遊離脂肪酸	グルコース → 中性脂肪 → CO_2, H_2O リポタンパク質 ／ ＼ 熱
	UCP-2	UCP-1(-2, -3)
生理的役割	エネルギーの貯蔵と放出	代謝的熱産性

図6-1　褐色脂肪と白色脂肪の比較

食などのエネルギー不足状態に応じて分解して脂肪酸として血中に放出し全身に供給する，即ちエネルギーの蓄積と放出を行う．一方褐色脂肪では，それ自身でグルコースなどから活発に脂肪合成を行いある程度は中性脂肪を蓄積するが，それらは細胞外に放出されずに細胞内で分解し，生成した脂肪酸をミトコンドリアで直ちに酸化して熱へと転換している．このように，褐色脂肪は余剰エネルギーを消費・散逸する点で白色脂肪とは全く逆の機能を持っているので，両脂肪組織ともに，エネルギー代謝に中心的な役割を果たしている．

3．褐色脂肪組織でのUCPによるエネルギー消費

脂肪酸やグルコースなどの化学的エネルギーは，必要に応じて ATP に合成され筋肉運動や能動輸送，生合成など利用された後，最終的に熱となるが，生体は熱エネルギーを回収利用する仕組みを持たないので，体外に放散するのみである．したがって，これらの過程をバイパスあるいは繰り返せば熱産生が増え，エネルギーが消費されることになる．褐色脂肪組織でのエネルギー消費（熱

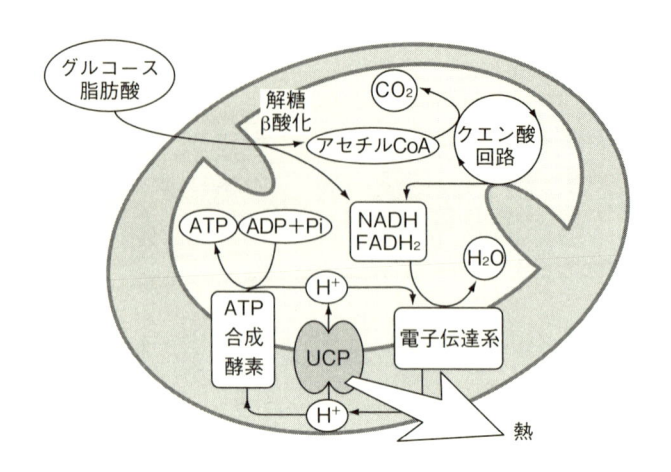

図6-2 UCPとミトコンドリアでのエネルギー代謝

産生)は，成熟した褐色脂肪細胞のミトコンドリアに存在する特異的な分子である脱共役タンパク質（uncoupling protein：UCP)の働きによる。UCPは，その名の通りミトコンドリアでの酸化的リン酸化を脱共役させる活性を持つ（図6-2)。即ち，細胞内でグルコースや脂肪酸が分解されるとNADHやFADH$_2$が生成し，これらが電子伝達系で酸化される過程で放出されるエネルギーは，いったんミトコンドリア膜を介するプロトンの電気化学的勾配として保存される。このエネルギー勾配に従ってプロトンがミトコンドリア内に流入する際に，膜ATP合成酵素を駆動してADPと無機リン酸を縮合させる。このように，普通のミトコンドリアでは電子伝達とATP合成が内膜でのプロトン濃度勾配を介して密に共役しているが，UCPはこのプロトン濃度勾配を短絡的に解消する活性を持っており，結果的にプロトンチャネルとして機能する。したがって，UCPが活性化されると化学エネルギーがATPを経ずに直接熱へと変換され散逸消費されることになる。

UCPは，もともと褐色脂肪細胞に特異的なタンパク質として知られていたが，1997年にこれと相同な新たな分子が相次いでクローニングされ，現在では，従来のUCP1と新たなアイソフォームUCP2～5を併せてUCPファミリーをなしている（図6-3)。いずれのアイソフォームも約300のアミノ酸により構

3. 褐色脂肪組織でのUCPによるエネルギー消費   161

```
                *  ** **   *     * ** **    * ** ****   * ***        ** ***
UCP1  ---MGG--LTASDV-HPT-LGVQLFSAPIAA-C---LA-DVITF---PL-----D-TA-KVRL---QVQGECP----TSSVIRYKGVLTITA  64
UCP2  ---MVG--FKATDV-HPT-TVKFLGAGTAA-C---IA-DLITF---PL-----D-TA-KVRL---QIGGESQGPVRATASAQYRGVMGTILT  68
UCP3  M---VG--LKPSDV-PPT-MAVKFLGAGTAA-C---FA-DLVTF---PL-----D-TA-KVRL---QIQGENQ-AVQTARLVQVRGVLTILT  67
UCP4  MGIFPGIILIFLRVKFATAAVIVSGHQKSTTVSHEMSGLNWKPFVYGGLASIVAEFGTFPVDLTKTRLQVQGQSIDARFKEIKYRGMFHALFR  93
                          I                                 II                               III
       *  ***     *   *   ****** * *** **         **   **    **   ****   *** *****     **            *
UCP1  VVKTEGRMKLYSGLPAGLQRQISSASLRIGLYDTVQEFLTAGKETAPSLGSKILAGLTTGGVAVFIGQPTEVVKVRLQAQSHLHG--IKPRYT  155
UCP2  MVRTEGPRSLYNGLVAGLQRQMSFASVRIGLYDSVKQFYT-KGSEHASIGSRILAGSTTGALAVAVAQPTDVVKVRFQAQARAG---GGRRYQ  157
UCP3  MVRTEGPCSPYNGLVAGLQRQMSFASIRIGLYDSVKQVYTPKGADNSSLTTRILAGCTTGAMAVTCAQPTDVVKVRFQASIHLGPSRSDRKYS  160
UCP4  ICKEEGVLALYSGIAPALLRQASYGTIKIGIYQSLKRLF-VERLEDETLLINMICGVVSGVISSTIANPTDVLKIRMQAQGSLFQGSMIGSFI  185
                                            IV                              V
       ** *   ** **   ****** * **  ****     ** ***  *** **    * *** *** ****  **********   ** ***
UCP1  GTYNAYRIIATTEGLTGLWKGTTPNLMRSVIINCTELVTYDLMKEAFVKNNILADDVPCHLVSALIAGFCATAMSSPVDVVKTRFIN-SP-PG  246
UCP2  STVNAYKTIAREEGFRGLWKGTSPNVRNAIVNCAELVTYDLIKDALKANLMTDDLPCHFTSAFGAGFCATVVASPVDVVKTRYMN-SAL-G  248
UCP3  GTMDAYRTIAREEGVRGLWKGTLPNIMRNAIVNCAEVVTYDILKEKLDDYHLLTDNFPCHFVSAFGAGFCATVVASPVDVVKTRYMN-SP-PG  251
UCP4  D----YQ----QEGTRGLWRGVVPTAQRAAIVVGVELPVYDITKKHLILSGMMGDTILTHFVSSFTCGLAGALASNPVDVVRTRMMNQRAIVG  270
                                                      VI
       * * *   *  *   *  **** ****  ***********  ***  ***** *
UCP1  Q---YKSVPNCAMKVFTNEGPTAFFKGLVPSFLRLGSWNVIMFVCFEQLKRELSKSRQTMDCAT  307
UCP2  Q---YSSAGHCALTMLQKEGPRAFYKGFMPSFLRLGSWNVVMFVTYEQLKRALMAACTSREAPF  307
UCP3  Q---YFSPLDCMIKMVAQEGPTAFYKGFTPSFLRLGSWNVVMFVTYEQLKRALMKVQMLRESPF  312
UCP4  HVDLYKGTLDGILKMWKHEGFFALYKGFWPNWLRLGPWNIIFFITYEQLKR-LQI---------  324
```

(膜貫通領域の模式図: N末端, 細胞質, C末端, I〜VI, ミトコンドリア内膜, ミトコンドリアマトリックス)

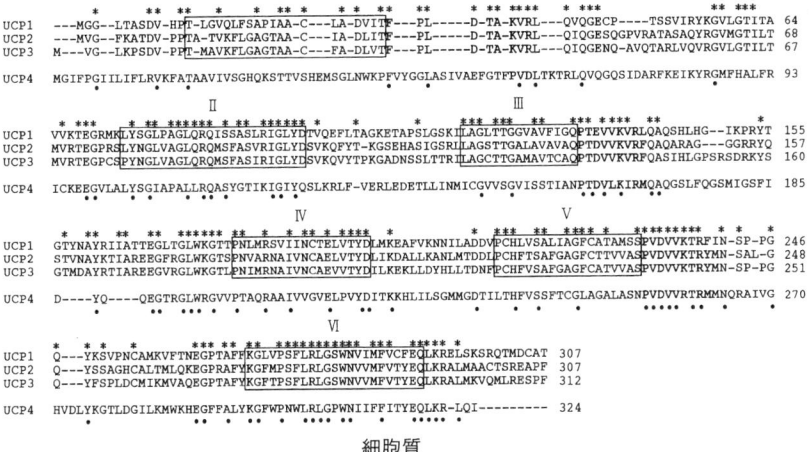

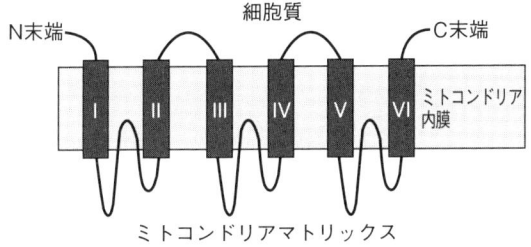

図6-3　ヒトUCPファミリーのアミノ酸配列とミトコンドリア膜での構造
＊印はUCP1, 2, 3に共通のアミノ酸, 黒丸は全てに共通のアミノ酸を示す. 数字はアミノ酸残基数. I-VIを付した囲みはミトコンドリア膜貫通領域を示す. UCP1, 2, 3の間でのホモロジーは57〜71%であるが, UCP4は他のアイソフォームに対して34〜39%のホモロジーしかない.

成され，約100個のアミノ酸からなるドメインが3つ繰り返された構造で，各ドメインに2つ，計6つの膜貫通部分がある．このような基本構造はミトコンドリア内膜の他の陰イオンキャリアータンパク質（ADP/ATP, 無機リン酸, オキソグルタル酸, クエン酸など）でも共通に見られ，しかも各ドメインには共通の配列が存在するので，UCPはこのミトコンドリア陰イオンキャリアータンパク質スーパーファミリーの一員と考えられる．事実，UCP1は塩素イオンに対するチャネル活性を持っていることが知られている．

UCPファミリーのうち，UCP1は褐色脂肪組織に特異的に存在し，UCP2は白色脂肪組織や骨格筋，脾臓，小腸など全身に幅広く，UCP3は主に骨格筋に，

UCP4とUCP5は主に脳に存在する。いずれも脱共役活性を持つことが酵母での強制発現実験などで証明されているが，全身のエネルギー消費や肥満との関係については，なお未解明の点が多い。褐色脂肪にも3種のUCPが発現しているが，本稿では，最初に褐色脂肪に特異的でかつin vivoでの熱産生機能が証明されているUCP1について紹介し，次に全身に広く発現するUCP2と骨格筋に多いUCP3について言及する。なお，UCPの詳細については，優れた総説も多いのでそれらを参照されたい[1-4]。

4．視床下部―交感神経系による褐色脂肪の制御

　褐色脂肪のもう一つの特徴として，血管と交感神経の密な分布があげられる。豊富な血流はこの組織へのグルコースや酸素の供給と発生した熱の全身への分配が迅速かつ十分に行われるのに必要である。さらに，褐色脂肪細胞に接する交感神経終末は，この組織での代謝的熱産生が交感神経の制御下にあることを示唆している。実際，褐色脂肪細胞膜上にはノルアドレナリンに対するαとβの両受容体が存在し，特にβ受容体が細胞内代謝やUCPの活性化に直接関わっている（図6-4）。即ち，交感神経の活動亢進によって神経終末より分泌されたノルアドレナリンが，β受容体を介して，アデニル酸シクラーゼを活性化し，細胞内のcAMP濃度の上昇，プロテインキナーゼAの活性化，ホルモン感受性リパーゼの活性化，貯臓中性脂肪の分解といった一連の反応を起こし，遊離した脂肪酸が酸化分解されてUCPによる熱産生基質として利用される。これに連動して，グルコース利用も亢進して，嫌気的解糖によるATP産生や脂肪酸合成の亢進による細胞内中性脂肪の補充なども進行しながら，迅速に熱が産生される。なお，UCPのプロトンチャネル活性に対して，プリンヌクレオチドが抑制因子として，一方長鎖脂肪酸が活性化因子として作用するので，常時存在するUCPは脂肪酸が遊離することによって初めて機能を発揮することになる。このように，褐色脂肪での熱産生において，脂肪酸は熱産生基質としてのみならずUCPの活性化因子としても必須である。ノルアドレナリ

4. 視床下部─交感神経系による褐色脂肪の制御 **163**

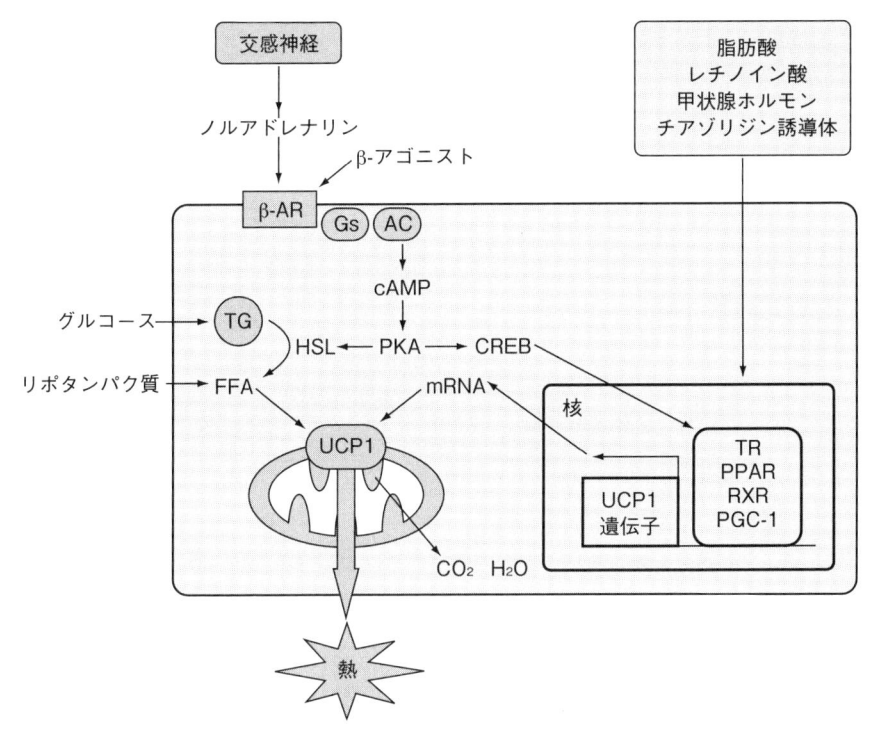

図6-4 交感神経-β受容体と核内受容体による褐色脂肪の機能調節
β-AR：bアドレナリン受容体，Gs：Gタンパク質，AC：アデニル酸シクラーゼ，
PKA：プロテインキナーゼA，CREB：cAMP応答配列結合タンパク質，
TG：トリグリセリド，FFA：遊離脂肪酸，HSL：ホルモン感受性リパーゼ，
PPAR：ペルオキシソーム増殖剤応答性受容体，PGC-1：PPARγコアクチベーター1，
RXR：レチノイドX受容体，TR：T3受容体

ンは脂肪酸などを介してUCPを即時的に活性化すると同時に，持続的に作用するとUCP自体の遺伝子発現を亢進させ（後述），さらにミトコンドリアの増加と褐色脂肪の増生をもたらして，全体としての熱産生能力を高める。

　図6-4にまとめた細胞レベルでの褐色脂肪機能調節を動物丸ごとのレベルで検証するために，私どもはラットやマウス，イヌ等を使って一連の実験を行ってきた。図6-5は交感神経の刺激効果を調べたラットでの実験例であるが，褐色脂肪での組織温度が交感神経の電気刺激によって短時間の内に上昇することがわかる。同様の刺激効果は，グルコースのとりこみや脂肪酸合成活性で調

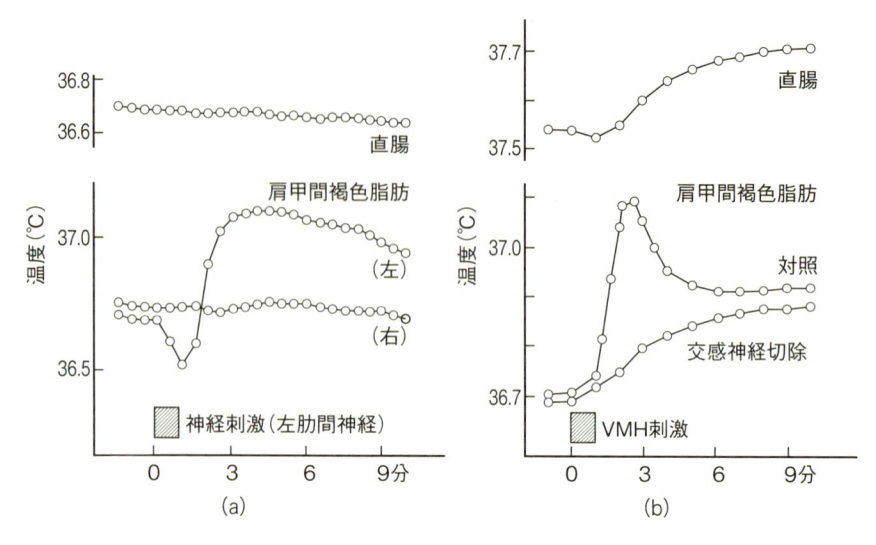

図6-5 交感神経または視床下部腹内側核刺激による褐色脂肪組織と直腸温の変化

(a) ラットの肩甲間褐色脂肪組織の左右組織のうち，左側組織に分布する5本の肋間神経を電気的に刺激(20V, 10Hz, 2ミリ秒，1分間，斜線部)して，左右両組織および直腸温の変化を微小サーミスターを用いて追跡した。

(b) ラットの視床下部腹内側核(VMH)を電気刺激(6V, 50Hz, 0.2ミリ秒，1分間，斜線部)すると肩甲間褐色脂肪組織の温度は急激に上昇する(対照)。しかし，左右組織のうち一側に分布する交感神経を外科的に切除するとその組織の温度上昇は著しく減弱，直腸温の上昇と同程度に止まる(交感神経切除)。

べても観察できる（図6-6)[6-8]。さらに，電気刺激をする代わりにノルアドレナリンを投与しても，やはり褐色脂肪の温度上昇や代謝活性化が再現され，その効果はβブロッカーで完全に遮断されるが，αブロッカーでは影響されないことも確認された（図6-6)[6,7]。

末梢組織での交感神経活動は自律中枢の支配を受けるが，私どもは，視床下部レベルでは腹内側核（ventromedial hypothalamus, VMH）がその中心である事を明らかにした（序章参照）。例えば，VMHを電気刺激すると，心拍数増大，血圧上昇，血糖上昇など，交感神経の緊張状態に対応した全身反応が起こるが，褐色脂肪の熱産生も急激に亢進して組織温度が上がり，グルコース利用や脂肪酸合成も亢進する（図6-5)[9-11]。これが交感神経を介していることは，神経の切断によってVMH刺激効果が消失することから推測できるが，実際に褐色

グルコース代謝速度(ng/mg/分)

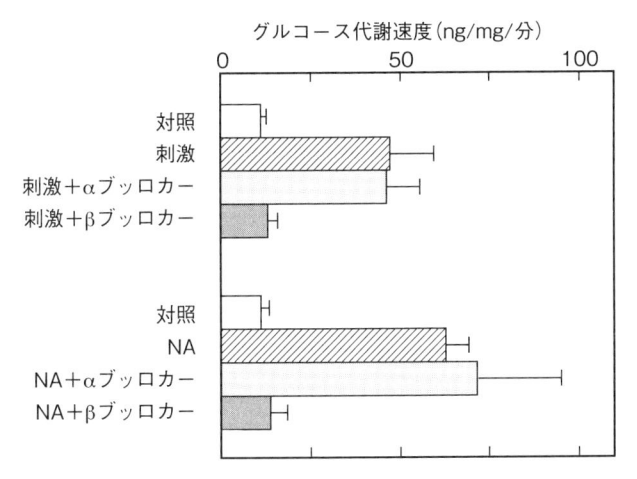

(図中棒グラフ:
対照
刺激
刺激＋αブッロカー
刺激＋βブッロカー

対照
NA
NA＋αブッロカー
NA＋βブッロカー)

図6-6　交感神経の電気刺激またはノルアドレナリン刺激による褐色脂肪組織でのグルコース代謝の亢進とbブロッカーによる抑制

ラットの肩甲間褐色脂肪組織に分布する肋間神経を電気的に刺激(20V, 10Hz, 2ミリ秒, 1分間に20秒ずつ), あるいはノルアドレナリン(NA)を1分間に10μg/kgの割合で持続的に血中投与し, 10分後に褐色脂肪への2-デオキシグルコースの取り込みを測定した。αブロッカー(フェノキシベンザミン, 5mg/kg), βブロッカー(プロプラノロール, 20mg/kg)は腹腔内に投与。

脂肪での交感神経活動がVMHの刺激によって亢進することが電気生理学的ならびに神経化学的(ノルアドレナリン代謝回転速度の測定)手法によって証明された[12-14]。ちなみに視床下部外側野や室傍核など他の部位の刺激ではほとんど変化は見られないので, VMHから交感神経へは特異的な機能連絡があると思われる。図6-7は, このようなVMH-交感神経—褐色脂肪の機能連関をまとめたものである。

5. 褐色脂肪の生理的重要性：寒冷暴露と多食に対する応答

図6-7のVMH—交感神経—褐色脂肪系を賦活化するもっとも重要な生理的刺激が寒冷暴露であることは, この系の熱産生機能から考えて当然であろう。実際に室温で飼育していたラットやマウスを4℃に移すと, 褐色脂肪では, ノルアドレナリン代謝回転の増加, UCPの活性化, グルコース利用の亢進, 血流増加などが直ちに起こって急性の熱産生が起こり, さらに長時間たつ

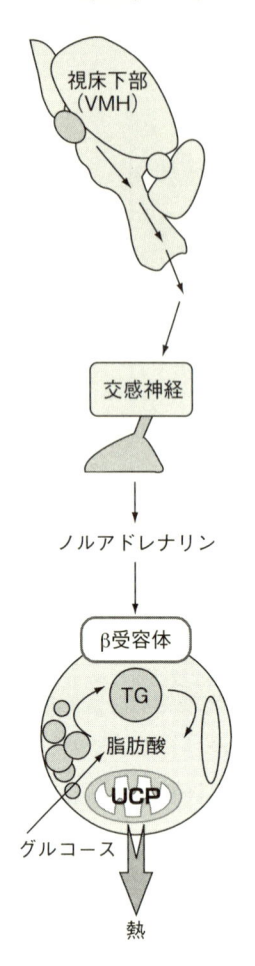

	VMH	刺激	破壊
交感神経活動		↑	↓
NA 代謝回転		↑	↓
褐色脂肪機能			
グルコース利用		↑	↓
脂肪代謝		↑	↓
UCP 発現		↑	↓
熱産生		↑	↓
体脂肪（肥満）		↓	↑

図6-7 視床下部腹内側核（VMH）－交感神経－褐色脂肪の機能連関

VMHを刺激あるいは破壊した時の交感神経の電気活動やノルアドレナリン（NA）代謝回転，褐色脂肪の機能変化と，最終的な体脂肪含量（肥満度）の変化をまとめた。

と，UCPの遺伝子発現量が増えるとともに，ミトコンドリアや細胞の数が増加して（褐色脂肪過形成），熱産生能力そのものが高まる[15-18]。これらの応答は，交感神経を薬物あるいは外科的手法によって切除しておくと消失するので，交感神経の活性化に起因することが確認された。

同様の変化は，冬眠からの覚醒時や麻酔低体温からの回復時にも見られるが[19]，さらに自発的に多食とした動物でも起こる。例えば，ラットやマウスに通常の固形食に加えてポテトチップスなどのスナック菓子を与えると（カフェテリア食），総エネルギー摂取量が増えて大幅な多食となるが，その割には

表6-1 多食とエネルギー消費，褐色脂肪

	対照群	多食群
体重増加 (g)	103 ± 7	131 ± 8
体脂肪増加 (g)	40 ± 3	66 ± 5
エネルギー摂取量 (kJ)	6,480 ± 200	11,670 ± 330
最終体エネルギー量 (kJ)	4,100 ± 160	4,540 ± 120
体エネルギー増加量 (kJ)	1,790 ± 160	2,230 ± 130
エネルギー消費量 (kJ)	4,690 ± 100	9,440 ± 250
肩甲間褐色脂肪組織		
湿重量 (mg)	183 ± 14	388 ± 33
DNA (mg)	0.14 ± 0.01	0.26 ± 0.03
タンパク質 (mg)	22.0 ± 2.1	42.4 ± 1.0
中性脂肪 (mg)	64 ± 7	155 ± 14
脂肪酸合成活性 (n mol/時)	349 ± 115	597 ± 50
GDP 結合量 (p mol/mg タンパク質)	34 ± 6	99 ± 11

ラットにカフェテリア食を3週間与えて（多色群），普通固形飼料を与えた場合（対照群）と比較した。GDP 結合量は UCP1 の活性の指標。

肥満とならない（表6-1）。これは，絶食下でのエネルギー消費抑制とは逆に，多食に対応してエネルギー消費を増やしたためである。余分に摂りすぎたエネルギーを熱として体外に放出する機構は，古くから luxurious consumption と呼ばれていたが，最近は，いわゆる食餌の特異動的作用（specific dynamic action）と重ね合わせてより広義に食餌性熱産生（diet-induced thermogenesis）と呼び，寒冷刺激による熱産生（cold-induced thermogenesis）と対比ないしは同質の現象して議論されることが多い[20]。いずれにせよ，多食の場合にもやはり，褐色脂肪でのノルアドレナリン代謝回転が増加し，UCP の活性化（後述，図6-8参照）や脂肪酸代謝の亢進，細胞数の増加（褐色脂肪過形成）が見られる。これらの変化はすべて，交感神経—褐色脂肪系の機能亢進を表しており，この系が，エネルギー消費の側から適応的にエネルギーバランスを維持するいわば緩衝機構として機能することを物語っている。

6. 褐色脂肪の機能障害と肥満

このように，多食になると程度の差こそあれ交感神経―褐色脂肪UCP系が活性化され，熱産生が亢進することによってエネルギーバランスが保たれている。逆に，この系が適切に作動しなければ，過剰のエネルギーが消費されずに体脂肪として蓄積されることは，容易に予想することができる。事実，VMH―交感神経―褐色脂肪系の機能低下が多くの肥満モデル動物で知られている。例えば，VMHを電気的に破壊されたラットは多食となり数週間後には体重の40%以上を脂肪が占めるような典型的な視床下部性肥満となる。この体脂肪の大部分が白色脂肪であることは言うまでもないが，褐色脂肪もやはり著しく肥大している（表6-2）。しかしこの肥大は，多食に対する正常ラットの褐色脂肪過形成（表6-1）とは明らかに異なり，細胞内脂肪の増加により個々の脂肪細胞容積が大きくなったためである。このように肥大した褐色脂肪では，グルコース利用などの代謝活性はむしろ低下しており，交感神経を刺激したときの

表6-2　VMH肥満における褐色脂肪の異常

	正　常	VMH 肥満
組織湿重量（mg）	646 ± 65	1,532 ± 105
化学組織		
DNA（μg）	747 ± 124	805 ± 104
タンパク質（mg）	29.2 ± 2.8	34.3 ± 4.2
トリグリセリド（mg）	265 ± 30	642 ± 55
ノルアドレナリン（ng）	542 ± 66	341 ± 23
脂肪酸合成活性（μmol/g/時）	1.22 ± 0.12	0.14 ± 0.3
脂肪細胞直径（μm）	41.2 ± 1.7	78.9 ± 4.1
熱産生活性（℃）		
5Hz 刺激	0.42 ± 0.03	0.08 ± 0.03
10Hz 刺激	0.56 ± 0.02	0.07 ± 0.01

VMH 破壊後 8～10 週目の肥満ラット（体重 584 ± 12g）の肩甲間褐色脂肪組織について，正常ラット（体重 325 ± 12g）と比較した。熱産生活性は，交感神経を1分間電気刺激したときの組織温度の上昇で表した。

熱産生（組織温度の上昇）も大幅に障害されている[5, 21]。VMH は満腹中枢として有名であるが，先述のようにこの神経核は交感神経の中枢部位でもあるので，この破壊が褐色脂肪異常をもたらすことは十分にうなずけることであろう。したがって，VMH 破壊による肥満は，多食だけが原因ではなくとり過ぎたエネルギーを褐色脂肪での luxurious consumption によって熱として効果的に散逸できなかったためであり，カフェテリア食での多食の場合と好対照である。

交感神経—褐色脂肪の機能低下は，ob/ob マウスや fa/fa ラットなどのレプチン系の障害による遺伝性肥満モデル動物でも知られているが，レプチンが交感神経を活性化することを考えると（序章参照），この機能低下は容易に理解できることであろう。

さらに，ヒト肥満でも個人差が大きいように，同じラットやマウスであっても食事性肥満の程度に系統差があることが知られている。例えば，カフェテリア食によって肥満になりにくい系統の A/J マウスとなりやすい系統の C57BL

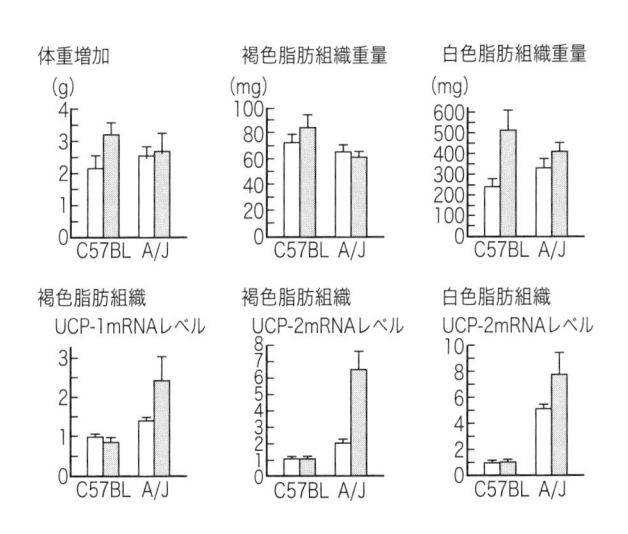

図6-8 食餌性肥満とUCPの関係

2種類の系統のマウス(C57BL と A/J)に通常の食餌(白カラム)と高脂肪・高炭水化物食(カフェテリア食，黒カラム)を3週間与えた。

マウスを比較すると，前者では多食に対応して UCP1 や UCP2 の mRNA 量が増加するのに対して，後者ではほとんど変化しない（図6-8）。これらの事実も，UCP による過剰エネルギーの散逸が少ないと肥満が進展するとの考えを支持するものである。

褐色脂肪の UCP1 と肥満との因果関係は，上記のような間接的証拠に加えて，遺伝子改変マウスでの成績によって直接証明された。まず，1993 年に Lowell らは[22]，UCP1 を発現している細胞のみをつぶすために，UCP 遺伝子のプロモーターにジフテリアトキシン A 鎖を組み込んだベクターを作り，褐色脂肪組織中の UCP1 発現量が正常の 1/3 に低下したマウスを作成した。このマウスは，交換神経性刺激に対する酸素消費（熱産生）応答性が弱く，寒冷暴露で体温が低下するのみならず，摂餌量が同じ条件であっても体脂肪が 2 倍以上となり，明らかに肥満となった。一方，UCP1 を増やすと体脂肪が減少することが，UCP1 遺伝子を脂肪細胞特異的遺伝子 aP2 のプロモーターに組み込み，褐色のみならず白色脂肪にも UCP1 を大量発現させたマウスで確かめられた[23]。その後，UCP1 のノックアウトも作成され，これは寒冷不耐性ではあるが予想に反して肥満は認められないと報告された[24]。このマウスでは UCP2 の発現が増加しているので，当初はこの UCP2 が UCP1 機能を代償したため肥満しないのではといわれていた。しかし，最近の詳細な検討によると，高脂肪食を与えると正常マウスに比べてやはり UCP1 ノックアウトマウスの方が肥満進展が強いという[25]。このように，少なくとも UCP1 については，エネルギー消費や肥満との因果関が確立している（後述，表6-3参照）。

7．薬物によるUCP1の活性化

交感神経―褐色脂肪 UCP1 の機能障害が肥満の一因ならば，それを賦活化すればエネルギー消費が増えて肥満が軽減すると思われる。このような期待の下に開発が進められている抗肥満薬が β3 受容体作動薬（アゴニスト）である。先述のように褐色脂肪のアドレナリン受容体は β が主であるが，白色と褐色

7. 薬物による UCP1 の活性化   171

のいずれの脂肪細胞に β1, 2, 3 のすべてのサブタイプが発現している。β1 は心臓, β2 は肺や肝臓などに多く発現しているが, β3 は脂肪細胞にほぼ特異的である。内因性のアゴニストであるノルアドレナリンやアドレナリンはいずれの β 受容体に対しても作用して, 図 6-4 の細胞内機構を活性化して, 白色脂肪では脂肪動員（細胞内脂肪の分解と脂肪酸の細胞外放出）を褐色脂肪では熱産生を引き起こすが, 他の臓器の β1 や β2, さらには β 受容体にも作用して, 全身反応を引き起こす。しかし, 脂肪細胞に局在する β3 受容体に対する選択的アゴニストは, 心臓など他の臓器・細胞の β 受容体への作用を最小限にしながら, 白色脂肪での脂肪動員と褐色脂肪での脂肪分解・熱産生を引き起こすことができるはずである。

実際, 多くの β3 アゴニストが開発され, いずれも摂食量を減少させることなく, 熱産生を増加させ体脂肪を減らす効果があることが示されてきた。例えば, 遺伝性肥満糖尿病モデルの一つである KKAy マウスや OLETOF ラットに β3 アゴニスト CL316,243 を投与すると, UCP1 の発現増加を伴う褐色脂肪

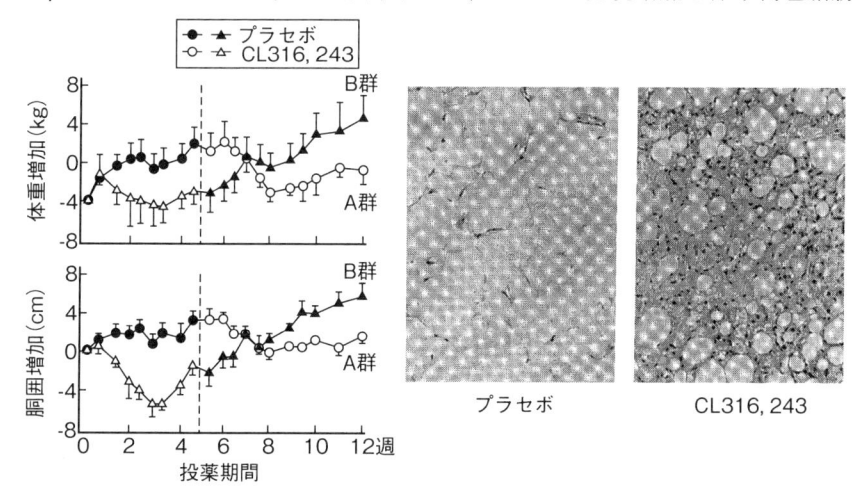

図6-9 β3受容体作動薬の抗肥満効果とUCP発現

ビーグル犬を 2 群(A, B)に分けて, β3 受容体作動薬(CL316,243)あるいはプラセボを餌と一緒に与えて, 体重と胴囲を測定し, 12 週後に腹腔内脂肪組織を UCP1 抗体を用いて免疫組織化学的に検索した。CL316,243 投与群での脂肪組織では細胞内中性脂肪が激減していると共に, UCP1 陽性シグナルが多量に出現している。

の過形成に加えて白色脂肪にも UCP1 が出現し，体脂肪が減少するとともに高血糖やインスリン抵抗性も軽減する[26-28]。同様の抗肥満効果は通常ほとんど褐色脂肪が認められないイヌでも観察され，β3 アゴニスト投与によって皮下や腹腔内の脂肪組織中の脂肪が減少するとともに，UCP を発現する多房性構造の脂肪細胞が多数出現する[29]（図6-9）。このように，β3 アゴニスト投与によって，通常は白色脂肪とされている組織があたかも褐色脂肪に変換したかのようになるが，同様の変化は長期の寒冷暴露でも見られる。これが成熟白色脂肪細胞が褐色脂肪細胞に転換したためなのか，それとも前駆脂肪細胞が褐色脂肪細胞に分化したためであるのかは，今のところ不明である。いずれにせよ，上記のイヌでの結果は褐色脂肪がほとんどないとされる成人についても，β3 受容体刺激によって白色脂肪組織が褐色化する可能性が高いことを示唆している。事実，慢性的に血中カテコラミンが高値となる副腎髄質の腫瘍（褐色細胞腫，pheochromocytoma）の患者や凍死の剖検例では，UCP1 を発現する褐色脂肪が増えることが知られている。

8. 食事による交感神経─褐色脂肪の活性化：口腔咽頭感覚の重要性

カフェテリア食によって交感神経─褐色脂肪系の熱産生が活性化されることは，先述の通りであるが，カフェテリア食に対する多食は味覚などによる嗜好性（palatability）に起因するとされている。それでは，熱産生を活性化するのも palatability が原因なのだろうか，それともそれによる多食の二次的結果なのだろうか？ 食物の palatability が動物個体レベルでのエネルギー消費に影響を与えることは，LeBlanc グループの一連の研究で報告されている[30-33]。例えば，イヌに流動食を経口的に与えて酸素消費（エネルギー消費）を経時的に測定すると，当初の数十分にわたる一過性のピークがあった後に，ゆっくりと増加する。しかし，胃瘻形成術を施して同じ流動食を直接胃内に与えると，当初のピークが消失し，逆に食道瘻を作って経口的に与えた流動食が胃に到達しないようにすると，当初のピークのみが残る。血中ノルアドレナリンも同様の

8. 食事による交感神経―褐色脂肪の活性化：口腔咽頭感覚の重要性　173

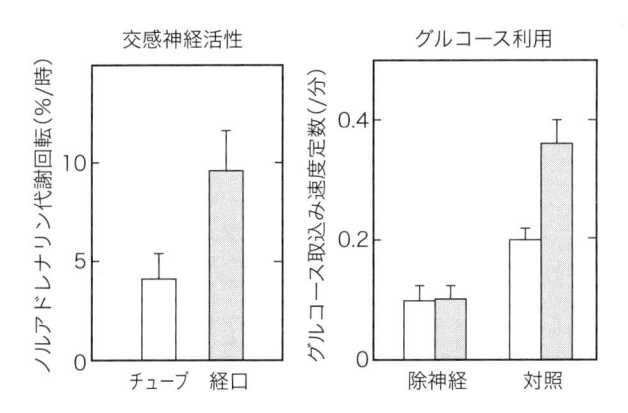

図6-10　非経口チューブ摂食による褐色脂肪の変化

ラットに液体飼料(68kcal/日)を胃チューブを用いて非経口的に与え(白カラム)，12日後に褐色脂肪組織の交感神経活性(ノルアドレナリン代謝回転)とグルコース利用(2-デオキシグルコースの取り込み)を測定し，通常の経口摂食の場合(黒カラム)と比較した。あらかじめ外科的に交感神経を切除した褐色脂肪(除神経)では経口摂食とチューブ摂食の差がないので，交感神経がインタクトな褐色脂肪(対照)での差は，左図の交感神経の活性化に起因すると結論できる。

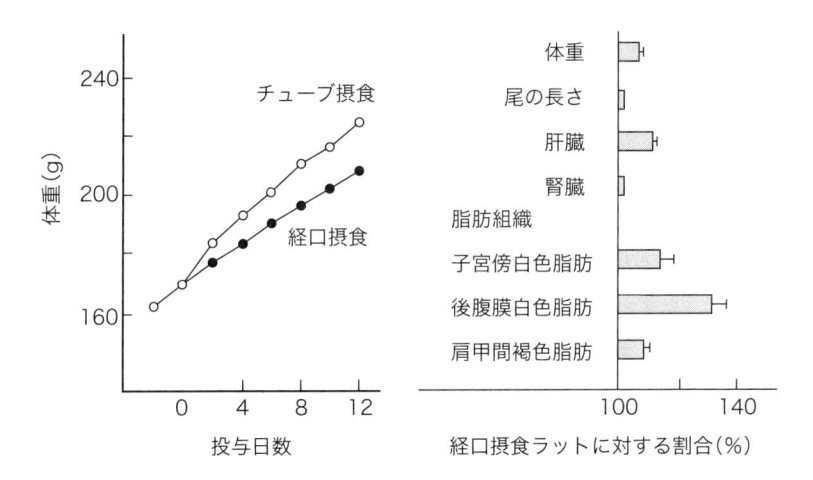

図6-11　非経口チューブ摂食による体重と臓器重量の変化

ラットを図6-10と同様の条件で12日間飼育した。非経口チューブ摂食によって，特に白色脂肪組織が大きくなっている。

応答を示し,しかも交感神経遮断薬によって,酸素消費の当初のピークは大幅に減弱するという。摂食直後の一過性の酸素消費増加が胃内への経管栄養時には見られないことは,ヒトでも確認されている。さらに,全く同じ食品素材を用いて,通常の料理として食べた場合と,すべて混合したうえでビスケット状に乾燥させて食べた場合を比較すると,前者の方が食後の酸素消費が明らかに高値となるという。これらの結果は,エネルギー消費が palatability によって影響され,口腔咽頭での食餌刺激によって交感神経が活性化されエネルギー消費が速やかに増加することを示している。

我々は,交感神経—褐色脂肪系に対する palatability の影響を明らかにするために,ラットに液体飼料を非経口的に与え経口摂取させた場合と比較したところ,非経口摂取群の方が褐色脂肪での交感神経活性やグルコース利用,脂肪酸合成活性が低く(図6-10),体重や白色脂肪量は多くなることが明らかとなった[34](図6-11)。この結果は,味覚などの口腔咽頭感覚刺激が交感神経—褐色脂肪系を活性化することを示しており,エネルギー消費調節における味覚の重要性を裏付けている。勿論,味覚のみならず嗅覚などの刺激もやはりエネルギー消費に影響することは予想されるところであり,今後の興味深い研究対象である。

9. 骨格筋の UCP

これまではもっぱら褐色脂肪と UCP1 に焦点を当てて,エネルギー消費との関係を述べてきた。しかし,これらの多くはマウスやラットで得られた知見を基にしており,そのままヒトに適応できるとは限らないことは言うまでもない。特にヒトでは新生児期を過ぎると褐色脂肪が極めて少ないので,その生理的役割については疑問視されることが多く,むしろ,臓器としても大きくかつ脂肪酸やグルコースを活発に代謝する骨格筋の役割を重視する考えが主流である。骨格筋におけるエネルギー消費の中心が随意,不随意を問わず筋運動にあることは言うまでもないが,それに加えて代謝的・自律的な消費があることは

古くから知られている．しかし，その機構については未解明の部分が多いことを念頭に置いて，以下，候補分子の一つである骨格筋 UCP3 について，白色脂肪の UCP2 と併せて幾つかの知見を紹介する．

UCP2 や UCP3 も UCP1 と同様に脱共役活性を持っていることは，少なくとも酵母での強制発現実験によって証明されているが，動物体内で実際に熱産生やエネルギー消費にどの程度関わっているのかについては，必ずしもコンセンサスが得られているわけではない．表6-3は各種の生理的条件における3種の UCP の遺伝子発現の変動をまとめたものである（文献1-4も参照）．各 UCP の mRNA レベルとエネルギー消費は多くの条件で平行して変化することが確認できる．例えば，寒冷暴露や甲状腺ホルモン投与など，代表的なエネルギー

表6-3 各種刺激および肥満動物におけるUCP遺伝子発現（上）と遺伝子改変動物における表現型（下）

	エネルギー消費	UCP1	UCP2	UCP3
代表的な分布部位		褐色脂肪	白色脂肪	骨格筋
正常動物				
・自発的過食（カフェテリア食）	↑	↑	↑	→
・高脂肪食	↑→	↑	↑	↑→
・絶食	↓	↓	↑	↑
・寒冷暴露	↑	↑	↑	↑
・T3	↑	↑	↑	↑
・β₃作動薬	↑	↑	↑	↑→
・レプチン投与	↑	↑	↑	↑→
肥満動物				
・ob/ob，db/db，Zucker	↓	↓	↑	→
・VMH 破壊	↓	↓	↑	→

遺伝子改変動物		UCP1	UCP2	UCP3
・UCP 過剰マウス	肥満	↓	↓	↓
	エネルギー消費	↑	↑	↑
・UCP 欠失マウス	肥満	→↑	→	→
	エネルギー消費	↓	→	→
	寒冷耐性	↓	→	→

消費亢進条件では，UCP1のみならず，白色脂肪UCP2や骨格筋UCP3も増加している．また，過剰発現マウスについても，いずれもエネルギー消費の増加と体脂肪の減少が見られる．しかし，エネルギー消費低下の代表的条件である絶食によって，UCP2, UCP3共に発現量が増加するという事実は，これらのUCPが適応的エネルギー消費に直接関与しているとの考えとは相容れない．肥満モデル動物での変動もUCP1とは一致せず，そのままでは肥満の成因と関連づけることが困難な結果である．

表6-3でUCP3が増えるのはいずれも血中遊離脂肪酸濃度が上昇する条件である．実際，脂肪乳剤を投与すると同時にヘパリンでリポタンパク質リパーゼを活性化して血中遊離脂肪酸濃度を高くすると，骨格筋のUCP3 mRNAの発現が誘導される．さらに，筋細胞をin vitroで脂肪酸の存在下で培養すると，UCP3が発現することも確認された（次項を参照）．したがって，UCP1と同様にUCP3も脂肪酸を代謝分解する特異的分子として機能している可能性が高い．最近，レプチンが直接あるいは交感神経の活性化を介して間接的に骨格筋の脂肪酸酸化を亢進させることが示されたが[35]（第7章参照），これで生じるエネルギーの最終処理や過剰の脂肪酸による毒性の解消にUCP3が関与しているのかもしれず，興味深いところである．

10. UCP発現と核内受容体：脂肪酸による活性化

褐色脂肪でのUCP1遺伝子の発現が，細胞膜のβ受容体刺激によって亢進することは既述の通りである．この効果は，活性化したプロテインキナーゼAによってcAMP応答エレメント結合タンパク質（CREB）がリン酸化され，それがUCP1遺伝子のプロモーターに直接結合したためであるという一般的な機構である程度は説明可能であるが，それのみでは不十分であることも知られていた．それとともに，β受容体刺激の効果が，T3やペルオキシゾーム増殖剤によって協奏的に増強されることが明らかになってきた（図6-4参照）．これに関与するのはT3受容体（TR）やペルオキシゾーム増殖剤活性化受容体

10. UCP発現と核内受容体：脂肪酸による活性化

(PPAR), レチノイドX受容体 (RXR)などであり, TRとPPARはRXRとヘテロダイマーを形成して遺伝子プロモーターに結合して, UCP1遺伝子の発現を増強する. 特にPPARγはUCP1のみならず脂肪細胞に特異的な多くの遺伝子の発現調節に関わっており, 脂肪細胞分化のマスター調節因子と考えられている. その後, これらの核内受容体とCREBを結びつける因子として, PPARγコアクチベーター1 (PGC-1)が発見され, 現在は, CREBが直接UCP1遺伝子プロモーターに結合するのではなく, PGC-1の遺伝子発現を増加させ, 生成したPGC-1がTR, RXR, PPAR間の複合体形成を仲介するとされている[36]．

我々は, 骨格筋のUCP2, とUCP3の遺伝子発現についても, β受容体と核内受容体が関与していることを明らかにした[37,38]．骨格筋の場合にはβ2受容体が主なサブタイプであり, β3受容体は全く発現していない. さらに, PPARについても脂肪細胞ではPPARγであるのに対して骨格筋ではPPAR δが主である. 実際にin vitro培養骨格筋細胞でこれらの受容体を刺激すると, UCP2とUCP3のmRNAレベルが顕著に増加する(図6-12). ここで興味深いことは, 各種の長鎖脂肪酸が生理的な濃度（血中遊離脂肪酸濃度）でUCP発現を効果的に増加させるという事実である. したがって, in vivoでβ3作動薬を投与するとβ3受容体が存在しない骨格筋でも効果が見られたのは（表6-3), 脂肪組織

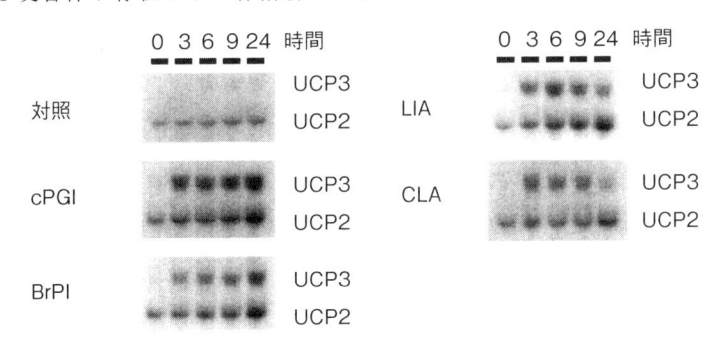

図6-12 骨格筋細胞での脂肪酸によるUCP2, UCP3の発現

L6筋細胞を2—ブロモパルミチン酸 (BrPI, 10μM), リノール酸 (LIA, 100μM), 共役リノール酸 (CLA, 100μM)存在下で, 3—24時間培養した. cPGI(カルバサイクリン, 1μM)はPPARの合成リガンド (図6-13参照).

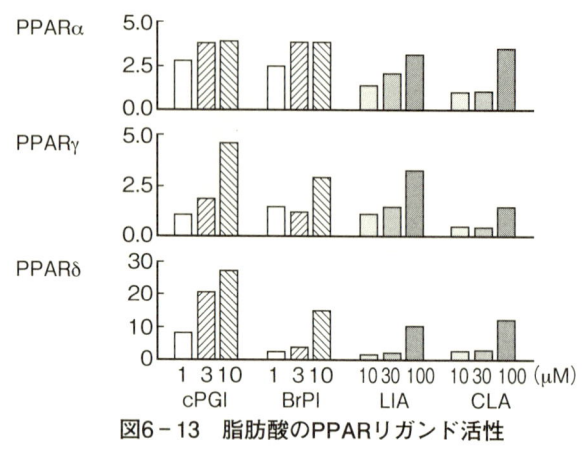

第6章 エネルギー消費の自律的調節と食事・栄養

図6-13 脂肪酸のPPARリガンド活性

3種類のPPAR—ルシフェラーゼレポーターを導入したCOS1細胞にカルバサイクリン(cPGI), 2-ブロモパルミチン酸(BrPI), リノール酸(LIA), 共役リノール酸(CLA)を作用させた。

から動員された血中遊離脂肪酸によると思われる。

脂肪酸の作用機構としては，幾つかの可能性が考えられる。一つは，長鎖脂肪酸は PPAR に対してリガンド活性を有するので（図6-13），PPAR を直接活性化するという考えである。これは，非代謝性の脂肪酸である2-ブロモパルミチン酸ははるかに低濃度で有効であるという事実とも符合する。一方，ある種のプロスタグランジンやリポオキシゲナーゼ代謝物が強い PPAR リガンド活性を持つことも報告されているので，脂肪酸とくにアラキドン酸などの効果の一部はこれら代謝産物が PPAR を活性化したためである可能性も否定できない。いずれにせよ，これらの脂肪酸やその代謝物は生体内で普通に存在し，食餌からも摂取しているので，UCP の生理的活性化因子として作用していると思われる。したがって，食品素材中にはより強い活性化物質あるいは拮抗物質が存在することも十分に予想されるところである。これに関連して興味深いのは，リノール酸やリノレン酸などの共役酸を摂取すると体脂肪が減少するとの報告である[39]。これらの共役酸も PPAR のリガンドとなり得るし，実際に UCP を誘導するので，もしかしたらそれによる体脂肪の分解・消費が寄与しているのかもしれない。マウスでは共役リノール酸摂取は脂肪肝とインスリン抵抗性を惹起することも知られているので[40]，これらの特殊脂肪酸の有

効性については，総合的な評価が大切であることは言うまでもないが，ここで紹介したUCPやPPAR，b受容体などは，新たな機能性食品の評価・開発を行う分子ターゲットとして，今後ますます注目されると思われる。

11. おわりに

　本章では，エネルギー消費の自律的調節を担う候補分子としてのUCPに着目して，その調節機構について紹介した。特に後半で詳述したように，UCPが，食事の量のみならず質（成分）や化学感覚などによって多様に影響されることが明らかになりつつあるので，今後，それらに関わるin vivoおよびin vitroの因子・機構を明らかにすることによって，食事を通して効果的にエネルギー消費を制御し肥満など生活習慣病を予防することが可能になるものと期待される。

文　献

1) Klingenberg M., Huang S-G.：Structure and function of the uncoupling protein from brown adipose tissue. Biochim Biophys Acta 1999；1415；271-296.
2) Silva J.E., Rabelo R.：Regulation of the uncoupling protein gene expression. Eur J Endocrinol 1997；136；251-264.
3) Ricquier D., Bouillaud F.：The uncoupling protein homologues: UCP1, UCP2, UCP3, StUCP and At UCP. Biochem J 2000；345；161-179 (2000)
4) Stuart J.A., Cadenas S., Jekabsons M.B. et al：Mitochondrial proton leak and the uncoupling protein 1 homologues. Biochim Biophys Acta 2001；1504；144-158.
5) Saito M., Minokoshi Y., Shimazu T.：Brown adipose tissue after ventromedial hypothalamic lesions in rats. Am J Physiol 1985；248；E20-E25.
6) Shimizu Y., Nikami H., Saito M.：Sympathetic activation of glucose utilization in brown adipose tissue in rats. J Biochem 1991；110；688-692.
7) Minokoshi Y., Saito M., Shimazu T.：Sympathetic activation of lipid synthesis in brown adipose tissue in the rat. J Physiol 1998；398；361-370.
8) Minokoshi Y., Saito M., Shimazu T.：Adrenergic blockade paradoxically increases lipogenic response of brown adipose tissue to sympathetic nerve stimulation. Neurosci Lett 1990；109　；341-346.

9) Minokoshi Y., Saito M., Shimazu T. : Sympathetic denervation impairs responses of brown adipose tissue to VMH stimulation. Am J Physiol 1986 ; 251 ; R1005-R1008.
10) Shimazu T., Takahashi A. : Stimulation of hypothalamic nuclei has differential effects on lipid synthesis in brown and white adipose tissue. Nature 286 ; 62-63.
11) Sudo M., Minokoshi Y., Shimazu T. : Ventromedial hypothalamic stimulation enhances peripheral glucose uptake in anesthetized rats. Am J Physiol 1991 ; 261 ; E298-303.
12) Saito M., Minokoshi Y., Shimazu T. : Ventromedial hypothalamic stimulation accelerates norepinephrine turnover in brown adipose tissue of rats. Life Sci 1987 ; 41 ; 193-197.
13) Saito M., Minokoshi Y., Shimazu T. : Accelerated norepinephrine turnover in peripheral tissues after vetromedial hypothalamic stimulation in rats. Brain Res 1989 ; 481 ; 298-303.
14) Niijima A., Jeanrenaud F.R., Jeanrenaud B. : Role of ventromedial hypothalamus on sympathetic efferents of brown adipose tissue. Am J Physiol 1984 ; 247 ; R650-R654.
15) Nikami H., Shimizu Y., Saito M. et al : Cold exposure increases glucose utilization and glucose transporter expression in brown adipose tissue. Biochem Biophys Res Commun 1992 ; 185 ; 1078-1082.
16) Shimizu Y., Nikami H., Saito M. et al : Increased expression of glucose transporter GLUT-4 in brown adipose tissue of fasted rats after cold exposure. Am J Physiol 1993 ; 264 ; E890-E895.
17) Tsukazaki K., Nikami H.,Saito M.et al : Chronic administration of??-adrenergic agonists can mimic the stimulative effect of cold exposure on protein synthesis in rat brown adipose tissue. J Biochem 1995 ; 117 ; 96-100.
18) Asano A., Morimatsu M., Saito M.et al : Adrenergic activation of vascular endothelial growth factor mRNA expression in rat brown adipose tissue: implication in cold-induced angiogenesis. Biochem J 1997 ; 328 ; 179-183.
19) Shimizu Y., Saito M. : Activation of brown adipose tissue thermogenesis in recovery from anesthetic hypothermia in rats. Am J Physiol 1991 ; 261 ; R301-R304.
20) Jansky L. : Humoral thermogenesis and its role in maintaining energy balance. Physiol Rev 1995 ; 75 ; 237-259.
21) Saito M., Shimazu T. : Decreased rate of fatty acid synthesis in brown adipose tissue of hypothalamic obese rats. FEBS Lett 1984 ; 166 ; 151-154.

22) Lowell B.B., S-Susulic V., Hamann A. et al：Development of obesity in transgenic mice after genetic ablation of brown adipose tissue. Nature 1993；366；740-742
23) Kopecky J., Clarke G., Enerback S. et al：Expression of the mitochondrial uncoupling protein gene from the aP2 gene promoter prevents genetic obesity. J Clin Invest 1995；96；2914-2923.
24) Enerback S., Jacobsson A., Simpson E.M. et al：Mice lacking mitochondrial uncoupling protein are cold-sensitive but not obese. Nature 1997；387；90-94
25) 山下均, 紺谷靖英, 王幼学ほか：加齢にともなう肥満の進展とUCP1の役割. 肥満研究 2002；8；131-135.
26) Nagase I., Yoshida T., Kumamoto K. et al：Expression of uncoupling protein in skeletal muscle and white fat of obese mice treated with thermogenic β3-adrenergic agonist. J Clin Invest 1996；97；2898-2904.
27) Umekawa T., Yoshida T., Sakane N. et al：Anti-obesity and anti-diabetic effecs of CL316,243, a highly specific β3-adrenoceptor agonist, in Otsuka Long-Evans Tokushima Fatty rats: induction of uncoupling protein and activation of glucose transporter 4 in white fat. Eur J Endocrinol 1997；136；429-437.
28) Yoshida T., Umekawa T., Kumamoto K. et al：β3-Adrenergic agonist induces a functionally active uncoupling protein in fat and slo-twitch muscle fibers. Am J Physiol 1998；274；E469-E475.
29) Sasaki N., Uchida E., Niiyama M. et al; Anti-obesity effects of selective agonists to β3-adrenergic receptor in dogs. II. Recruitment of thermogenic brown adipocytes and reduction of adiposity after chronic treatment with a β3-adrenergic agonist. J Vet Med Sci 1998；60；465-469.
30) Diamond P., Brondel L., LeBlanc J.：Palatability and postprandial thermogenesis in dogs. Am J Physiol 1985；248；E75-E79.
31) Diamond P., LeBlanc J.：Role of autonomic nervous system in postprandial thermogenesis in dogs. Am J Physiol 1987；252；E719-E726.
32) LeBlanc J., Cabanac M., Samson P.：Reduced postprandial heat production with gavage as compared with meal feeding in human subjects. Am J Physiol 1984；246；E95-E101.
33) LeBlanc J., Brondel L.：Role of palatability on meal-induced thermogenesis in human subjects. Am J Physiol 1985；248；E333-E336.
34) Saito M., Minokoshi Y., Shimazu T.：Metabolic and sympathetic nerve activities of brown adipose tissue in tube-fed rats. Am J Physiol 21989；57；E374-E378.
35) Minokoshi Y., Kim Y-B., Peroni O.D. et al：Leptin stimulates fatty-acid oxidation

by activating AMP-activated protein kinase. Nature 2002 ; 415 ; 339-343.
36) Lowell B.B., Spiegelman B.M. : Towards a molecular understanding of adaptive thermogenesis. Nature 2000 ; 404 ; 652-660
37) Nagase I., Yoshida S., Canas X. et al : Up-regulation of uncoupling protein 3 by thyroid hormone, peroxisome proliferator-activated receptor ligands and 9-cis retinoic acid in L6 myotubes. FEBS Lett 1999 ; 461 ; 319-322.
38) Nagase I., Yoshida T., Saito M. : Up-regulation of uncoupling proteins by βadrenergic stimulation in L6 myotubes. FEBS Lett 2001 ; 494 ; 175-180.
39) Kelly G.D. : Conjugated linoleic acid : a review. Altern Med Rev 2001 ; 6 ; 367-382.
40) Tsuboyama-Kasaoka N., Takahashi M., Tanemura K. et al : Conjugated linoleic acid supplementation reduces adipose tissue by apoptosis and develops lipodystrophy in mice. Diabetes 2000 ; 49 ; 1534-1542.

第7章　レプチンによる糖・脂肪代謝調節作用

箕越　靖彦*

1. はじめに

　脂肪細胞は，これまで単に脂肪を蓄えるエネルギー貯蔵庫と考えられてきた。しかし今日，その考えは大きく修正されるに至った。脂肪細胞は実は，様々な生理活性物質を産生・分泌する内分泌臓器であり，これらの生理活性物質を通して生体全体の代謝を制御することが明らかとなったからである[1]。このような考えが広く認められるようになったのは，なんと言っても1994年にFriedmanらのグループがレプチンを発見してからである[2]。レプチンは主として脂肪細胞から分泌され[2]，その血中濃度は脂肪組織量とよく相関する[3]。
　レプチンが，脂肪細胞から分泌される他の生理活性物質と異なる際だった特徴は，レプチンが脳，特に視床下部に強い調節作用を及ぼして生体のエネルギーバランスに強く調節作用を営むことである[3]。レプチン受容体は視床下部に多く発現しており，レプチンあるいはレプチン受容体に異常を有する動物は，著しい過食となり肥満となる。さらに，ob/ob肥満マウス［レプチン(ob)遺伝子に異常があり，正常なレプチンが産生されない］にレプチンを投与すると，摂食量が低下するとともにエネルギー消費が亢進して，肥満が改善される。このことからレプチンは，主として視床下部に作用を及ぼして摂食量を低下させ，同時にエネルギー消費を亢進させることによって肥満を防止するホルモンと考えられるようになった(図7-1)[3]。レプチンが摂食量を低下させるだけでなくエネルギー消費をも亢進させることは，単に食餌量を制限した動物よりも脂肪

---

*Beth Israel Deaconess Medical Center and Harverd Medical School

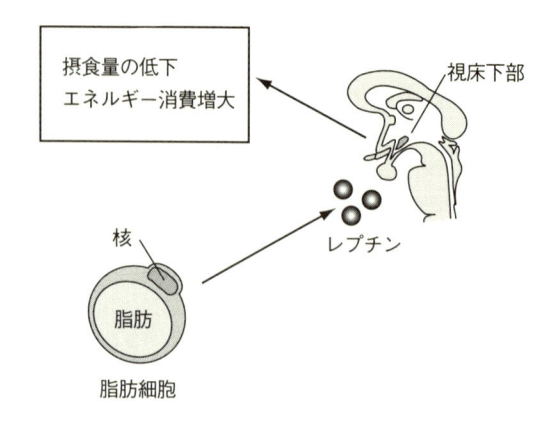

図7-1 レプチンによる摂食行動並びにエネルギー消費へのフィードバック機構
　レプチンは脂肪組織より分泌され，視床下部に作用を及ぼすことによって摂食量を低下させるとともに，エネルギー消費（グルコース及び脂肪酸の利用）を促進する。

量の減少が著しいことからも明らかである[4]。

　エネルギー消費を調節する作用は，エネルギー消費器官への基質の供給並びにその代謝と密接に関係している。事実，レプチンは，熱産生器官である褐色脂肪組織（BAT）や骨格筋において，グルコース並びに脂肪の利用を促進する[5-7]。さらにごく最近になって，レプチンが視床下部―交感神経系を介し，また骨格筋に直接作用を及ぼすことによって，骨格筋におけるAMP-activated protein kinase（AMPキナーゼ）を活性化し，その結果脂肪酸酸化を促進することが明らかとなった[8]。本章では，このような糖・脂質代謝におけるレプチンの調節作用に焦点を当て，私どもの最近の研究成果を紹介しながらレプチンによる代謝調節作用を概説する。

2．レプチンとレプチン受容体

　レプチンは，ob/ob遺伝性肥満マウスの原因遺伝子であるob遺伝子の遺伝子産物として同定された。レプチンは，167個のアミノ酸からなる分泌タンパク質であり，主として成熟脂肪細胞に発現が認められる。ob/ob遺伝性肥満マウスのレプチン（ob）遺伝子では，105番目のアミノ酸であるアルギニンがス

2. レプチンとレプチン受容体　185

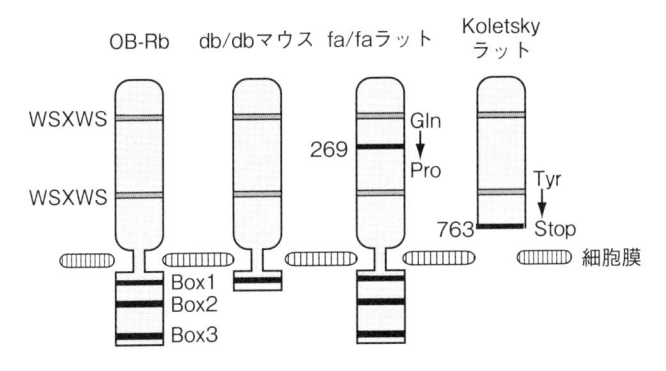

```
         OB-Rb    db/dbマウス  fa/faラット   Koletsky
                                            ラット
  WSXWS  ▭▭▭    ▭▭▭
                           ▭▭▭     Gln
                           269     ↓
                                   Pro        Tyr
  WSXWS  ▭▭▭    ▭▭▭                          ↓
                                          763  Stop
         ▭▭▭    ▭▭▭     ▭▭▭     ▭▭▭    細胞膜
         Box1
         Box2
         Box3
```

図7-2　レプチン受容体（OB-Rb）の構造と遺伝性肥満動物における異常

OB-Rbはサイトカイン受容体に特徴的なWSXWS配列を有する[9,10]。また、細胞内ドメインにはBox1,2,3が存在する[10]。Box1,2,3はレプチンの作用発現に必須である。事実db/db肥満マウスでは、スプライシングに異常がありBox2とBox3の欠損した細胞内領域の短い受容体が作られる[10]。また、fa/fa肥満ラットでは269番目のグルタミンがプロリンに変異している[11]。Koletsky肥満ラットでは、763番目のチロシンがストップコドンとなり、可溶型の受容体となる[12]。

トップ・コドンに変異して完全なレプチンが産生されない[2]。その結果、過食とエネルギー消費の低下による高度な肥満を呈する。

一方、レプチン受容体(OB-R)は、1995年にマウス脈絡膜よりクローニングされた[9]。レプチン受容体は、膜一回貫通型のクラスIサイトカイン受容体に属し、IL-6(Interleukin-6)受容体を構成するサブユニットの一つ、gp130と相同性がある。レプチン受容体には選択的スプライシングによって生ずる少なくとも6種類のアイソフォーム（OB-Ra～OB-Rf）が存在し、細胞内領域の最も長いOB-Rbでは、細胞内領域にJAKあるいはSTATと相互作用するBox1、Box2、Box3配列が存在する(図7-2)[10]。ob/obマウスとよく似た表現型を持つdb/dbマウスにはこのレプチン受容体遺伝子に突然変異があり、スプライシングの異常によってBox2およびBox3配列の欠如した細胞内領域の短い受容体が作られる(すなわちOB-Rbが存在しない)[10]。同様に、遺伝性の肥満ラットであるZucker rat(fa/fa)[11]とKoletsky rat(fak/fak)[12]においても、レプチン受容体遺伝子に変異の存在することが判明した。さらに、稀な症例ではあるが、レプチン並びにレプチン受容体遺伝子の構造異常を持つ肥満家系も報告されている[13,14]。

レプチン受容体のアイソフォームのうち，OB-Rb に欠陥を持つ db/db マウスが肥満・糖尿病となることから，OB-Rb の細胞内ドメインはレプチンの作用発現に必須である。最近の研究によると，レプチンが OB-Rb に結合すると JAK2(Janus kinase2) が Box1 と Box2 に結合し，活性化する。活性化した JAK2 はさらに転写因子である STAT3 を活性化する[15]。レプチン作用の少なくとも一部はこの STAT3 の活性化によると考えられる。

OB-Rb は視床下部に強く発現しており，このことからレプチン作用の多くが視床下部を介していると考えられる[9,10]。レプチンは脳の他の部位よりも速やかに脳脊髄液や視床下部に輸送され，血液体循環からレプチンを視床下部に輸送する高親和性レプチン輸送機構が存在する[16]。しかしながら，その他の組織，例えば脂肪組織，肺，小腸，腎臓，睾丸，脾臓など様々な末梢組織にも OB-Rb の発現が認められる[10]。したがってレプチンは，中枢作用とともに末梢組織にも直接，調節作用を及ぼす可能性が高い。事実レプチンが，脂肪組織での脂肪分解や骨格筋での脂肪酸酸化，血球系細胞の分化増殖，リンパ球の機能調節，血管新生など，末梢組織に対して多彩な直接作用を有することが報告されている[17]。

3．レプチンによるグルコース利用の促進作用

（1）視床下部―交感神経系によるグルコースの利用促進作用

グルコースの利用がインスリンによって調節されることはよく知られている。しかし，ある特定の末梢組織，特に熱産生器官として知られる BAT では，インスリンだけでなく交感神経がグルコースの利用を促進する。例えば，ラットやマウスを寒冷に曝すと交感神経活動が亢進するとともに，BAT におけるグルコースの利用が著しく亢進する[18]。しかし，血中のインスリン濃度は変化せず，グルコースの取り込み促進作用は BAT に分布する交感神経を外科的に切除することによって遮断される。このことは，寒冷暴露が交感神経系

を活性化することによってBATにおけるグルコースの利用を促進することを示唆する[18]。さらにその後，寒冷暴露が視床下部，特にVMHでの神経活動を高めることが明らかにされ[19]，寒冷暴露がVMH－交感神経系を活性化し，BATでの熱産生を高めることが判明した。

この問題に関して筆者らは，視床下部―交感神経系がBATでのグルコースの利用にどのような調節作用を営んでいるかを明らかにする目的で，視床下部腹内側核(VMH)を電気的に刺激した時のBATにおけるin vivoでのグルコースの取り込み速度の変化を調べた[20]。その結果，血中のインスリン濃度に変化がないにもかかわらず，BATでの熱産生とグルコース利用が著しく促進することを見出した[20]。またこれらの作用は，BATに分布する交感神経を外科的に切除することによって消失した。以上の実験結果は，視床下部―交感神経系がBATでの熱産生とグルコースの利用を促進することを明確に示している。

ところで筆者らは，この実験において，VMHへの電気刺激がBATだけでなく骨格筋と心臓でのグルコースの利用を選択的に促進することを新たに見出した[20]。しかもこれらの作用は，交感神経の作用遮断剤であるグアネチジン，あるいはカテコラミンβ受容体のブロッカーであるプロプラノロールによって阻害された[21]。このことから視床下部―交感神経系が，β作用を介して，BATだけでなく骨格筋や心臓でのグルコースの利用を制御していることが明らかとなった。ヒトのような大型の動物において，骨格筋は全身のグルコース利用の約80％を占めると考えられるから[22]，これらの実験結果は，視床下部―交感神経系が全身のグルコースの利用を制御する重要な血糖調節機構であることを示唆する。

（2）レプチンによるグルコースの促進作用

上述したように，寒冷暴露は視床下部―交感神経―グルコースの利用促進機構を調節する代表的な生理的活性化因子である。しかし，レプチンもまた動物に投与すると交感神経系の活動を高め[23]，BATでの熱産生を亢進させること

が報告されている[24]。しかもレプチン受容体 OB-Rb は，VMH，並びにそのすぐ腹側及び背側に位置する視床下部弓状核，視床下部背内側核に豊富に発現している[25]。このことから，レプチンが視床下部—交感神経系—グルコースの利用を調節する生理的な活性制御因子であると予想された。

そこで筆者らは，レプチンが視床下部—交感神経—グルコースの利用促進機構においてどのような調節作用を営んでいるかを明らかにするため，レプチンを VMH に微量注入し，末梢組織におけるグルコースの取り込み速度の変化を調べた[6,7]。図7-3はラットの VMH にレプチンを投与して6時間後に，末

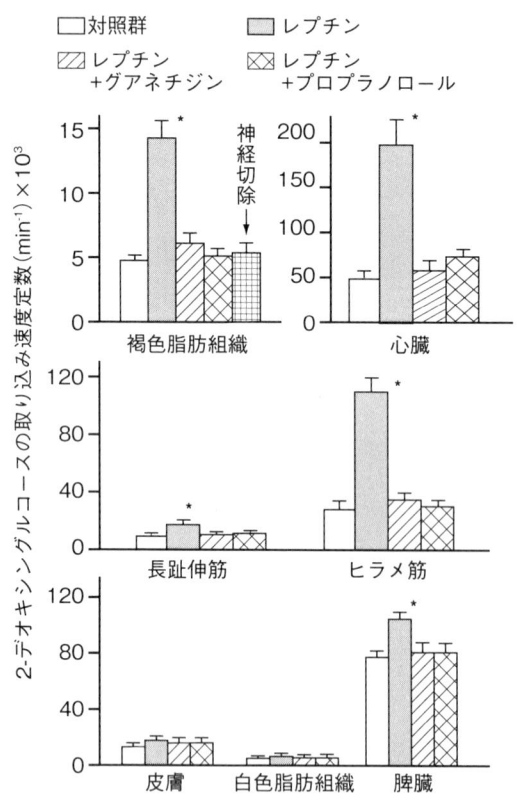

図7-3 レプチンを視床下部腹内側核（VMH）に作用させた時の末梢組織でのグルコースの取り込みに及ぼす効果[6,7]

ラットの VMH にレプチン 50 ng を投与し，6時間後，末梢組織でのグルコースの取り込み速度定数を 2-デオキシグルコース法によって測定した。対照群には VMH に生理食塩水を投与した。
＊：$p<0.05$ 対対照群

3. レプチンによるグルコース利用の促進作用

梢組織おける in vivo でのグルコース利用速度の変化を 2-デオキシグルコース法を用いて調べた結果である。この結果から明らかなように，レプチンを投与すると BAT，心臓，骨格筋においてグルコースの利用が選択的に促進することが判明した[6,7]。骨格筋では特に赤筋で効果が強く，ヒラメ筋では約4倍も亢進していた。しかし，白色脂肪組織や皮膚ではグルコースの取り込みに何ら影響はなかった。これと同様の実験結果は，Charron らの研究グループからも報告されている[5]。

レプチンによるグルコースの取り込み促進作用が，交感神経の働きによるかどうかを明らかにするため，交感神経を外科的に切除，あるいは交感神経の作用遮断剤であるグアネチジンの効果を調べた[6,7]。その結果，BAT に分布する交感神経を外科的に切除することによって，BAT におけるグルコースの取り込み促進作用は完全に抑制された[6]。また，グアネチジンによる前処置は，BAT だけでなく心臓や骨格筋におけるグルコースの取り込みを抑制した[7]。さらに，アドレナリン受容体のうち，α，β受容体のどちらがレプチンの促進作用に関与しているかを，フェノキシベンザミン(αブロッカー)とプロプラノロール(βブロッカー)を用いて調べたところ，プロプラノロールによってレプチンの作用が著しく減弱した(図7-3)[7]。このことから，レプチンは視床下部を活性化し，交感神経のβ作用を介して BAT，心臓，骨格筋(特に赤筋)でのグルコースの利用を選択的に亢進することが明らかとなった。

それでは，レプチンによるグルコースの取り込み促進作用はインスリンの作用とどのような相互作用を営んでいるのであろうか。このことを明らかにするため，インスリンをラットに静注し，グルコースを投与して血糖を維持しながらレプチンによるグルコースの取り込み促進作用がどのように変化するかを調べた[7]。その結果，最大の効果を惹起する，十分な量のインスリンを投与したにもかかわらず，レプチンは，BAT，心臓，骨格筋において，インスリンによるグルコースの取り込み促進作用をさらに増強した(図7-4)[7]。また，その増強作用は交感神経を切除した組織では認められなかった。このことから，レプチンによるインスリン作用の増強効果は，交感神経が重要な役割を果たして

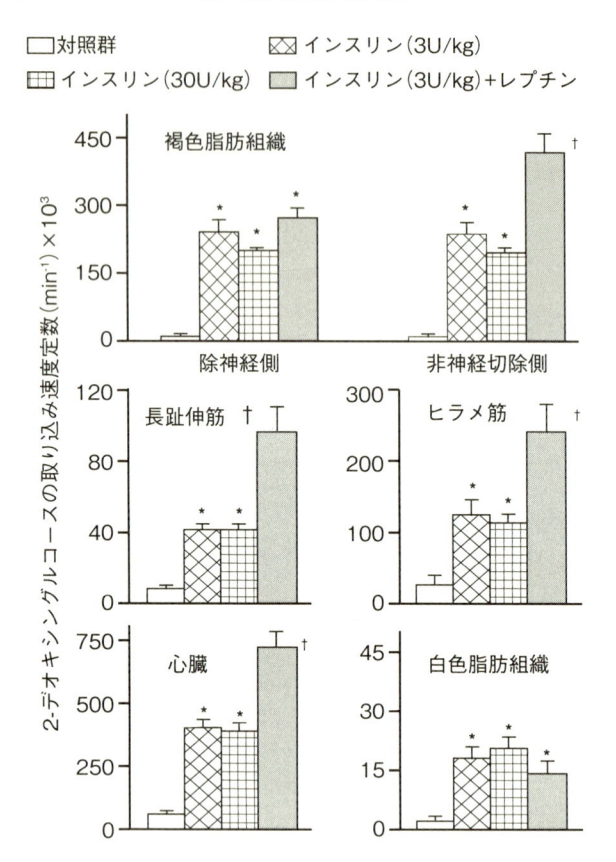

□ 対照群　　　　　　　⊠ インスリン(3U/kg)
▥ インスリン(30U/kg)　▧ インスリン(3U/kg)+レプチン

図7-4 末梢組織でのグルコースの取り込みに及ぼすレプチンとインスリンの相互作用[7]

ラットの視床下部腹内側核(VMH)にレプチンを投与し，6時間後，末梢組織でのグルコースの取り込み速度定数を 2-デオキシグルコース法によって測定した。対照群には VMH に生理食塩水を投与した。インスリンはグルコースの取り込みを測定する15分前に投与した。インスリン投与群においては，グルコースを静注して血糖を維持した。肩甲間褐色脂肪組織の左右組織の内，一方の組織に分布する交感神経を切除してグルコースの取り込み速度を比較した。＊：$p<0.05$ 対対照群，†：$p<0.05$ 対インスリン投与群(3 U/kg)

いることが明確になった。これに対して白色脂肪組織では，インスリンはグルコースの取り込みを著しく促進するにもかかわらず，レプチンはその作用をむしろ抑制する傾向があった。これらの実験結果から，レプチンが視床下部―交感神経系を活性化し，BAT，心臓，骨格筋においてグルコースの利用を選択的に促進することが明らかとなった。さらにレプチンが，これらの組織におい

3. レプチンによるグルコース利用の促進作用

てインスリンと協同的に作用を及ぼすことによってその効果をより増強することが判明した。

近年，レプチンがグルコースの利用に重要な調節作用を営んでいることを示す多くの証拠が蓄積している。例えば，レプチンを過剰に発現させたトランスジェニックマウスにおいてもインスリン感受性が亢進することが報告されている[26]。また，脂肪の分化を阻害し，脂肪細胞を欠いたlipoatrophyマウス(血中レプチン濃度が低い)にレプチンを投与すると，そのマウスの糖尿病が改善することも明らかにされた[27]。さらに，ストレプトゾトシンを投与してインスリン分泌を低下させ，糖尿病となった動物にレプチンを投与すると，高血糖が改善することも報告されている[28]。さらにこれらの研究成果がきっかけとなって，lipodystrophyを発症した患者にレプチンを投与する治療が開始された[29,30]。その結果は非常に良好であり，インスリン投与ですら効果の少なかったlipodystrophy患者の糖尿病や脂肪肝が，レプチンによって著しく改善した。これらの実験並びに治療結果は，いずれもレプチンが単独に，あるいはインスリン作用と協同的に調節作用を及ぼすことによって，グルコースの利用を促進することを意味する(図7-5)。

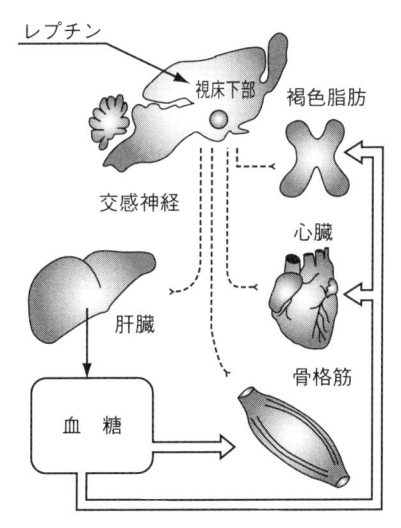

図7-5　レプチンによる視床下部—交感神経系の活性化とグルコース利用の促進作用

4. レプチンによる脂肪利用の促進作用とその機構

　レプチンを ob/ob マウスに投与すると，酸素消費量が増加するとともに呼吸商が低下し，動物の全脂肪量が減少する[31,32]。このことから，レプチンがグルコースの利用だけでなく脂肪の利用を促進し，熱として消費することが示唆される。しかし，レプチンがどの組織で，またどのような機構で脂肪の利用を促進するかは不明であった。この疑問に答えるため筆者らは，in vivo における各組織での脂肪酸酸化速度の変化を調べ，その結果，レプチンが心臓，BAT, 骨格筋において脂肪酸酸化を選択的に亢進すること見出した。さらに，骨格筋でのレプチンによる脂肪酸酸化促進作用は，AMP-activated protein kinase(AMPキナーゼ)の働きによることを明らかにした[8]。

　AMP キナーゼは，細胞内 ATP レベルが低下し AMP レベルが増加するような様々な細胞内環境において活性が上昇し，その働きによって脂肪酸酸化やグルコース利用を促進して ATP 合成を高める "master enzyme" として知られている[33,34]（図7-6）。しかし，レプチンが AMP キナーゼを活性化すると

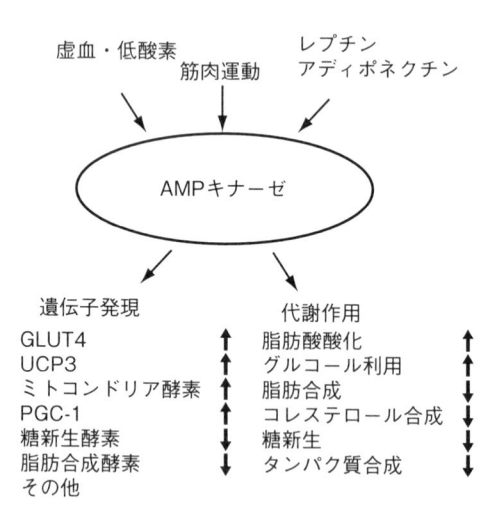

図7-6　AMPキナーゼの活性化因子と調節作用

いう筆者らの発見は，AMPキナーゼの本来の役割とは逆に，むしろ過剰な脂肪を積極的に利用し，エネルギーの消費を高めることを意味する。このようなAMPキナーゼの働きは，従来のAMPキナーゼの概念を大きく変更するものであった。そこで本節では，レプチン作用におけるAMPキナーゼの役割を理解するため，まずAMPキナーゼのこれまでの知見を紹介し，続いてAMPキナーゼを介したレプチンによる脂肪酸酸化の促進機構について述べる。

（1） AMP キナーゼの構造と機能

1） AMP キナーゼの発見

AMP-activated protein kinase（AMPキナーゼ）は，cAMP依存性プロテインキナーゼ（PKA）/ホスホリラーゼ・キナーゼと並んで歴史は古い[33,34]。しかし，cAMP依存性プロテインキナーゼとAMPキナーゼが歩んだ歴史は大きく異なる。PKAは，発見当初より，細胞外からのシグナルを細胞内器官に伝えるシグナル分子として捉えられてきた。これに対して，AMPキナーゼは細胞内のエネルギーレベルに応じて活性が変化し，主として細胞内のエネルギー危機に対処する"metabolic sensor"あるいは"fuel gauge"と位置づけられてきた[33,34]。

AMPキナーゼは，当初，コレステロール合成の律速酵素であるHMG-CoAリダクターゼをリン酸化する調節酵素として見出され，HMG-CoAリダクターゼ・キナーゼと呼ばれた[33]。またほぼ同時期に，脂質合成の律速酵素であるアセチルCoAカルボキシラーゼ（ACC）においても同様の調節酵素の存在が明らかとなり，これをアセチルCoAカルボキシラーゼ・キナーゼと呼んだ[33]。ところがCarlingとHardieらがアセチルCoAカルボキシラーゼ・キナーゼの精製に成功した結果，このキナーゼがHMG-CoAリダクターゼ・キナーゼそのものであることが証明された[33]。Hardieは，このキナーゼがPKAのように多くのタンパク質を基質とすること，またAMPが主要な活性化因子であることから，このキナーゼをAMP-activated protein kinase（AMPキナーゼ）と命名した[33]。

AMPキナーゼがHMG-CoAリダクターゼとACCの共通の調節酵素であるという事実は，AMPキナーゼがコレステロール代謝，脂質代謝，及び糖代謝を統括的に制御するマスター酵素の一つであることを意味する。しかし，AMPキナーゼがとりわけ注目されるようになったのは，AMPキナーゼが筋肉運動によって引き起こされる骨格筋でのグルコース利用や脂肪酸酸化促進作用に調節作用を及ぼすことが報告されてからである(図7-6)[33-36]。その後，糖尿病治療薬であるメトホルミンが骨格筋や肝臓においてAMPキナーゼを活性化すること[37]，さらに筆者並びに山内らが，レプチン[8]やアディポネクチン[38]によってAMPキナーゼを活性化することを明らかにし，AMPキナーゼがPKAと同様，細胞外からのシグナルを細胞内に伝える調節酵素であることが明確となった(図7-6)。

2）AMPキナーゼの構造

AMPキナーゼはα，β及びγの3つのサブユニットから構成されている(図7-7)[33-36]。αサブユニット(63kd)はAMPキナーゼの触媒作用を担い，N末端側にキナーゼドメイン，C末端側にそのキナーゼ活性を抑制的に調節するドメインが存在する[34]。これに対してβ(38kd)とγサブユニット(γ1:37kd，γ2:55kd，γ3:63kd)は調節サブユニットである。βサブユニットはαとγサブユニットを結合するアダプターであるとともに，ミリスチン酸による修飾を受けて細胞内分布に影響を及ぼす[34]。

γサブユニットにはCBSと呼ばれるドメインが4つ存在し，AMPとの結合に関与する(図7-7)[33, 34, 39]。CBSドメインは，名前の由来となったcystathionineβ-synthaseの場合，このドメインはS-アデノシルメチオニンによるアロステリックな活性化部位である[39]。それゆえ，γサブユニットのCBSドメインはAMPのアデノシン部分との結合に関与すると考えられる。

現在，AMPキナーゼの各サブユニットにはα1，α2，β1，β2，γ1，γ2，γ3の各アイソフォームが見つかっている[33, 34]。それぞれのアイソフォームは細胞内分布に違いがあり，例えば，INS-1細胞(インスリン分泌する細胞株)ではα1は細胞質に，α2は核内に多い[36]。また，臓器分布にも違いが認められる。

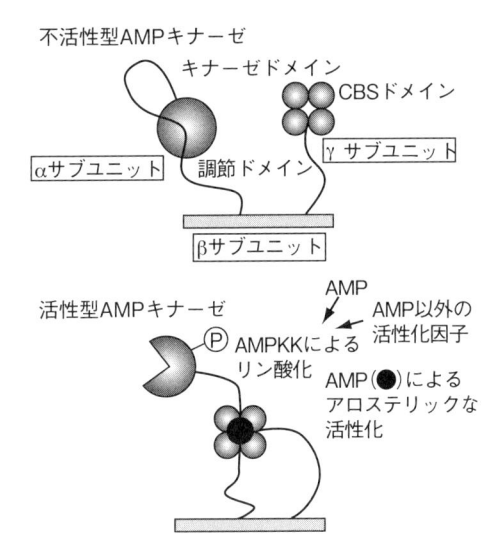

4. レプチンによる脂肪利用の促進作用とその機構

図7-7 AMPキナーゼのサブユニット構造と活性化機構[34,39]

　白筋はα2とβ2が多く，これに対してヒラメ筋（赤筋）ではα2とβ1が多い。γ1はほとんどすべての組織に存在するが，γ2は心臓に多く，γ3は骨格筋に比較的選択的である[36]。これらの事実からAMPキナーゼは，組織・細胞内小器官において様々なアイソフォームの組み合わせを持ち，各々が独自の調節作用を営んでいる可能性がある。

　AMPキナーゼの構造は酵母においても強く保存されている。酵母のホモログはSNF1プロテインキナーゼである[34]。SNF1キナーゼにおけるαとγサブユニットのホモログはSnf1pとSnf4pの各一種類，βサブユニットはSip1P，Sip2pとGal83pの三種類が存在する。SNF1複合体はグルコース飢餓で強く活性化され，グルコース以外の栄養素を利用するために必要な遺伝子の発現に必須である。しかし意外なことに，SNF1キナーゼはAMPによって活性化しない。活性化機構は現在のところ不明である。

3）AMPキナーゼの活性調節機構

　AMPキナーゼは細胞内のAMP濃度が増加する様々なストレスによって強く活性化される。例えば，熱ショック，代謝阻害薬，低酸素，低グルコースな

どは代表的な活性化因子であり，これらの刺激によってAMPキナーゼの活性は少なくとも数十倍に上昇する[33-36, 39]。

現在AMPキナーゼの活性化機構は，少なくとも2種類存在することが明らかにされている(図7-7)[33-36, 39]。一つは，AMPよるアロステリックな活性化であり，もう一つはAMPキナーゼ・キナーゼ(AMPKK)による活性化である。AMPKKは，主としてαサブユニットの172番目のアミノ酸，スレオニン(Thr172)をリン酸化することによってAMPキナーゼを活性化する。またAMPは，おそらくγサブユニットのCBSドメインに結合することによってαサブユニットの調節ドメインに影響を及ぼし，AMPキナーゼを活性化する。γサブユニットのCBSドメインが，骨格筋でのグリコーゲンの異常蓄積，WPW症候群などの不整脈，心肥大，心筋症をもたらすことが既に報告されており[39]，γサブユニットのCBSドメインがAMPキナーゼの機能維持に重要であることは間違いがない。

AMPは，AMPキナーゼをアロステリックに活性化するだけでなく，AMPKKをも活性化することが知られている(図7-7)[33-36]。その結果AMPは，アロステリックな活性化作用とAMPKKのリン酸化の両方を促進することによってAMPキナーゼの活性を著しく高める。AMPキナーゼがリン酸化するコンセンサス配列は，ACCやHMG-CoAリダクターゼなどの多くの研究から，疎水性アミノ酸-(X,塩基性アミノ酸)-X- X -Ser/Thr-X-X-疎水性アミノ酸と報告されている[34]。

AMPキナーゼ(並びにAMPKK)を活性化する薬物として5-aminoimidazole-4-carboxyamideriboside(AICAR)がある[34-36]。このヌクレオシドは，細胞内に取り込まれた後アデノシンキナーゼによってリン酸化され，ZMPとなり，AMPと同様の機構によってAMPキナーゼを活性化する。AICARがZMPとなって作用を及ぼすことを考えると，AICARがAMPキナーゼに特異的であるとは必ずしも言えない。したがってこれらの実験結果は注意深い検討が必要であるが，AICARがATP，ADP，AMP濃度に影響を与えないでAMPキナーゼを活性化することから，AMPキナーゼの生理並びに薬理作用を明らかにす

るため広く使用されている。

AMPKK は，多くの研究室がその精製とクローニングに取り組んでいるものの未だに成功していない。したがって，その活性化機構については不明な点が多いが，最近の研究によると，AMPKK は一種類だけではなく，AMP によって活性化されるタイプと AMP に依存しないタイプが存在するようである。例えば，細胞に高浸透圧溶液を作用させると(osmotic shock)，細胞内の AMP 量は増加しないにもかかわらず AMP キナーゼの活性が亢進する(Thr172 のリン酸化が亢進する)[40]。さらに，糖尿病治療薬として古くから知られているメトホルミンは，細胞内の AMP 量に影響を与えないで AMP キナーゼを活性化することが報告されている[41]。

4）筋肉運動と AMP キナーゼ

筋肉運動が骨格筋におけるグルコースと脂肪の利用を同時に促進することはよく知られている。筋肉運動が骨格筋でのグルコースの利用を促進する機構は，インスリン作用とは異なる機構によって GLUT4 を細胞内プールから細胞膜へ移動させることによる[42]。事実，インスリン作用の発現に必須なシグナル分子である PI-3 キナーゼの阻害剤(ワートマニンなど)を作用させても，筋収縮によるグルコースの取り込み促進作用は抑制されない[42]。

AMP キナーゼが，運動による骨格筋での代謝作用に関与することを最初に報告したのは，1996 年 Winder らである[43]。彼らは，ラットをトレッドミルで運動させた後に大腿四頭筋の AMP キナーゼの活性を調べ，運動を開始して 5 分以内に AMP キナーゼの活性が 2 倍から 3 倍に亢進することを見出した[43]。しかもその活性化の程度は運動の強度と相関していた。さらに，AMP キナーゼの活性化に伴い，AMP キナーゼのターゲットである ACC の活性が抑制されることもわかった[43]。その後 AMP キナーゼの α サブユニットのうち，トレッドミルによる運動では α2 AMP キナーゼの活性が主として亢進すること[44]，ヒトにおいても，エルゴメーターを使った運動において α2 AMP キナーゼが活性化することが報告された[45]。

AMP キナーゼが筋肉運動における代謝の亢進に関与することは，AICAR

を用いた実験結果からも示唆される．AICAR を動物に投与すると，筋肉運動と同様に，骨格筋において GLUT4 のトランスロケーション並びにグルコースの取り込みが促進し[46]，その作用もまた PI-3 キナーゼ阻害薬によって抑制されない[47]．しかも AICAR と筋肉運動によるグルコースの取り込み促進作用はともにインスリン作用と相加的である[47]．さらに，AICAR を骨格筋に作用させると GLUT4 の発現量が高まる[48]．また，AICAR の長期投与が運動と同様，インスリン感受性を高めることも報告されている[49]．これらの事実は，筋肉運動によるグルコースの取り込み促進作用が AMP キナーゼを介して惹起されることを示唆する．

一方 AMP キナーゼは，グルコース代謝だけでなく，ACC への活性制御を通してミトコンドリアでの脂肪酸酸化に調節作用を及ぼす（図7-8）[33-36, 43, 50]．長鎖脂肪酸をミトコンドリア内に取り込むカルニチンパルミトイルトランスフェラーゼ1（CPT1）は，ミトコンドリアにおける脂肪酸酸化の律速段階であるとともに，ACC の産物であるマロニル CoA によって強い阻害を受ける．そ

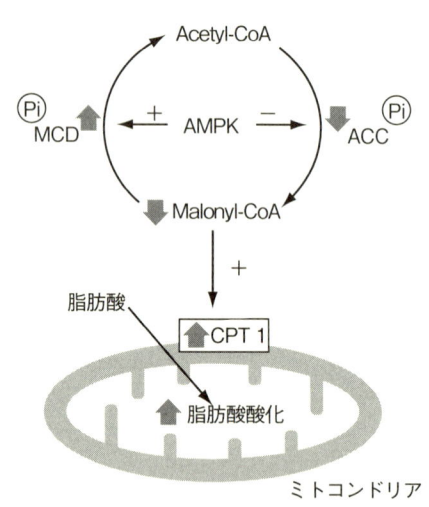

図7-8 AMPキナーゼによる脂肪酸酸化の調節機構[35, 37]

AMP キナーゼは ACC と MCD をリン酸化し，マロニル CoA を減少させる．その結果，マロニル CoA による CPT1 への抑制が解除されて CPT1 の活性が上昇，ミトコンドリアにおける脂肪酸酸化が亢進する．

のため，AMPキナーゼはACCをリン酸化することによってACC活性を抑制し，マロニルCoA量を低下させる結果，CPT1の活性が亢進して脂肪酸酸化を促進する。特に骨格筋では，脂肪酸合成酵素の発現が少ないにもかかわらずACCの発現が多く，それゆえ脂肪合成以外の役割が指摘されてきた。そしてその主要なアイソフォームであるACC-βはミトコンドリア外膜に結合し，CPT1の活性に調節作用を及ぼすことが報告されている。事実，ACC-βのノックアウトマウスは，骨格筋並びに心筋においてマロニルCoA量を低下して脂肪酸酸化が亢進し，やせることが示されていた[51]。筋肉運動では，すでに述べたようにAMPキナーゼの活性上昇に逆比例してACCの活性が抑制されるから，筋肉運動はAMPキナーゼを活性化させることによってACC-βの作用を抑制し，マロニルCoA量を減少，その結果脂肪酸酸化を促進すると考えられる(図7-8)。事実，AICARはACCをリン酸化してその活性を抑制し，脂肪酸酸化を促進する[36,43]。

さらにAMPキナーゼは，ACCだけでなく骨格筋におけるマロニルCoA脱炭酸酵素（MCD）のリン酸化を促進し活性を上昇させ，マロニルCoAを減少させることが報告されている[36]（図7-8）。MCDはACCの逆反応を触媒する酵素であるから，AMPキナーゼはACCの活性を低下させると同時にMCDの活性を増加させ，その結果マロニルCoAが減少してミトコンドリアでの脂肪酸酸化を高める。

ごく最近，AICARが骨格筋においてPGC-1の発現を高めることが報告された[52]。PGC-1は，ミトコンドリア数を増加させ，脂肪酸酸化に関連する一連の酵素の遺伝子発現を促進することが知られている。また，運動によってその発現が高まることも報告されている[52]。このことは，運動によって引き起こされるミトコンドリア数の増加や一連の遺伝子発現にAMPキナーゼ並びにPGC-1が関わることを示唆する。

それでは，AMPキナーゼの作用を阻害することによって，筋肉運動による骨格筋でのグルコースの利用促進作用や脂肪酸酸化作用は抑制されるのであろうか。Birnbaumらのグループは，ドミナントネガティブな作用を持つαサブ

ユニットを骨格筋に特異的に発現させ，内因性のα1とα2サブユニット発現量を著しく低下させたマウスを作製し，運動によるグルコース代謝への影響を調べた（内因性のαサブユニットの発現が低下する理由は，おそらく，β,γサブユニットと結合しない単独のαサブユニットが速やかに分解されるためと考えられる）[53]。このマウスの骨格筋では，低酸素によるグルコースの取り込みがほとんど抑制された。また，マウスの自発運動も減少していた。しかし，期待に反して運動によるグルコースの取り込みは部分的に低下するのみであった。この実験結果から，低酸素によって惹起されるグルコースの取り込みにAMPキナーゼは必須の酵素であるが，運動によるグルコースの取り込み促進作用にはAMPキナーゼだけでなく，AMPキナーゼ以外の機構も関与すると結論された。これに関連して，ヒラメ筋では，筋肉内のグリコーゲン量が十分高い場合にAMPキナーゼは筋肉運動によって活性化せず，グルコースの取り込み促進作用と乖離することが報告されている[54]。この実験結果もまた，運動によって惹起されるグルコース利用促進作用がAMPキナーゼだけではないことを示唆する。

（2）レプチンとAMPキナーゼ

1）レプチンによるAMPキナーゼの活性上昇

以上述べてきたように，AMPキナーゼは筋肉運動におけるグルコースの取り込み促進作用や,脂肪酸酸化促進作用に調節作用を及ぼす重要な酵素である。筆者らは，筋肉運動と同様，レプチンの作用においてもAMPキナーゼが関与しているのではないかと考え，その可能性をin vivo並びにin vitroの実験の両面から検討した。その結果，レプチンが視床下部―交感神経系を介して，また骨格筋への直接作用によって骨格筋でのAMPキナーゼを活性化し，その働きによって骨格筋での脂肪酸酸化を促進することを見出した[8]。ここではレプチンがどのような機構で骨格筋におけるAMPキナーゼを活性化し，脂肪酸酸化を促進するかを筆者らの研究結果をもとに概説する。

図7-9は，レプチンをマウスの静脈内あるいは視床下部に投与し，ヒラメ筋おけるα2AMPキナーゼの活性変化を調べた結果である[8]。レプチンを視

4. レプチンによる脂肪利用の促進作用とその機構

床下部に投与すると，約1時間後にα2AMPキナーゼの活性が約3倍に亢進し，その後6時間まで活性が続いた。ところが興味深いことに，静脈内投与ではAMPキナーゼの活性化は二相性であった。AMPキナーゼは，腓腹筋の赤筋部分においても活性が上昇したが，腓腹筋の白筋部分や白筋である長趾伸筋では変化せず，赤筋に選択的であることが判明した。α1AMPキナーゼの活性は何れの実験においても変化しなかった[8]。

レプチンを静脈内に投与すると，血中レプチン濃度は投与直後より速やかに減少し6時間後には通常のレベルにもどる[8]。したがってAMPキナーゼの後期の活性化が血中レプチンによる直接作用とは考え難い。また，視床下部にレプチンを投与してもAMPキナーゼの二相性の活性上昇は生じない。このことから筆者らは，静脈内投与によるAMPキナーゼの早期の活性化はレプチンによる骨格筋への直接作用，後期の活性化は視床下部を介した間接的な作用であると考えた。

筆者らは交感神経系の役割を明らかにするため，下肢骨格筋を支配する座骨神経，大腿神経ならびに内転神経を切断し，脂肪酸酸化速度に及ぼすレプチンの効果を調べた[8]。これらの神経を切断することによって，ヒラメ筋のカテコラミン含量は，5％以下に減少した[8]。そして，AMPキナーゼの早期の活性

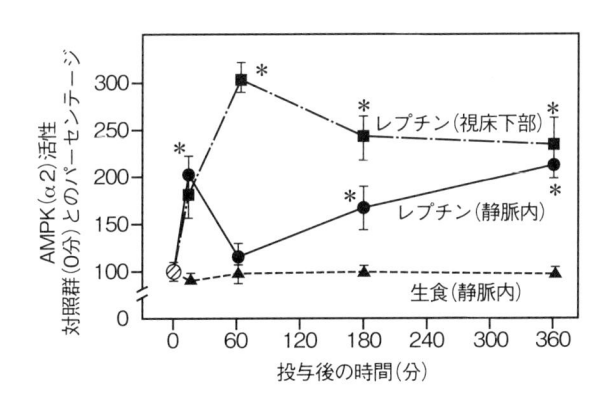

図7-9 レプチンによるマウス骨格筋でのα2AMPキナーゼの活性化[8]

レプチンを静脈内(1mg/kg)及び視床下部内(10ng)に投与した時のヒラメ筋におけるα2AMPキナーゼの活性化。＊：$p<0.05$ 対生理食塩水投与群

化は神経切除によって抑えられないが，静脈内投与による後期の活性化や視床下部投与による AMP キナーゼの活性化が抑制された(図7-10A)。このことから筆者らは，レプチンによる後期の AMP キナーゼの活性化には交感神経が関与すると結論した。

ヒラメ筋を支配する運動神経は座骨神経に含まれる．興味深いことに，座骨神経のみを切断しても(運動機能は障害されるにもかかわらず)，レプチンによる後期の AMP キナーゼの活性化は阻害されなかった[8]．その理由は，座骨神経

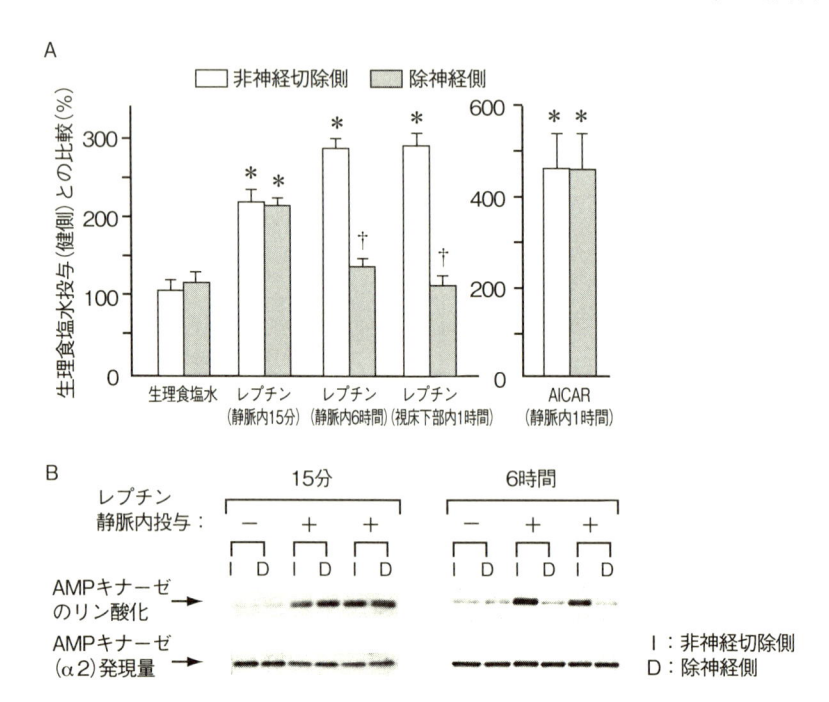

図7-10 レプチンによるAMPキナーゼの活性化（A）とリン酸化（B）に及ぼす交感神経切除の効果[8]

A：左右の下肢のうち一側の下肢に分布する交感神経を外科的に切除し，ヒラメ筋における α2AMPキナーゼの活性化を左右組織で比較した．レプチンを視床下部内(10ng)に投与した時，並びにレプチン静脈内(1 mg/kg)に投与して6時間後でのAMPキナーゼの活性化は，交感神経切除によって抑制される．しかし，静脈内に投与して15分後でのAMPキナーゼの早期の活性化やACIAR投与による活性化は交感神経切除によって抑制されない．＊：p<0.05 対生理食塩水投与群，†：p<0.05 対非神経切除群

B：レプチンを静脈内(1mg/kg)に投与した時のヒラメ筋における AMP キナーゼ（Thr172）のリン酸化

を切断してもヒラメ筋のノルエピネフリン含量は60％も残存し，交感神経機能が十分残るためと考えられる[8]。

同様に，αアドレナリン受容体のブロッカーであるフェントラミンをマウスに投与すると，AMPキナーゼの早期の活性化は神経切除によって抑えられないが，静脈内投与による後期の活性化や視床下部投与によるAMPキナーゼの活性化は抑制される[8]。さらに，レプチン受容体OB-Rbが欠如したdb/dbマウスでは，レプチンによるAMPキナーゼの活性上昇は認められなかった[8]。すなわちレプチンは，骨格筋のOB-Rbに直接，調節作用を及ぼしてα2AMPキナーゼを活性化するとともに，視床下部のOB-Rbに作用を及ぼして交感神経活動を高め，αアドレナリン作用を通して骨格筋におけるα2AMPキナーゼを活性化すると考えられる。このことは，単離したヒラメ筋にレプチンあるいはαアドレナリン作動薬を直接作用させると，それらがAMPキナーゼを活性化することによって証明された[8]（図7-11）。また，岸らは様々なGタンパク質カップリング受容体を培養細胞に発現させ，それぞれのアゴニストで刺激する実験を行なった。その結果，α受容体を始めとするGqカップリング受容体でAMPキナーゼが活性化することを報告している[55]。

それでは，レプチンはどのような分子機構を介してAMPキナーゼを活性化するのであろうか。筆者らは，AMPキナーゼの早期・後期の活性化において，αサブユニットにおけるThr172のリン酸化が亢進することを見出した[8]（図7-10B）。このことは，レプチンがAMPKKを介してAMPキナーゼを活性化することを示す。また，筋肉内のAMP量について調べたところ，レプチン投与直後にAMP量は約2倍に増加していた[8]。しかしながら後期の活性化ではAMP量は全く変化していなかった[8]。このことから，以下のことが結論される。レプチンは骨格筋のOB-Rbに作用した後，何らかの機構を介して細胞内AMP濃度を上昇させ，その結果AMPKK/AMPキナーゼの早期の活性化を引き起こす。しかし，後期のAMPキナーゼの活性化にAMPは関与せず，視床下部―交感神経系はAMP非依存性の機構によってAMPKK/AMPキナーゼを活性化する。

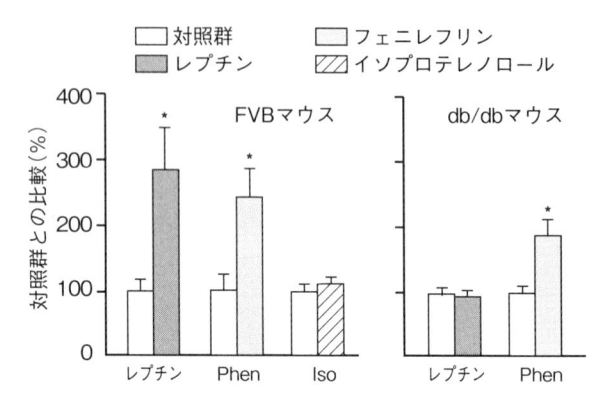

図7-11 単離ヒラメ筋のα2AMPキナーゼ活性に及ぼすレプチン，α並びにβアゴニストの効果[8]

単離したマウスヒラメ筋にレプチン(10nM)，フェニレフリン(Phen：100 nM，αアゴニスト)並びにイソプロテレノロール(Iso：100 nM，βアゴニスト)を作用させ，30分後α2AMPキナーゼの活性を測定した．FVBマウスにおいてレプチンとフェニレフリンはα2AMPキナーゼを活性化する．しかし，イソプロテレノロールはα2AMPキナーゼを活性化しない．また，OB-Rbを欠損したdb/dbマウスでは，レプチンはAMPキナーゼを活性化しない．＊：p<0.05 対対照群

2）レプチンによる脂肪酸酸化の亢進

レプチンが直接的に，また視床下部—交感神経系を介してAMPキナーゼを活性化するならば，筋肉運動と同様，骨格筋においてACC活性を抑制し脂肪酸酸化を促進することが予想される．事実，ACCのリン酸化(Ser79)が亢進しており，それに伴ってACC活性が抑制されることがわかった[8]．レプチンがAMPキナーゼを介してACCのリン酸化を促進することは，骨格筋細胞の細胞株であるH-2K^{b}細胞にドミナントネガティブなAMPキナーゼを発現させてAMPキナーゼの活性化を阻害すると，レプチンによるACCのリン酸化が完全に抑制される事実によって証明された(図7-12)[8]．

さらに筆者らは，in vivoにおける脂肪酸酸化の変化を[^{3}H]-2-(R)-ブロモパルミチン酸と[^{14}C]パルミチン酸を用いて調べた[56](図7-13)．その結果，レプチンがヒラメ筋などの赤筋において，選択的に脂肪酸酸化を亢進することを見出した(図7-14)[8]．また，レプチンを投与して6時間後では交感神経切除によって脂肪酸酸化がほぼ完全に抑制された[8]．この実験結果から，レプチンは赤筋に対して直接的に，また視床下部—交感神経系を介してAMPキナーゼ(α2)を

4. レプチンによる脂肪利用の促進作用とその機構

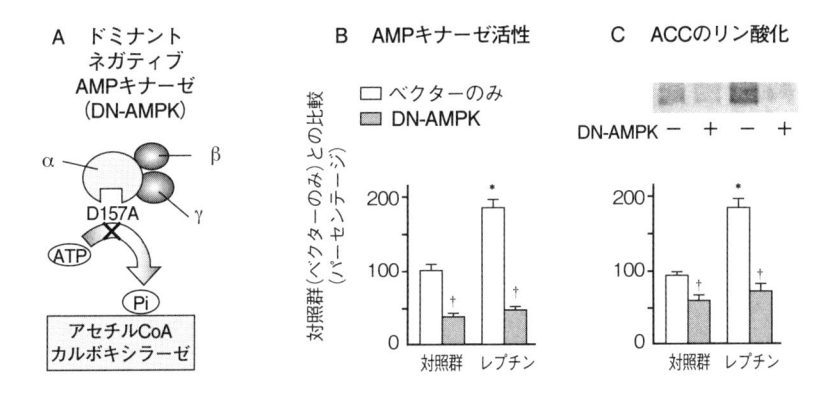

図7-12 レプチンによるACCのリン酸化とドミナントネガティブAMPキナーゼの効果[8]

A：ドミナントネガティブAMPキナーゼ（DN-AMPキナーゼ）によるAMPキナーゼ活性の抑制。DN-AMPキナーゼは，αサブユニットの157番目のアミノ酸アスパラギン酸をアラニンに置換をすることによって作製した。このDN-AMPキナーゼはキナーゼ活性を持たないため，アデノウイルスを用いてH-2K^{b}細胞に過剰に発現すると内因性のAMPキナーゼがACCをリン酸化できない。（H-2K^{b}細胞は，SV40 large T antigenのtsA58ミュータントを発現させたマウス骨格筋に由来する。OB-Rbを発現することが知られている）

B：レプチンによるAMPキナーゼの活性化とDN-AMPキナーゼの抑制作用

C：レプチンによるACCのリン酸化とDN-AMPキナーゼの抑制作用

＊：$p<0.05$ 対 対照群，†：$p<0.05$ 対ベクターのみ

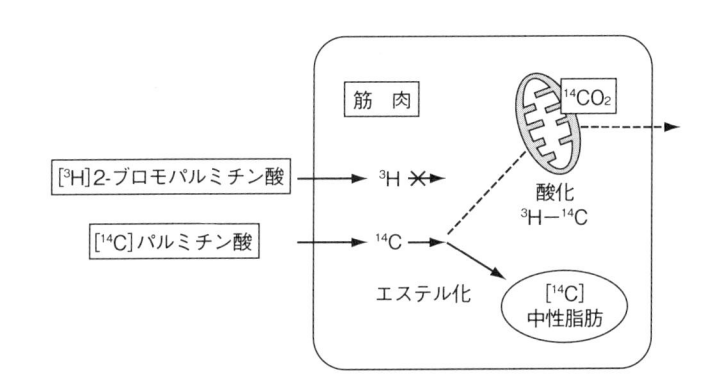

図7-13 in vivoにおける脂肪酸酸化速度の測定方法[56]

[^{3}H]-2-(R)-ブロモパルミチン酸は細胞に取り込まれてアシルCoAとなった後，代謝されないで細胞内に留まる。これに対して，[^{14}C]パルミチン酸は代謝されて一部は脂肪として蓄積し，他は酸化され細胞外に放出される。したがって，マウスに[^{3}H]-2-(R)-ブロモパルミチン酸と[^{14}C]パルミチン酸を投与し，組織に蓄積した放射活性量の差を測定することによって，脂肪酸酸化速度を計算することができる。

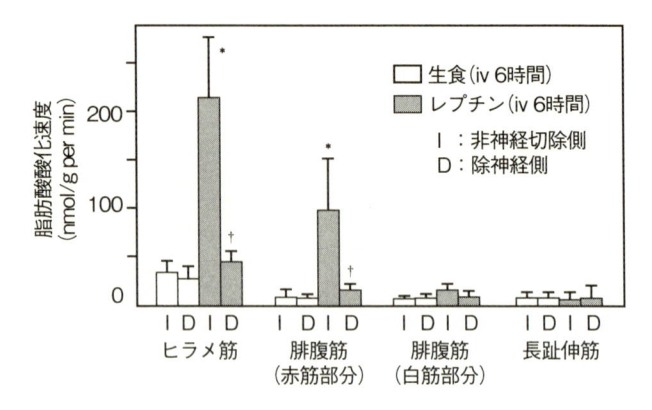

図7-14 レプチンによる骨格筋での脂肪酸化促進作用[8]

レプチンを静脈内に投与して6時間後の骨格筋における in vivo 脂肪酸化速度。レプチンはヒラメ筋などの赤筋において脂肪酸化を亢進させる。また，その効果は交感神経切除によって抑制される。
＊：$p<0.05$ 対生理食塩水投与群，†：$p<0.05$ 対非神経切除側群

図7-15 骨格筋での脂肪酸化に及ぼすレプチンの調節作用

レプチンは，骨格筋の OB-Rb を介して直接に，ならびに視床下部―交感神経系を介して骨格筋での AMPKK/AMP キナーゼを活性化する。活性化した AMP キナーゼは ACC をリン酸化することによってその活性を抑制し，マロニル CoA を減少させる。その結果，脂肪酸化が亢進する。

活性化させ，ACC活性を抑制，その結果，マロニルCoAが低下してミトコンドリアでの脂肪酸酸化を促進すると結論した(図7-15)。

　レプチンが，AMPキナーゼを介して骨格筋での脂肪酸酸化を促進するならば，AMPキナーゼ活性の上昇する15分においても脂肪酸酸化が亢進するはずである。事実，その後の実験において，レプチンを投与してから15分後においても，ヒラメ筋での脂肪酸酸化が亢進することが確認された。さらに，この作用には交感神経切除は無効であった。このように，レプチンによる骨格筋での脂肪酸酸化促進効果は，早期にはレプチンによる直接の作用によって，後期の活性上昇は視床下部—交感神経系を介すると考えられる。

　以上のことから明らかなように，レプチンは骨格筋，特に赤筋において脂肪酸酸化を促進する。それでは，骨格筋以外の組織においてレプチンは脂肪酸酸化を促進するのであろうか。この問題に関して筆者らは，レプチンを投与してから6時間後において心臓とBATでも脂肪酸酸化が亢進していることを見出した。この実験結果は，レプチンが，グルコースの利用だけでなくBAT，心臓，骨格筋(赤筋)において脂肪酸の利用を同時に高めることを示している。また，レプチンを投与してから15分後において，BATと白色脂肪組織におけるAMPキナーゼの活性が上昇した。現在，脂肪組織並びに心臓における脂肪酸酸化の亢進作用が，AMPキナーゼを介しているのか，あるいは交感神経を介して惹起されるのかどうかを解析中である。

　肥満は，脂肪組織だけでなく脂肪組織以外の組織，例えば骨格筋や膵臓のβ細胞において脂肪を蓄積し，インスリン感受性の低下やインスリン分泌の低下などの様々な障害，いわゆる"lipotoxicity"をもたらす[57]。したがって，AMPキナーゼを活性化するレプチンの脂肪酸酸化促進作用は，エネルギー消費を高めるだけでなく，こうした非脂肪組織での脂肪の蓄積を防ぎ，"lipotoxicity"を抑制することにあると考えられる[8]。事実，このようなAMPキナーゼの作用は，糖尿病治療薬として知られるメトホルミンが，肝臓や骨格筋においてAMPキナーゼを活性化し，脂肪酸酸化やグルコースの利用を促進する事実によっても裏付けられる[37]。また，レプチンと同じく脂肪酸酸化を促進す

るアディポネクチンも，肝臓や骨格筋においてAMPキナーゼを活性化することが最近明らかにされた[38]。さらに，レプチンの長期投与が骨格筋におけるAMPキナーゼの発現を高め，AMPキナーゼの活性を高く維持することが報告されている[58]。これらの事実は，AMPキナーゼがエネルギー消費機構及び"lipotoxicity"を調節・防止するための重要な制御酵素であることを示している。

ところで，AMPキナーゼはレプチンによるグルコースの取り込み促進作用にどう関わっているのであろうか。AMPキナーゼは，これまで見てきたように，骨格筋でのグルコース利用と脂肪酸酸化を同時に促進するという多くの報告がある。それゆえ当初，AMPキナーゼがレプチンによるグルコース取り込み促進作用を引き起こすシグナル分子であると考えられた。しかし，レプチンによるグルコースの取り込み促進作用は交感神経系のβ作用であるのに対して[7]，AMPキナーゼの活性化はα作用による[8]。さらに，レプチンを骨格筋に直接に作用させても脂肪酸酸化は促進する[59]がグルコースの利用が高まることはない[60]。このことからレプチンによる骨格筋でのグルコースの利用促進機構は，AMPキナーゼ以外の分子機構によると考えられる。

5. 肥満とレプチン抵抗性

既に述べたように，レプチンの産生量並びに血中のレプチン量は体脂肪量とよく相関する。しかしながら，そのような正の相関関係はやせたヒトだけでなく多くの肥満者にも当てはまり，「レプチンが過剰に存在するにもかかわらず肥満は解消しない」，というレプチンの作用障害，いわゆるレプチン抵抗性とも言うべき病態を呈している[3]。現在，レプチン抵抗性の原因として，レプチンの脳内移行障害，レプチン受容体以降の細胞内シグナル分子の異常，あるいはレプチン作用を仲介する神経伝達（修飾）物質の異常が推定されている。このようなレプチン抵抗性は，レプチンによるグルコース・脂肪利用の促進作用にも影響を与えると考えられる。最近，肥満したヒトの筋肉を取り出しレプチ

ンを in vitro で作用させると，やせたヒトの筋肉に比べ脂肪酸の酸化促進作用が低下していることが報告されている[61]。この実験結果は，レプチン抵抗性が中枢神経系だけでなく末梢組織にも存在することを示唆する。レプチン抵抗性を有する様々な肥満動物(例えば高脂肪食による肥満)において，骨格筋における AMP キナーゼがどう変化をしているかを明らかにすることは興味深い研究テーマと思われる。

6. おわりに

　本章では，レプチンによる糖・脂質代謝への調節作用を中心に概説した。レプチンは，主として視床下部—交感神経系を介して，BAT，骨格筋，心臓でのグルコースの利用を選択的に促進する。またレプチンは，これらの組織での脂肪酸酸化を同時に促進することが明らかとなった。レプチンの骨格筋における脂肪酸酸化促進作用は，レプチンが視床下部—交感神経系を介して，また骨格筋への直接作用によって AMP キナーゼを活性化することによる。このようなレプチンの作用は，エネルギー消費を高めるとともに，非脂肪組織における脂肪の蓄積を防ぎ "lipotoxicity" を防止する。事実，血中レプチン濃度の低い lipodystrophy において，脂肪が肝臓などで過剰に蓄積し，難治性の糖尿病を発症することや，レプチンを投与することによってこの症状が劇的に改善することは，糖・脂質代謝調節におけるレプチンの重要性を明確に示していると言える。

　そしてこれらの事実は，同時に，脳，特に視床下部による糖・脂質代謝への調節作用の重要性をも示している。脳はおそらく，レプチンだけでなく，その他のホルモン(例えばインスリン)や血糖，血中脂肪酸などの変化を感受し，これらの情報を統合，上述した調節機構などを駆使して各末梢組織での代謝を巧みに調節していると考えられる。さらに言うならば，脳のこのような機能は，単に肥満を防止し脂肪の蓄積を防ぐような生体の内部環境を保つためだけでなく，外環境の変化に応じて積極的に組織の代謝を変化させるための(例えば様々

なストレス,運動における代謝変化など),重要な調節機構であるに違いない。

文 献

1) Matsuzawa Y., Funahashi T., Nakamura T. : Molecular mechanism of metabolic syndrome X: contribution of adipocytokines adipocyte-derived bioactive substances. Ann N Y Acad Sci 1999 ; 892 ; 146-154.
2) Zhang Y., Proenca R., Maffei M. et al : Positional cloning of the mouse obese gene and its human homologue. Nature 1994 ; 372 ; 425-432.
3) Friedman J.M., Halaas J.L. : Leptin and the regulation of body weight in mammals. Nature 1998 ; 395 ; 763-770.
4) Pelleymounter M.A., Cullen M.J., Baker M.B. et al : Effects of the obese gene product on body weight regulation in ob/ob mice. Science 1995 ; 269 ; 540-543.
5) Kamohara S., Burcelin R., Halaas J.L. et al : Acute stimulation of glucose metabolism in mice by leptin treatment. Nature 1997 ; 389 ; 374-377.
6) Minokoshi Y., Haque, M. S., Shimazu T. : Microinjection of leptin into the ventromedial hypothalamus increases glucose uptake in peripheral tissues in rats. Diabetes 1999 ; 48 ; 287-291.
7) Haque M.S., Minokoshi Y., Hamai M. et al : Role of the sympathetic nervous system and insulin in enhancing glucose uptake in peripheral tissues after intrahypothalamic injection of leptin in rats. Diabetes 1999 ; 48 ; 1706-1712.
8) Minokoshi Y., Kim Y.B., Peroni O.D. et al : Leptin stimulates fatty-acid oxidation by activating AMP-activated protein kinase. Nature 2002 ; 415 ; 339-343.
9) Tartaglia L.A., Dembski M., Weng X. et al : Identification and expression cloning of a leptin receptor, OB-R. Cell 1995 ; 83 ; 1263-1271.
10) Lee G.H., Proenca R., Montez J.M. et al : Abnormal splicing of the leptin receptor in diabetic mice. Nature 1996 ; 379 ; 632-635.
11) Takaya K., Ogawa Y., Isse, N. et al : Molecular cloning of rat leptin receptor isoform complementary DNAs--identification of a missense mutation in Zucker fatty fa/fa rats. Biochem Biophys Res Commun 1996 ; 225 ; 75-83.
12) Takaya K., Ogawa Y., Hiraoka J. et al : Nonsense mutation of leptin receptor in the obese spontaneously hypertensive Koletsky rat. Nat Genet 1996 ; 14 ; 130-131.
13) Montague C.T., Farooqi I.S., Whitehead J.P. : Congenital leptin deficiency is associated with severe early-onset obesity in humans. Nature 1997 ; 387 ; 903-908.
14) Clement K., Vaisse C., Lahlou N. : A mutation in the human leptin receptor gene causes obesity and pituitary dysfunction. Nature 1998 ; 392 ; 398-401.

15) Vaisse C., Halaas J.L., Horvath C.M. et al : leptin activation of stat3 in the hypothalamus of wild-type and ob/ob mice but not db/db mice. Nat Genet 1996 ; 14 ; 95-97.
16) Banks W.A. : Leptin transport across the blood-brain barrier: implications for the cause and treatment of obesity. Curr Pharm Des 2001 ; 7 ; 125-133.
17) Harris R.B. : Leptin--much more than a satiety signal. Annu Rev Nutr 2000 ; 20 ; 45-75.
18) Shimizu Y., Nikami H., Saito M. : Sympathetic activation of glucose utilization in brown adipose tissue in rats. J Biochem 1991 ; 110 ; 688-392.
19) Morimoto A., Murakami N : [^{14}C] deoxyglucose incorporation in to rat brain reginos during hypothalamic or peripheral thermal stimulation. Am J Physiol Regul Integr Comp Physiol 1985 ; 248 ; R84-R92.
20) Sudo M., Minokoshi Y., Shimazu T. : Ventromedial hypothalamic stimulation enhances peripheral glucose uptake in anesthetized rats. Am J Physiol Endocrinol Metab 1991 ; 24 ; E298-E303.
21) Minokoshi Y., Okano Y., Shimazu T. : Regulatory mechanism of the ventromedial hypothalamus in enhancing glucose uptake in skeletal muscles. Brain Res 1994 ; 649 ; 343-347.
22) DeFronzo R.A., Jacot E., Jequier E. et al : The effect of insulin on the disposal of intravenous glucose. Results from indirect calorimetry and hepatic and femoral venous catheterization. Diabetes 1981 ; 30 ; 1000-1007.
23) Hynes W.G., Morgan D.A., Walsh S.A. et al : Receptor-mediated regional sympathetic nerve activation by leptin. J Clin Invest 1997 ; 100 ; 270-278.
24) Scarpace P.S., Matheny M., Pollock B.H. et al : Leptin increases uncoupling protein expression and energy expenditure. Am J Physiol Endocrinol Metab 1997 ; 273 ; E226-E230.
25) Elmquist J.K., Bjorbaek C., Ahima R.S. et al : Distribution of leptin receptor mRNA isoforms in the rat brain. J Com Neurol 1998 ; 395 ; 535-547.
26) Ogawa Y., Masuzaki H., Hosoda K. et al : Increased glucose metabolism and insulin sensitivity in transgenic skinny mice overexpressing leptin. Diabetes 1999 ; 48 ; 1822-1829.
27) Shimomura I., Hammer R., Ikemoto S. et al : Leptin reverses insulin resistance and diabetes mellitus in mice with congenital lipodystrophy. Nautre 1999 ; 401 ; 73-76.
28) Lin C., Higginbotham A., Judd R.L. et al : Central leptin increases insulin sensitivity in streptozotocin-induced diabetic rats. Am J Physiol Endocrinol

Metab 2002 ; 282 ; E1084-E1091.
29) Oarl A.E., Simha V., Ruiz E. et al : Leptin-replacement therapy for lipodystrophy. N Eng J Med 2002 ; 8 ; 570-578.
30) Peterson K.F., Oral E.A., Dufour S. et al : Leptin reverses insulin resistance and hepatic steatosis in patients with severe lipodystrophy. J Clin Invest 2002 ; 109 ; 1345-1350.
31) Halaas J.L, Gajiwaka K.S. Mafei M. et al : Weight reducing effects of the plasma protein encoded by he obese gene. Science 1995 ; 269 ; 543-546.
32) Haw J.J., Ghibaudi L., Compton D. et al : Intracerebroventricular injection of leptin increases thermogenesis and mobilizes fat metabolism in ob/ob mice. Horm Metab Res 1996 ; 28 ; 659-663.
33) Hardie D.G., Carling D. : The AMP-activated protein kinase. Fuel Gauge of the mammalian cell? Eur J Biochem 1997 ; 246 ; 259-273.
34) Hardie D.G., Carling D, Carlson M. : The AMP-activated/SNF1 protein kinase subfamily: metabolic sensors of the eukaryotic cell? Ann Rev Biochem 1998 ; 67 ; 821-855.
35) Winder W.W., Hardie D.G. : AMP-activated protein kinase, a metabolic master switch: possible roles in type 2 diabetes. Am J Physiol Endocrinol Metab 1999 ; 277 ; E1-E10.
36) Winder W.W. : Energy-sensing and signaling by AMP-activated protein kinase in skeletal muscle. J Appl Physiol 2001 ; 91 ; 1017-1028.
37) Zhou G., Myers R., Li Y. et al : Role of AMP-activated protein kinase in mechanism of metformin action. J Clin Invest 2001 ; 108 ; 1167-1174.
38) Yamauchi T., Kamon J., Minokoshi Y. et al : Adiponectin stimulates glucose utilization and fatty-acid oxidation by activating AMP-activated protein kinase. Nat Med 2002 ; 8 ; 1288-1295.
39) Hardie D.G., Hawley S.A. : AMP-activated protein kinase : the energy charge hypothesis revisited. Bioessays 2001 ; 23 ; 1112-1119.
40) Daniel T., Carling D. : Expression and regulation of the AMP-activated protein kinase-SNF1 sucrose non-fermenting 1 kinase complexes in yeast and mammalian cells: studies using chimaeric catalytic subunits. Biochem J 2002 ; 363 ; 167-174.
41) Fryer L.G., Parbu-Patel A., Carling D. : The Anti-diabetic drugs rosiglitazone and metformin stimulate AMP-activated protein kinase through distinct signaling pathways. J Biol Chem 2002 ; 277 ; 25226-25232.
42) Hayashi T., Jøgen F.P., Wojtaszewski J.F.P.et al : Exercise regulation of glucose

transport in skeletal muscle. Am J Physiol Endocrinol Metab 1997 ; 273 ; E1039-E1051.
43) Winder W.W., Hardie D.G.：Inactivation of acetyl-CoA carboxylase and activation of AMP-activated protein kinase in muscle during exercise. Am J Physiol Endocrinol Metab 1996 ; 270 ; E299-E304.
44) Musi N., Hayashi T., Fugii N. et al：AMP-activated protein kinase activity and glucose uptake in rat skeletal muscle. Am J Physiol Endocrinol Metab 2001 ; 280 ; E677-E684.
45) Wojtaszewski J.F., Nielsen P., Hansen B.F.：Isoform-specific and exercise intensity-dependent activation of 5'-AMP-activated protein kinase in human skeletal muscle. J Physiol Lond 2000 ; 528 ; 221-226.
46) Kurth-Kraczek J.E., Hirshman M.F., Goodyear L.J. et al：5' AMP-activated protein kinase activation causes GLUT4 translocation in skeletal muscle. Diabetes 1999 ; 48 ; 1667-1671.
47) Hayashi T., Hirshman M.F., Kurth E.J. et al：Evidence for 5' AMP activated protein kinase mediation of the effect of muscle contraction on glucose transport. Diabetes 1998 ; 47 ; 1369-1373.
48) Ojuka E.O., Nolte L.A., Holloszy J.O.：Increased expression of GLUT-4 and hexokinase in rat epitrochlearis muscles exposed to AICAR in vitro. J Appl Physiol 2000 ; 88 ; 1072-1075.
49) Iglesias M.A., Ye J.M., Frangioudakis G. et al：AICAR administration causes an apparent enhancement of muscle and liver insulin action in insulin-resistant high-fat-fed rats. Diabetes 2002 ; 51 ; 2886-2894.
50) Vavvas D., Apazidis A., Saha A.K. et al：Contraction-induced changes in acetyl-CoA carboxylase and 5'-AMP-activated kinase in skeletal muscle. J Biol Chem 1997 ; 272 ; 13256-13261.
51) Abu-Elheiga L, Matzuk M.M., Abo-Hashema K.A. et al：Continuous fatty acid oxidation and reduced fat storage in mice lacking acetyl-CoA carboxylase. Science 2001 ; 291 ; 2613-2616.
52) Terada S., Goto M., Kato M. et al：Effects of low-intensity prolonged exercise on PGC-1 mRNA expression in rat epitrochlearis muscle. Biochem Biophys Res Commun 2002 ; 296 ; 350-354.
53) Mu J., Brozinick J.T. Jr., Valladares O. et al: A role for AMP-activated protein kinase in contraction- and hypoxia-regulated glucose transport in skeletal muscle. Mol Cell 2001 ; 7 ; 1085-1094.
54) Derave W., Ai H., Ihlemann J. et al：Dissociation of AMP-activated protein

kinase activation and glucose transport in contracting slow-twitch muscle. Diabetes 2000 ; 49 ; 1281-1287.
55) Kishi K., Yuasa T., Minami A. et al : AMP-activated protein kinase is activated by the stimulations of Gq-coupled receptors. Biochem Biophys Res Commun 2000 ; 276 ; 16-22.
56) Oakes N.D., Kjellstedt A., Forsberg G-B. et al : Development and initial evaluation of a novel method for assessing tissue-specific plasma free fatty acid utilization in vivo using (R) -2-bromopalmitate tracer. J Lipid Res 1999 ; 40 ; 1155-1169.
57) Unger R.H., Zhou Y-T., Orci L. et al : Regulation of fatty acid homeostasis in cells: novel role of leptin. Proc Natl Acad Sci USA 1999 ; 96 ; 2327-2332.
58) Steinberg G.R., Rush J.W.E., Dyck D.J. et al : AMPK. expression and phosphorylation are increased in rodent muscle following chronic leptin treatment. Am J Physiol Endocrinol Metab 2002 ; 284 ; E648-E654.
59) Muoio D.M., Dohm G.L., Fiedoreck F.T.Jr. et al : Leptin directly alters lipid partitioning in skeletal muscle. Diabetes 1997 ; 46 ; 1360-1363.
60) Zierath J.R., Frevert E.U., Ryder J.W. et al : Evidence against a direct effect of leptin on glucose transport in skeletal muscle and adipocytes. Diabetes 1998 ; 47 ; 1-4.
61) Steinberg G.R., Parolin M.L., Heigenhauser G.J.F. et al : Leptin increases FA oxidation in lean but not obese human skeletal muscle: evidence of peripheral leptin resistance. Am J Physiol Endocrinol Metab 2002 ; 283 ; E187-E192.

第8章　運動・栄養と中枢性疲労

井上　和生[*]

1. 疲労とは

(1) 現代人と疲労

　現代の日本人において疲労，あるいは疲労感の問題はかなり重篤な問題だと思われる。疲労回復を効能とする食品・薬品，健康食品の類は数えきれないほど販売されていることからもその需要の多さ，すなわち疲労を感じている人の多さが伺える。なぜこのように疲れた人が増えてしまったのだろう。自動車の普及に代表される生活様式の変化，あるいは労働形態の変化によっていわゆる肉体労働的な要素が著しく減少しているはずなのに疲れている人はむしろ増えているような印象すらある。この原因としてストレスのことを考えなくてはならない。

　動物は種々の外部環境からの刺激および内部環境の変化に対応して体内環境を一定に保つ（恒常性）。これらの刺激をストレッサーと呼ぶ。環境は常に変動しているので動物も常にストレッサーによって引き起こされるストレスに対応していなければならない。このような意味で，運動もストレッサーと考えることができる。普通の人にとって運動はレクリエーションであるが，身体の方としては強弱はあってもストレスであることに違いはない。

　しかし現代の日本では運動が不足する人がむしろ大半であって，運動がスト

---
[*] 京都大学大学院農学研究科

レスとなる状況にある人は全体として減少しているだろう。疲れの原因はそれ以外のストレッサーによるもので，精神的なストレッサーが多くの人にとっての疲労の原因となっているのではないだろうか。心理的なストレスでも疲労が起こるのは確かで，例えば肉体的な消耗が起こるような場合と同様な変化が脳内で起こることがわかっている。しかしながら，心理的な刺激がどのような機構で物理的な刺激と同様な変化を脳内で引き起こすかはまだよくわかっていない。

（2）身体防御機構の一環としての疲労感

疲労には広くコンセンサスを得た定義はまだない。それだけいろいろな要素を含んだ現象と考えられるが，本項では，「何らかの原因によって心身が消耗し，休息・修復が必要とされる状態」としておく。休息を取ることで回復するため疲労は病気ではない。

先に述べたように疲労には肉体的なものと精神的なものがあることが直感的に理解できるだろう。例えば末梢性疲労（肉体的疲労）の代表として骨格筋の疲労がある。骨格筋の疲労は研究が進み，その機構がよく理解されてきている。高い強度で筋肉を動かし続けると次第にエネルギーの供給が間に合わなくなり，貯蔵エネルギーであるグリコーゲンが使い果たされ，筋肉内には乳酸がたまってついには骨格筋が収縮できなくなる。このような骨格筋の疲労はちょっとした運動でも経験する場合があるだろう[1]。

末梢性疲労に対して，疲れたと思う感覚，すなわち疲労感は中枢性疲労とほぼ同義と考えられる。このような疲労は肉体的な消耗がほとんどないような状況でも，例えば非常に緊張を強いられるような状況に置かれた後などに経験するだろう。

だが末梢性・中枢性疲労という分類は便宜的なものであり，実際には両者は不可分である。ある程度持久的な運動を行うともちろん肉体的な疲労が起こるが，完全に疲労困憊に至るはるか以前に疲労感を感じ，その運動を止めたいと思うだろう。このような部分が運動における中枢性疲労と考えられる。また机

に座って勉強しているような，肉体的な疲労がないような条件であっても目の疲れや腰や背中がだるいなど肉体的な疲労は多かれ少なかれあるだろう。

　このように末梢性疲労と中枢性疲労はその程度に差はあっても同時に起こるのが普通だと考えられる。

　運動のような物理的なストレスであっても，強い緊張感などのような心理的なものであっても，それを処理する器官（この場合骨格筋や脳）がストレッサーに対応する中で消耗し，平常状態にもどすために休息が必要な状況になっているという意味では中枢性にも末梢性にも疲労に違いはない。それでは，疲労とは単に心身が消耗して機能が低下した状態なのであろうか。確かに骨格筋で乳酸がたまって収縮が行えない状態は機能が低下した状態の代表的な例である。骨格筋の疲労に対する抵抗性（あるいは持久能力）はその筋肉の固有の性質としてある程度決まっている。

　これに対して疲労感は，同じ負荷であってもその時の気分（あるいは体調？）によってその大きさが変わってくる。また覚醒剤などの薬物で肉体の消耗とは無関係にその発生を遮断してしまうことも可能である。このため，例えば無酸素的にATPを産生することに伴って乳酸が生成されるような自動的にレベルが決まってくるような現象ではなく，むしろ状況に応じて脳で積極的に作り出されている感覚と考えたほうがうまく理解できるかもしれない。

　例えば野生動物が疲労困憊で動けない状態はもはや敵から逃れることができない，生命を維持するうえで非常に危険な状態である。このためできるだけこのような状態に陥らないため，必要のないときにエネルギーを使い果たすようなことがないよう抑制をかける機構が必要である。敵から逃れるため，あるいは食物を獲得するために，本当にそれが必要になるときに備えてエネルギーを節約することは動物の基本的な戦略であろう。すなわち，疲労感は身体の消耗の程度を知らせているのはもちろん，それ以外にこのままその疲労の原因になっている状況を放置すると完全に心身が消耗してしまい危険である，ということを警告しているものと考えられる。先ほど述べた，持久運動時に体力を使いきってしまうはるか以前に疲労感が生じ，運動を止めたいと思わせるのには

そのような目的もあるのかもしれない。このような不快な感覚が実は身体の機能の維持に役立つ、という現象は痛みの果たす役割と似ているところがあるかもしれない。組織を損傷する恐れがある強い物理的な刺激などがあるとそれは鋭い不快な感覚（痛覚）として感じられる。そのような刺激があるとその刺激を回避するよう行動するため、痛覚は結果的に組織を保護する役割を果たしている。痛みを引き起こすような侵害刺激を感覚として検知するのは脳の働きである。痛みを疲労感、侵害刺激を心身を消耗させる恐れのある刺激と置き換えて考えてみれば、両者の生物学的な意味合いがよく似ていることがわかるだろう。

　疲労したときは動きたくないと感じる。もちろん強い運動などによって疲労困憊に至ったときに動けないのは当然として、そこまで肉体的に疲労していなくとも動くのが億劫になる。疲労感の機能の一つとしてこのような自発行動に対する意欲の抑制が考えられる。

　ある程度貯蔵エネルギー量が低いレベルになってしまったとき、動き回ることによってエネルギーを消費しつつ一方でエネルギーの産生を行い、貯蔵レベルを回復することは非常に効率が悪い。またエネルギー源のみならず、例えば骨格筋組織など消耗した組織を元通りに回復するときもそれを使いながら修復するよりも完全に動きを止めるほうが修復の効率が良いだろう。このように心身の消耗を、消耗する状態が続いている間にその修復に努めるむだを避ける上で、活動レベルを低下させることは非常に意味がある。疲労感によって動きたくなくなる現象には、心身の回復に適した状態を作り出すようにする働きがあるのかもしれない。このように、疲労感（中枢性疲労）には身体の損傷を避け、消耗の回復を図る身体防御機構の一環としての積極的な役割があると考えられる（図8-1）。

　では疲労感の大きさにはどのような意味があるのだろう。疲労感の大きさはある程度消耗の程度、すなわち修復にかかるコストの大きさに比例する。消耗の程度が小さければ疲労はほとんど感知されない。また組織の消耗が何らかの実体があるのと対照的に、疲労感が認識される点はかなり任意のものだと考え

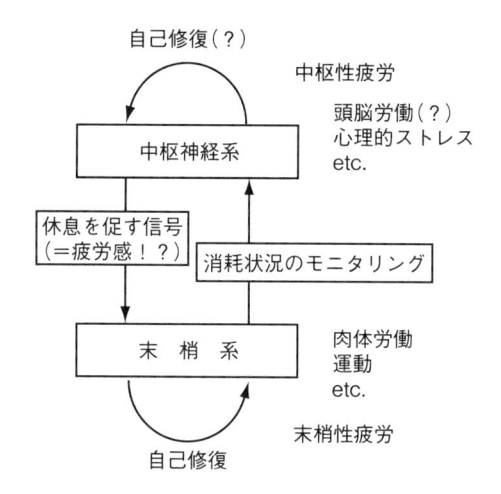

図8-1 疲労, 中枢性疲労, 末梢性疲労の関係

中枢神経系は末梢組織の消耗状況をモニターし, その度合いによって休息を促す信号(疲労感)を伝える。

られる。例えば, 疲れたなどと言っていては死んでしまうような危急存亡の時や大きな報酬が期待できる場合には疲労感は小さい。このような疲労感に対する閾値の変動が, 初めから疲労感が生じにくいのか, 疲労感を打ち消す機構が別にあり, これによって疲労が感じられなくなっていることが原因なのかはまだわかっていない。しかし疲労感が主として中枢性のものであり, 脳の状態(心理的な要因)によってその大きさが左右されるものでもあることは確かであろう。

感染時およびその後の回復期にも疲労を感じるが, これは病気によるものであり, 疲労感の形成において共通の機構があるかもしれないが本項においてはふれない。

(3) セロトニン仮説

運動時の疲労感生成機構としてよく知られている説にNewsholmeらのセロトニン仮説がある[2,3]。

長時間の持久的運動を行うとエネルギー源として遊離脂肪酸が動員される。

遊離脂肪酸は血中での輸送キャリアとして血清アルブミンを使う。血清アルブミンはアミノ酸の一種トリプトファンのキャリアでもある。しかし遊離脂肪酸が大量に動員されることでアルブミンを占有し，トリプトファンが追い出され，結果として結合していない遊離のトリプトファン濃度が増大する。

トリプトファンは神経伝達物質の一種であるセロトニンの前駆体でもある。脳内でのセロトニン合成は基質の供給が律速段階になっており，遊離のトリプトファンが増加することで脳内に流入する量が増え，セロトニンの合成量が増大する。これによりセロトニン作動性神経の活動が上昇し，疲労感を生成する，というのが彼らの説である。

また持久運動では骨格筋でのエネルギー源として分枝鎖アミノ酸も利用される。分枝鎖アミノ酸は特異的な輸送タンパク質によって脳内に取り込まれるが，同じ輸送タンパク質をトリプトファンも利用している。運動によって分枝鎖アミノ酸の血中濃度が減少すると脳内に流入するトリプトファンの量が相対的に増大することも上で述べたようなセロトニン合成が増加する条件と一致する。

脳内のトリプトファン流入を抑制することで疲労感が抑制されること[4,5]や，セロトニン作動性神経の活動を薬物で変化させることで持久運動の成績が変わること[6,7]などから，この仮説は妥当であると考えられる。

しかしセロトニンの合成が増大するような脂肪酸濃度の増大や分枝鎖アミノ酸濃度の低下が見られるような状況はかなり長時間の運動を要するものと考えられる。我々が日常的に感じるような疲労感はそのような長時間の運動によるものではない。肉体的な疲労がなくとも疲労感はある。

また鬱病の患者は強い倦怠感・疲労感を症状として訴えるが，抗うつ剤の一種であるSerotonin Specific Reuptake Inhibitor（SSRI）は神経末端から放出されたセロトニンが再取り込みされるのを抑制し，シナプス間隙のセロトニン濃度を高めてセロトニンの作用を増強するようにはたらく。このような薬剤で疲労感が軽減されるが，これは上で述べたセロトニン仮説の機構と矛盾する。

以上のような理由から，疲労感の生成はセロトニン作動性神経の活動だけで説明できない部分があると考えられる。

（4）疲労様行動を引き起こす活性の発見[8]

　筆者はセロトニン仮説の矛盾から，これ以外に疲労感の生成に関わる因子がないか検討を行った。

　疲労感は脳内での現象であることから，これに関わる因子は脳内で産生され，脳に対して作用していると考えられる。その作用形式は不明であったが，物質であるかぎり脳を取り巻く環境である脳脊髄液中に一部が漏れ出てくると予想できた。脳脊髄液とは頭がい骨と脊椎によって保護された脳と脊髄が浸っている液で，血液とは異なっている。脳内で疲労感の生成に関与する物質は，動物が疲労しているとき脳脊髄液中でその存在が認められると推測された。そしてそのような物質があるならば疲労した動物から採取された脳脊髄液を，別の疲労していない動物の脳内に投与したときその動物で疲労したような行動を引き起こすことができると考えた。筆者は肉体的疲労とあまり関係ない疲労がどのような機構によって引き起こされるかに興味があった。しかしながら実験動物でそのような疲労を引き起こす妥当なモデルがなかったため，結局運動によって疲労を引き起こすこととした。初めに述べたように運動による疲労であっても中枢性の疲労を必ず伴うと考えられるためである。

　動物の疲労の程度を評価する方法は自発行動を測定することで行った。疲労したときには自ら何らかの行動を起こすことがおっくうとなることを我々は経験する。このような感覚は動物では自発行動の減少で評価できると考えた。疲労したラット脳脊髄液に疲労感を引き起こす物質があるならば，これを投与された動物は疲れたように動かなくなると予測した。

　実験にはラットを用い，流水プール[9]で15分遊泳，5分休憩を1セットとする運動を8セット行わせ十分疲労させてから麻酔下で脳脊髄液を採取した。対照としてこの間運動していない安静ラットの脳脊髄液も採取した。

　この脳脊髄液を，全く運動を負荷せず疲労感がないと考えられるマウスの脳室（大槽）に投与した。投与はUedaら[10]の方法によった。その後直ちに自発行動を測定した。自発行動はマウスにとって新規な環境であるケージに入れ，

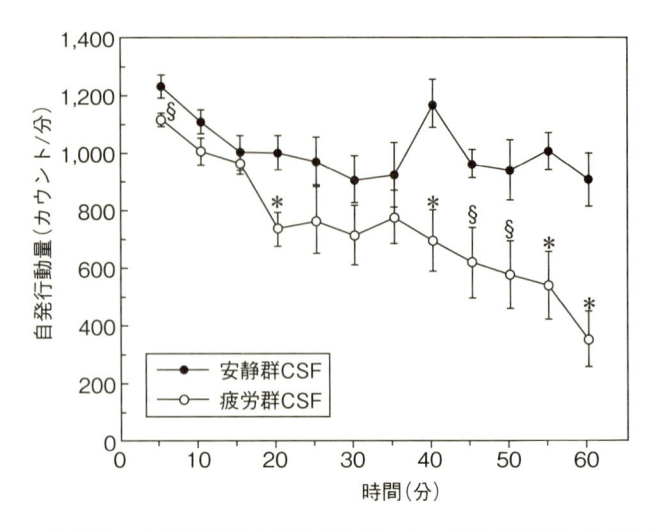

図8-2 疲労ラット脳脊髄液の脳内投与がマウス自発行動量に及ぼす影響

遊泳運動によって疲労させたラット脳脊髄液(cerebrospinal fluid, CSF)をマウス大槽に10μℓ投与し，その自発行動量を測定した（疲労群CSF）。コントロールとして運動していない安静ラット脳脊髄液を投与した（安静群CSF）。5分毎の行動量を示した。＊：$p<0.01$, §：$p<0.05$

マウス体温を熱源としてその移動を検知する赤外線センサーによってカウントした。

疲労ラット脳脊髄液を投与された群では次第に自発行動が減少し，コントロールである安静ラット脳脊髄液を投与された群の自発行動量に比べ投与後20分と40分以降で有意に低い値を示した（図8-2）。測定時間である1時間でのトータル行動量で比較しても疲労群で有意に行動量が抑制された（図8-3）。

実験に用いたマウスはなんらの運動も負荷していないので肉体的疲労がないと考えられることから，疲労した動物の脳脊髄液には，おそらく疲労感（中枢性疲労）を引き起こし自発行動を抑制する活性が存在することがわかった。

この活性は5分間の沸騰水浴中加熱で失活し，限外濾過により分子量1万で分画するとその高分子側に活性が存在した（図8-4）ことから，その本体は典型的な神経伝達物質やその代謝物ではあり得ず，タンパク質性のものであると考えられた。

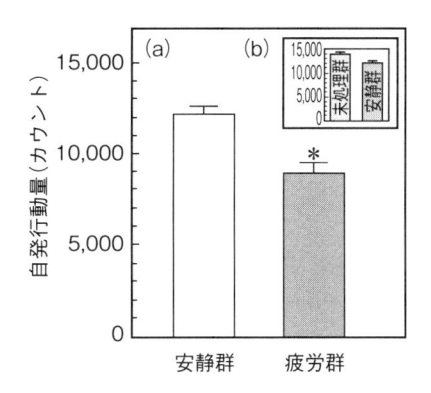

図8-3 疲労ラット脳脊髄液の脳内投与がマウス自発行動量に及ぼす影響

(a) 図8-2の行動量を測定時間の60分間の測定値を積算したトータル行動量として比較した。
(b) 比較のため全く未処理のマウスの自発行動量と安静群ラット脳脊髄液を投与されたマウスの自発行動量を示した。＊：p<0.01.

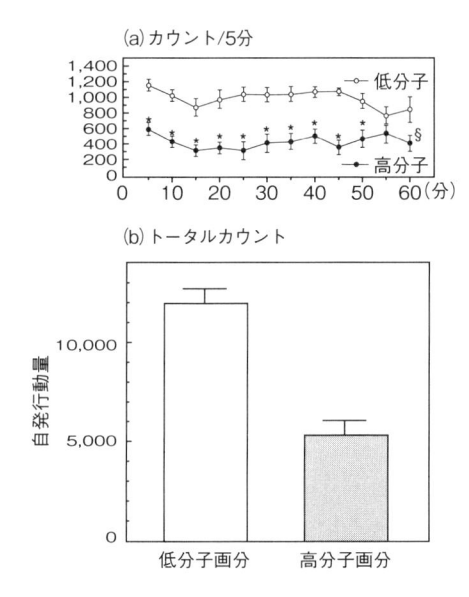

図8-4 疲労ラット脳脊髄液中の自発行動量抑制活性の分子量

疲労ラット脳脊髄液を分子量10,000で分画する限外濾過膜で処理し，高分子画分と低分子画分各々のマウス自発行動量に及ぼす影響を調べた。(a) マウス自発行動量を5分毎に表した。(b) 測定時間である60分間のトータルの行動量を比較した。＊：p<0.01, §：p<0.05.

2. 活性本体のヒドラによる同定，TGF-βの作用の発見[11, 12]

　前記の実験から，疲労感（中枢性疲労）を引き起こす活性はタンパク質性のものであると考えられたが，その本体を同定することは通常のタンパク質化学的手法ではかなり難しいと考えられた。脳脊髄液は希薄な溶液であり，ラットなど実験動物から大量に採取することがかなり難しいことや，分離したサンプルの活性評価を動物の行動量で測定しなければならなかったためである。

（1）ヒドラとは

　このような条件下で，少量のサンプルから生理活性を持つタンパク質・ペプチド性物質の検出と同定に威力を発揮するシステムとして淡水性腔腸動物であるヒドラを用いたアッセイ法がある。ヒドラは餌となるプランクトンをイソギンチャクのようにその触手にある刺胞の毒でマヒさせ，からめ捕って食べる。
　その際死んだプランクトンには反応せず生きたものだけを捕食するが，このプランクトンの生死をプランクトンの細胞中に存在する還元型グルタチオンの有無によって識別している（死んだプランクトンでは還元型グルタチオンがない）。餌をからめ捕った触手を折りたたんで口に送り込み，球状になる反応（触手球形成反応, tentacle ball formation, TBF）は機械的で，培地に還元型グルタチオンが存在するだけで引き起こすことができる。
　理由や機構はまだ不明であるが，生理活性を持つタンパク質やペプチドの多くはこの触手球形成反応を鋭敏に阻害する（図8-5）。培地に加える還元型グルタチオンの濃度を段階的に変え，それぞれの濃度で目的のペプチドがどの程度の強さで触手球形成反応を阻害するかを決定することにより，そのペプチドに固有の阻害パターンを決定することができる（図8-6）。これを利用し，未知試料中に存在する物質が何であるかを同定することが可能である[13-15]。この反応は非常に高感度であり[16]，脳脊髄液に含まれる極微量の生理活性タンパク質・ペプチドであっても検出・同定できると考えられた

2. 活性本体のヒドラによる同定，TGF-βの作用の発見　225

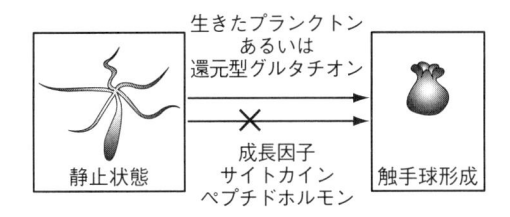

図8-5　ヒドラと触手球形成反応

通常状態のヒドラ（左）と触手球を形成した場合（右）の模式図

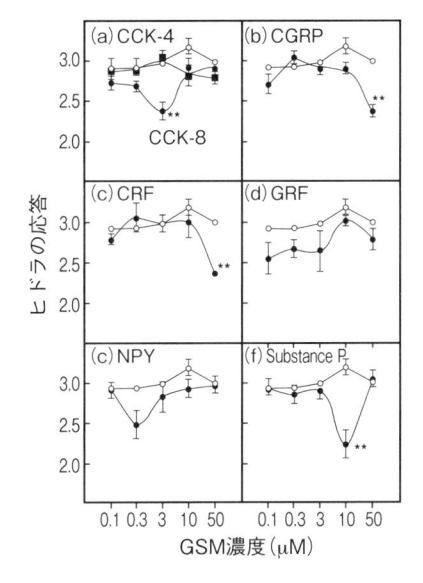

図8-6　種々の生理活性ペプチドがヒドラの触手球形成反応を抑制するパターン例

化学的に安定な還元型グルタチオン（S-メチルグルタチオン，GSMと略す）各濃度で，種々の生理活性ペプチドがヒドラの触手球形成応答を抑制するパターンを例示した。縦軸はヒドラの触手球形成の強さを示した。各ペプチドの濃度は0.5ng/mlとした。(a) CCK-4 = コレシストキニンペンタペプチド，CCK-8 = CCK オクタペプチド，(b) CGRP = カルシトニン遺伝子関連ペプチド，(c) CRF = コルチコトロピン放出因子，(d) GRF = 成長ホルモン放出因子，(e) NPY = ニューロペプチドY，(f) Substance P = サブスタンスP．（文献12より改変）

（2）脳脊髄液の比較

疲労ラットおよび安静ラット脳脊髄液をヒドラのアッセイにより比較すると

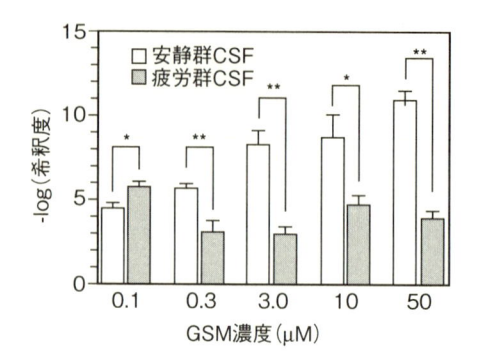

図8-7 疲労ラット脳脊髄液のヒドラ触手球形成反応に及ぼす影響

疲労ラット脳脊髄液（疲労群 CSF）と安静ラット脳脊髄液（安静群 CSF）各々がヒドラの触手球形成反応を阻害する強さを比較した。＊：$p<0.05$，＊＊：$p<0.01$．

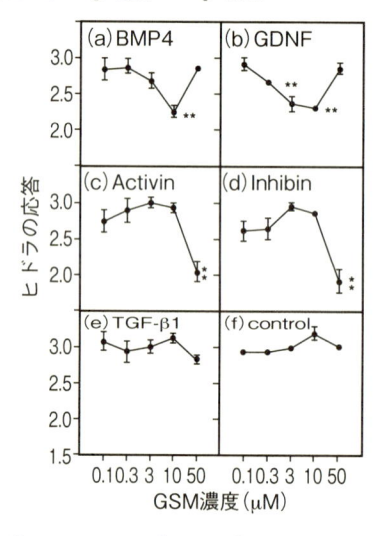

図8-8 TGF-β，およびTGF-βスーパーファミリーのメンバーがヒドラ触手球形成反応に及ぼす影響

各 GSM 濃度におけるヒドラ触手球形成反応を種々の生理活性ペプチドが抑制するパターンを示した。各ペプチドの濃度は 1ng/mℓ とした。(a) BMP4 ＝ 骨形成因子 4，(b) GDNF ＝ グリア細胞由来神経栄養因子，(c) Activin ＝ アクチビン，(d) Inhibin ＝ インヒビン，(e) TGF-β1．(f) Control ＝ 生理活性ペプチドを加えない場合のヒドラの応答．＊＊：$p<0.01$．（文献 12 より改変）

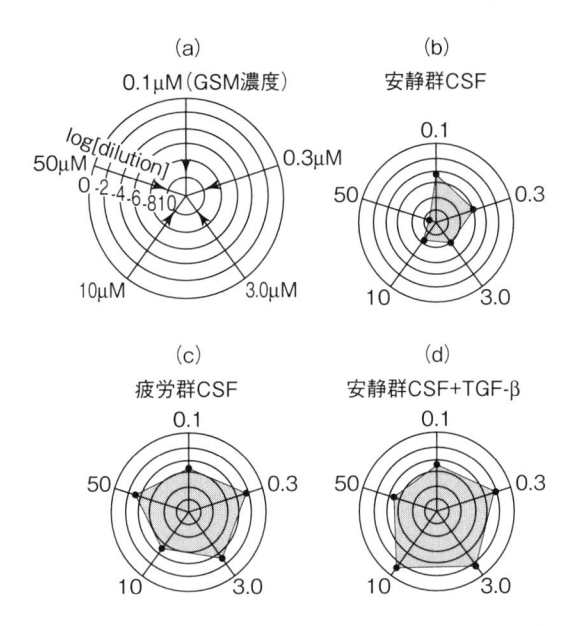

2. 活性本体のヒドラによる同定，TGF-βの作用の発見

図8-9 疲労ラット脳脊髄液と安静ラット脳脊髄液にTGF-βを添加した場合のヒドラ応答パターン

(a) GSMによって引き起こされるヒドラ触手球形成反応をサンプルが抑制する強さを，円の内側ほど大きくなるように示した。(b) 安静群ラット脳脊髄液，(c) 疲労群ラット脳脊髄液，(d) 安静群ラット脳脊髄液に10pg/mlとなるようTGF-βを添加したもの。(文献12より改変)

その反応パターンは明らかに異なり，疲労ラット脳脊髄液で全体に触手球形成反応抑制活性が弱いことがわかった（京都府立医大物理学花井教授との共同研究，図8-7）。

これまでの実験データより，このような抑制活性を減弱するようなパターンはtransforming growth factor -β(TGF-b)に特徴的な反応であることがわかっていた（図8-8）。そこで疲労ラット脳脊髄液の反応パターンと安静ラット脳脊髄液にTGF-βを添加したもののパターンを比較すると両者が非常に似ていることが明らかとなった（図8-9）。

この実験により，疲労ラット脳脊髄液中で特徴的な活性としてTGF-βが有力な候補であると考えられた。

3. TGF-βは本当に疲労感を引き起こすのか？

(1) TGF-βとは

　TGF-βとはその名の通り元々は細胞の形質を転換し，軟寒天中でコロニーの生成を可能にする活性を持つ増殖因子として発見された。その後この因子の作用は細胞の増殖よりも，むしろ増殖を抑制するほうの作用が主要なものであることがわかってきた[17,18]。その作用は動物の発生にも重要であり，正常な形態の形成に必要なことが遺伝子をノックアウトしたマウスで明らかにされている。

　現在TGF-βには脊椎動物で5種のアイソフォームが同定され，そのうちほ乳類には3種（TGF-β1〜β3)が存在する。各アイソフォーム間の相同性はアミノ酸配列で70％程度，同一アイソフォーム内では動物種間の相同性がアミノ酸配列で90％以上とその構造がよく保存されている。SS結合したホモダイマーで約25KDaの大きさを持つ。TGF-βの各アイソフォームを含め，よく似た構造を持つ大きなスーパーファミリーを形成し，そのメンバーには骨形成因子(Bone morphogenic factor, BMP)やGDNFなどがある。分子内に9個（TGF-βのアイソフォーム以外は7個)のシステイン残基を持ちその位置はよく保存さ

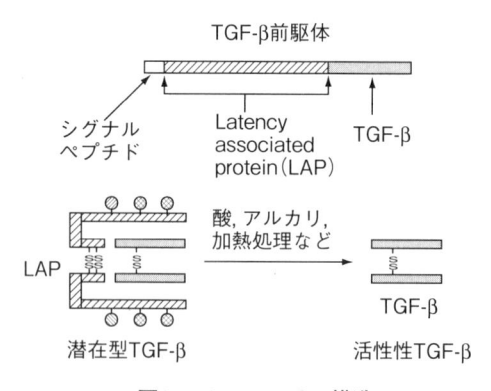

図8-10　TGF-βの構造

れている。

　TGF-βの活性の調節に特徴的なものとして，その活性をマスクする部分と一緒に合成されることがある。生合成されるときTGF-βは分子内でプロセシングを受け，そのC末端側が生理活性を持つ成熟TGF-βに，N末端側がTGF-βの活性をマスクするペプチド(latency associated protein, LAP)となる。両者は分泌された後も離れることなく非共有的に結合したまま存在する（潜在型TGF-β）。これは多彩な生理活性を持つTGF-βが必要のない場所でその活性を現すことを避けるためのメカニズムと考えられる（図8-10）。

　LAPが離れることでTGF-βの活性が初めて現れるが，どのような機構でLAPが離れるのか詳しいことはまだよくわかっていない。低いpH，あるいは高いpH，80℃程度の高温でLAPが外れ，TGF-βが活性化されることはわかっているが，このような機構が生理的なものであるかどうかは不明である。プラスミンやマトリックスメタロプロテイナーゼ（MMP）によるLAPの分解[19,20]，トロンボスポンジン[21]，あるいはある種のインテグリンとLAPが相互作用することでその構造が変化し，成熟TGF-βが放出される機構[22]などが報告されているが，生体内でどれほど普遍的な機構なのか，また他にもまだ活性化の機構が存在するのかなど，明らかにすべき問題が多く残されている。

（2）脳脊髄液中のTGF-β定量

　そこでまず脳脊髄液中のTGF-β量を測定した。ミンク胚上皮細胞(Mv1Lu)はTGF-βによって増殖が抑制されるため，トリチウムラベルしたチミジンのDNAへの取り込みが増殖の抑制によって減少することを利用し測定を行った。脳脊髄液を処理せずそのまま測定したものは活性型TGF-βの量，酸処理によって存在するTGF-β全量を活性化し，測定に供したものを総TGF-β量とした。

　その結果，総TGF-β量に有意な差はなかったが，活性型TGF-βの量は疲労ラット脳脊髄液中で有意に高い値を示した（表8-1）。これにより運動により脳脊髄液中のTGF-βが何らかの機構により活性化されることが明らか

表8-1 ラット脳脊髄液中のTGF-β濃度

TGF-β (pg/mℓ)	安静群	疲労群
活性型 TGF-β	145.8 ± 11.1	270.5 ± 7.3**
トータル TGF-β	1028 ± 46.1	1123 ± 60.7

** : $p<0.01$

となった。

（3） 脳脊髄液の抗TGF-β抗体処理が自発行動量抑制活性に及ぼす影響

脳脊髄液中のTGF-βが実際に動物の行動に影響を及ぼしているならば，その脳脊髄液からTGF-βだけを除去したとき自発行動の抑制活性がなくなるはずである。そこで疲労ラット脳脊髄液を抗TGF-β抗体で処理したものをマウス脳内に投与し，自発行動量を測定した。このとき使用した抗体はTGF-βすべてのアイソフォームを認識する汎特異抗体を用いた。対照として非免疫抗体で処理した疲労ラット脳脊髄液を用いた。

図8-11に示したように，疲労ラット脳脊髄液が示した自発行動量抑制活性は，抗TGF-β抗体で処理することにより消失し，安静ラット脳脊髄液を投与された場合と同レベルの自発行動量を示した。

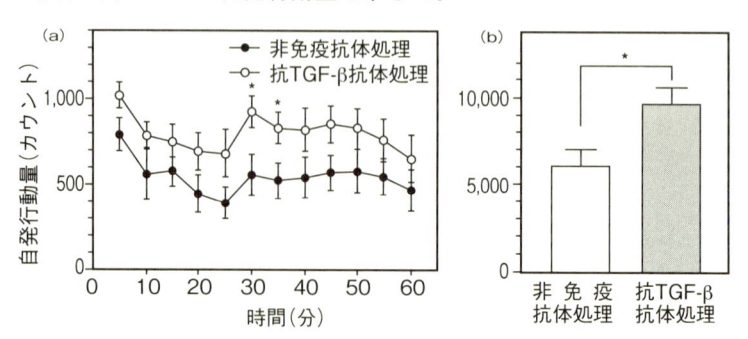

図8-11 抗TGF-β抗体で処理した疲労ラット脳脊髄液がマウス自発行動量に及ぼす影響

疲労ラット脳脊髄液を抗TGF-β抗体で処理し，TGF-βを除去したときのマウス自発行動量に及ぼす影響を示した。コントロールとして同じ疲労ラット脳脊髄液を非免疫抗体で処理したものを用いた。(a) 5分ごとのマウス自発行動量を示した。(b) 測定時間60分間のトータルの行動量で比較した。
* : $p<0.05$.（文献12より改変）

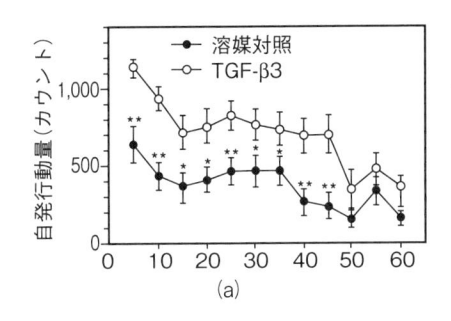

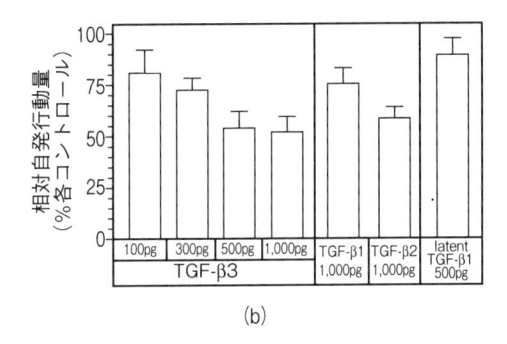

3. TGF-βは本当に疲労感を引き起こすのか？　**231**

図8-12　TGF-βの脳内投与がマウス自発行動量に及ぼす影響
(a) マウス大槽に TGF-β3 を 1000pg 投与したときの5分ごとの自発行動量を示した。コントロールとして TGF-β を溶解するのに用いた溶媒を投与した。(b) TGF-β3 の自発行動に及ぼす影響の用量依存性を検討した。またアイソフォームである TGF-β1 と TGF-β2 の効果，および潜在型 TGF-β の作用を検討した。＊：$p<0.05$，＊＊：$p<0.01$（文献12より改変）

（4）TGF-β そのものが自発行動量に及ぼす影響

また精製された TGF-β を投与すると，TGF-β3 の場合用量依存性が見られ，1000pg 投与の時 TGF-β2 と TGF-β3 は同等の活性を示した。理由は現在のところ不明であるが，TGF-β1 はやや活性が弱いことが明らかとなった。潜在型 TGF-β には自発行動を抑制する活性は全く認められなかった（図8-12）。

マウスにとって新規な環境であるケージ（オープンフィールド）で行動量を測定する方法は簡便であるがその値には新規環境を探索する行動が含まれ，純粋

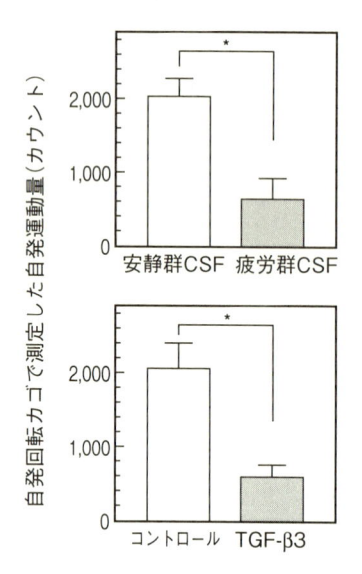

図8-13 疲労ラット脳脊髄液とTGF-βが回転カゴにおけるマウス自発運動量に及ぼす影響

特定の時間帯に回転カゴで運動するよう訓練したマウスの大槽に10μℓ疲労ラット脳脊髄液,あるいは1,000pgのTGF-β3を投与したときの自発運動量を示した。測定時間3時間においてマウスが走行した量を回転カゴの回転数カウントで示した。＊：p<0.01

な自発行動に比べやや高い値を示すと考えられた。そこでこの方法とは別に自発回転カゴを用いた運動量の測定を行った。マウスは一日に3時間自発回転カゴにアクセスでき,それ以外のときは狭い居住空間に閉じこめるよう飼育した。この方法で訓練すると回転カゴにアクセスできる時間中マウスは回転カゴで走行するようになった。マウスの訓練が完了した後脳脊髄液,またはTGF-βを投与し,自発運動量に及ぼす影響を検討した。図8-13に示したように疲労ラット脳脊髄液とTGF-βはマウス自発運動量を有意に抑制し,その抑制の割合はオープンフィールドで測定したときよりも大きな値となった。この方法で測定した運動量はマウスの運動する動機の大きさを示している。測定環境はマウスにとって慣れたものであり,探索行動は含まれず,運動量はマウスが自発的に行動する量そのものである。すなわち,疲労ラット脳脊髄液,およびTGF-βは運動する意欲を減退させたものと考えられた。この方法はオープン

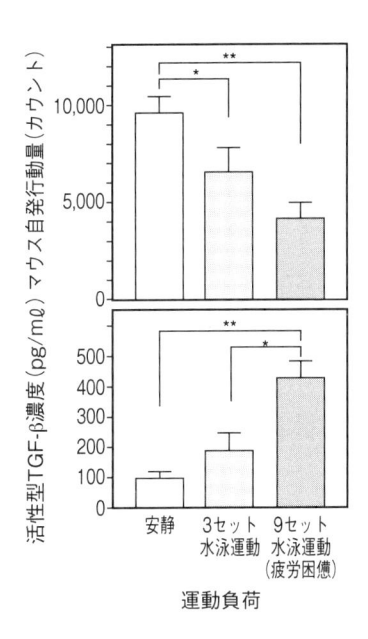

3. TGF-βは本当に疲労感を引き起こすのか？　233

図8-14　運動負荷の大きさが脳脊髄液中活性型TGF-βの濃度とマウス自発行動量に及ぼす影響

3段階に運動負荷を変えて採取したラット脳脊髄液中の活性型TGF-β濃度 下 と，同じ脳脊髄液をマウス大槽に投与したときの自発行動量に及ぼす影響（上）を示した。＊：p<0.05，＊＊：p<0.01．（文献12より改変）

フィールドで自発行動量を測定するよりも行動する動機の大きさを測定するうえで感度が高く，疲労ラット脳脊髄液やTGF-βの抑制効果がより鋭敏に反映されたと考えられた。

（5）運動負荷と脳脊髄液中の活性化TGF-β量

　最後に，ラットに負荷する運動強度を1）安静，2）軽い運動（3セットの遊泳運動），3）疲労困憊（9セットの遊泳運動）と3段階に変え，脳脊髄液中の活性型TGF-β濃度，および同じ脳脊髄液をマウス脳内に投与したときの自発行動抑制活性を検討した。脳脊髄液の活性型TGF-β濃度は運動負荷が増大するほど高くなり，またそれと比例するようにマウスの自発行動抑制活性も高くなった（図8-14）。すなわち，疲労度の大きいラットほどその脳脊髄液中

の自発行動抑制活性が強く，活性化された TGF-β の割合が増大すると考えられた．

以上の結果より，脳内の活性型 TGF-β がおそらく疲労感を生成して自発行動を抑制する機構に関与していること，疲労度の大きさは活性型 TGF-β 濃度に比例していることが強く示唆された．

4．TGF-β は本当に脳に作用するのか？

（1） TGF-β の信号伝達機構 [18, 23]

TGF-β の作用は特異的な受容体によって細胞内に伝えられる．TGF-β 受容体は Ser/Thr キナーゼで，タイプⅠ受容体とタイプⅡ受容体が信号伝達に関与する．タイプⅠ受容体が直接細胞内に信号を伝える役割を果たすが，タイプⅡ受容体がなければ TGF-β と結合することができない．TGF-β が結合するとタイプⅡ受容体とタイプⅠ受容体が会合し，タイプⅡ受容体がタイプⅠ受容体をリン酸化・活性化する．タイプⅢ受容体は直接信号を生成することはできないが，タイプⅠ/Ⅱ複合体に TGF-β が結合するのを促進する働きがあると考えられている（図8-15）．

TGF-β 受容体の直接の基質は Smad と呼ばれる一群のタンパク質であるが，

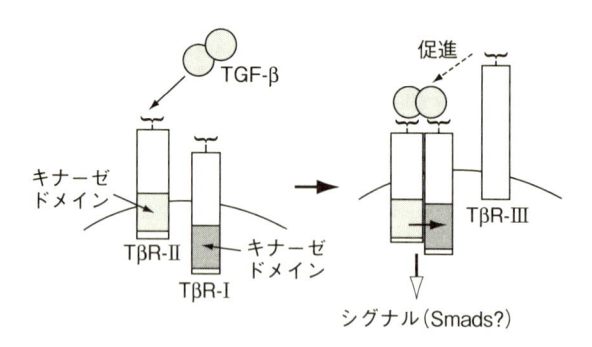

図8-15　TGF-β 受容体とその信号伝達
TβR-Ⅰ＝1型 TGF-β 受容体，TβR-Ⅱ＝2型，TβR-Ⅲ＝3型

これらはTGF-β受容体キナーゼによりリン酸化され，核内に移行して遺伝子発現の調節に直接関わっている。しかし疲労感の生成にSmadをメンバーとする信号伝達機構が関与しているかどうかはまだ不明で，新たな遺伝子の発現が必要なのかどうか，あるいは全く異なる機構が関与しているのかを明らかにする必要がある。

（2）脳での受容体の分布

TGF-βの作用は受容体を介して発現する。脳に対してTGF-βが作用するためには脳で受容体の発現がなくてはならない。TGF-βが脳に作用して疲労感を生成していることを証明するため，まず脳におけるTGF-β受容体の発現をオリゴヌクレオチドプローブによるin situ ハイブリダイゼーションで確認した（北大獣医学部岩永教授との共同研究）。

成熟したラット脳では，タイプI受容体mRNAは歯状回と呼ばれる部位，タイプIII受容体は歯状回・海馬CA1～CA3領域に発現していた。タイプII受容体の発現場所はまだはっきりとわかっておらず，さらに検討を要するが，歯状回には発現していないらしい。上で述べたようにタイプII受容体がなければタイプI受容体はTGF-βを直接結合できないため，この両者の発現部位が異なると通常の信号伝達が起こらないことになってしまう。受容体の発現部位に関しては現在さらに検討を行っている。

（3）神経伝達物質の代謝回転速度の変化と変化の起こる部位

脳でTGF-β受容体が発現していることがわかったので，脳内に投与し，脳の活動がどのように変動するか神経伝達物質の代謝回転速度で検討した。TGF-βを脳内に投与するため大槽にカニュレーション手術を施し，40ng（約1.7pmole）投与後脳組織での神経伝達物質の代謝回転速度を測定した。摘出した脳を小脳，線条体，海馬，大脳皮質（左），延髄・橋，中脳，視床，視床下部の8部位に分割し，それぞれの部位での神経伝達物質とその代謝物の濃度を測定した。代謝物の濃度を神経伝達物質の濃度で除し，代謝回転速度とした。

比較のため8セットの遊泳運動を負荷したラットの脳についても同様に検討した。運動を負荷したラットでは，測定したドーパミン，ノルアドレナリン，セロトニンについてほぼすべての部位で代謝回転が上昇した。TGF-β投与によりノルアドレナリンの変化は見られなかったが，セロトニンについては視床下部で，ドーパミンについては視床下部，延髄・橋で有意な代謝回転の上昇が観察された。8セットの遊泳運動は大きな負荷であるため脳のいろいろな部位で神経活動が増大することは当然と考えられた。TGF-β投与は肉体的な負荷は全くないため，これで見られた代謝回転の増大はTGF-βそのものの作用と考えられ，運動負荷で見られたものと部分的に似た変化が見られた。

（4）脳波の変化

　脳波とは，脳の神経活動の総和である電気的な変化を頭皮上などから記録したもので，脳のある種の状態を示している。ある生理活性物質が脳に作用するならば，それは脳の活動状況を変化させ，脳波の変化として検知できる可能性がある。そこでTGF-βが脳に対して作用していることを確認するため，脳内にTGF-βを投与したときのラット脳波の変化を検討した[24]。ラットの大脳皮質上に電極を設置し，電気的な変動をトランスミッターによって送信して

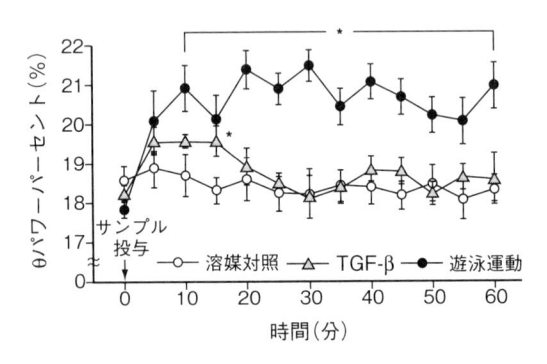

図8-16　TGF-β脳内投与がラット脳波θ波に及ぼす影響

40ngのTGF-β3をラット大槽に投与したときのラット脳波の変化のうち，θ波成分の変化を示した。コントロールとして溶媒を投与したときと軽度の運動3セットの遊泳運動を負荷したときのθ波成分の変化も示した。＊：$p<0.05$．

4．TGF-βは本当に脳に作用するのか？

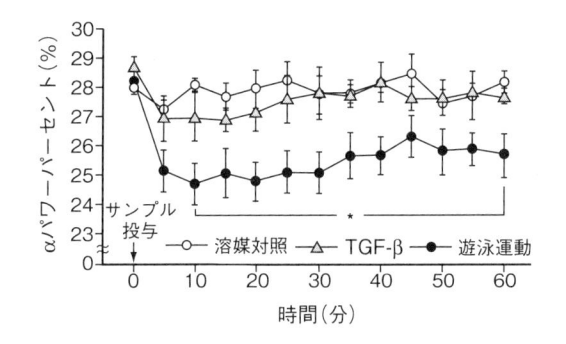

図8-17　TGF-β脳内投与がラット脳波α波に及ぼす影響
図8-16と同様の条件で，α波成分の変化を示した．＊：p<0.05.

無拘束で脳波を測定できるようにした．TGF-βはカニュレーション手術を施すことで大槽内に投与することとした．前項と同様に40ngのTGF-βを投与した．比較のため軽い遊泳運動（流水プールでの3セットの水泳）を行った直後の脳波を測定した．

運動によってθ波成分が増大し，α波成分は減少した．TGF-βを脳内に投与すると運動の場合よりも増大の割合は小さいがθ波の有意な増大が見られた（図8-16, 17）．α波は減少傾向にあるが有意な差ではなかった．

θ波は通常入眠時に見られる波形と言われるが，眠気や倦怠感，疲労感の増大した状態でも見られる[25]ことから，水泳運動を負荷した後では後者の状態を反映しているものと思われる．TGF-β投与で割合は小さいながらも運動後と同様の脳波の変化が観察されたことから，TGF-βが脳に運動後の状態と同様の変化を引き起こしていると考えられる．

これらの結果より，TGF-βが脳に対して作用し，疲労したときのような行動の変化を引き起こしていることが強く示唆された．

5. TGF-βを脳に投与したとき末梢組織で起こる変化

(1) 末梢組織で起こる変化とは

TGF-βが脳内でおそらく疲労感を生成し，自発行動を抑制することがわかった。どのような機構により行動を抑制するかはまだ不明であるが，このような全身的な行動は末梢組織に対しても何らかの影響を与えていることが推察された。疲労感がある種の警告信号であると考えられるからには，単に心身の消耗状況を認識させる働き以外に，疲労の原因に対する対応や，消耗状態からの回復を準備するような変化を引き起こす可能性が考えられた。そこで，エネルギー代謝に関係する生理状態に対し測定を行った。

(2) 呼吸商の変化

全身的なエネルギー代謝の状態を測定する方法に比較的簡便で精度の高いものとして呼吸商の測定がある。呼吸商とは，呼気中の二酸化炭素生成量と酸素

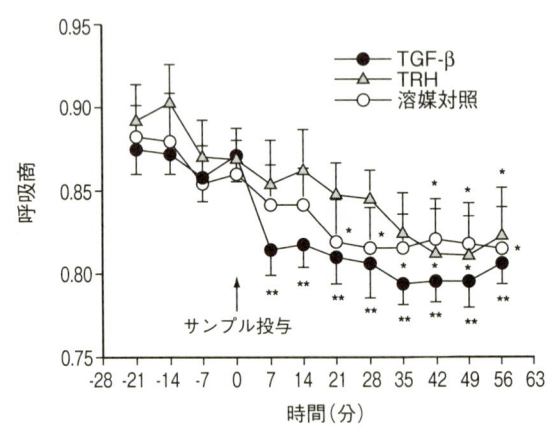

図8-18 TGF-β脳内投与がラット呼吸商に及ぼす影響

TGF-β3をラット大槽に40ng投与したときその呼吸商の変化を測定した。コントロールとしてTGF-βを溶解するのに用いた溶媒と1μgのTRH甲状腺ホルモン放出因子を用いた。＊：$p<0.05$，＊＊：$p<0.01$。(文献26より改変)

消費量の比で,体内でどのような基質が酸化されているかを知ることができる。糖質が利用されているときはその値は1であり,脂質が利用されているとその値は0.6～0.7と低くなる。体内で利用されているエネルギー基質の割合の変化をかなり鋭敏に測定できるため,全身状態の評価に適している。

ラットの大槽にTGF-βを投与できるようカニュレーションを施し,40ngのTGF-βを投与後呼吸商を測定した。呼吸商が上昇しても下降してもその変化がわかりやすいよう,測定のスタート時にその値を0.85程度にセットする目的で高脂肪食(エネルギー比でタンパク質:脂質:糖質=21:30:49)を与えて飼育した。投与前30分の呼吸商を測定しベースラインとした[26]。

呼吸商はTGF-βにより投与前のベースラインの値より低い値となった(図8-18)。コントロールとして溶媒を投与した群でも呼吸商は下がったが,TGF-β投与群のほうが下降の程度がより大きくなった。ポジティブコントロールとしてTRH (Thyrotropin releasing hormone, 甲状腺刺激ホルモン放出ホルモン)を1μg投与した群では相対的に高い呼吸商を示した。TGF-β投与による酸素消費量の有意な差は見られなかった。

利用されているエネルギー基質の内訳を検討してみると,糖質利用は呼吸商低下に合わせて減少する傾向だったがTGF-β群・溶媒対照群とも同じような動きで両者に差はなかった。脂質利用はTGF-β群で有意に増大した(図8-19)。TRHは代謝全体を亢進する働きがあるため,糖質・脂肪ともその酸化量が増大した。この結果から実験がラット体内の代謝動態の変化を正しく反映していることが確認できた。

TGF-β投与で見られた変化は持久的な運動を行ったときの変化とよく似ている。またShort and Sedlock[27]は運動終了後に呼吸商が低下した状態が持続することを報告しており,ここで見出された呼吸商の変化も同じような状態を反映しているのかもしれない。

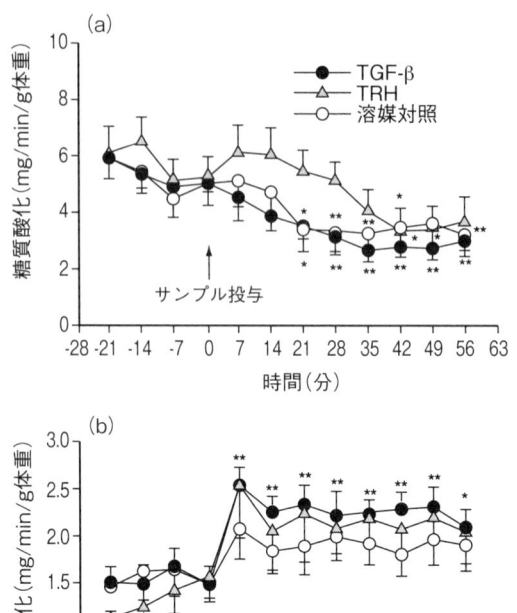

図8-19 TGF-β脳内投与がラット代謝のエネルギー基質に及ぼす影響

図8-18と同様の条件で，ラットがエネルギー基質として糖質（a）と脂質（b）を用いる量の変化を示した。*：$p<0.05$，**：$p<0.01$．（文献26より改変）

（3）呼吸商変化の機構

　TGF-βの脳内投与で引き起こされる呼吸商の変化がどのような機構で引き起こされるかを検討する目的で血中エネルギー基質やいくつかのホルモンについて測定を行った。

　アドレナリン，ノルアドレナリン，インスリン，レプチンのレベルにも差は見られなかった。TGF-β群では血中トリグリセリドレベルが14分で下がり，血中遊離脂肪酸レベルが28分で高くなった。また肝でのβ酸化の指標となる

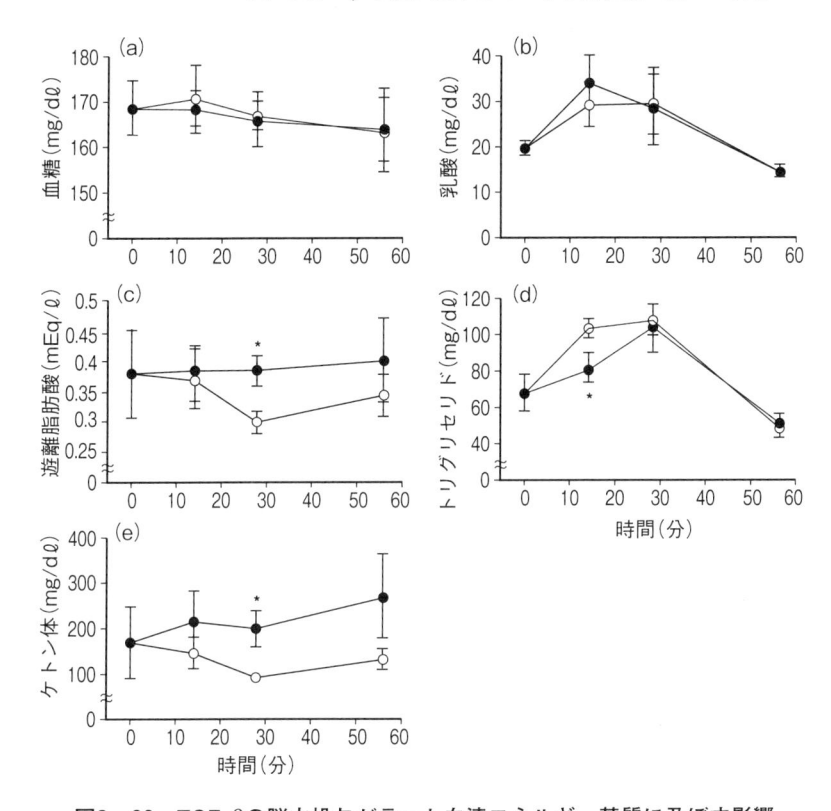

5. TGF-βを脳に投与したとき末梢組織で起こる変化 241

図8-20　TGF-βの脳内投与がラット血清エネルギー基質に及ぼす影響

図8-18と同様の条件でラット脳内にTGF-β3（●）を投与したとき血清中の（a）血糖，（b）乳酸，（c）遊離脂肪酸，（d）トリグリセリド，（e）ケトン体濃度の経時変化を示した．コントロールとして溶媒（○）を与えたときの値を示した．＊：$p < 0.05$（文献26より改変）

ケトン体濃度は有意に上昇した．これらの変化はいずれかの組織でトリグリセリドが消費され，脂肪組織から脂肪酸が動員されたことを表している．またケトン体濃度が上がっていることから肝臓でのβ酸化が増大していることも明らかである．血糖や乳酸レベルには変化がなかった（図8-20）．

脂肪酸が消費されている器官を明らかにする目的で骨格筋でのリポプロテインリパーゼ（LPL）活性を測定した．ラット脳にTGF-βを投与後下肢筋（腓腹筋）でのLPL活性が投与後28分で増大していた（図8-21）．血中ケトン体レベルの増大で示される肝臓でのβ酸化増大が考えられるため，この変化は全身での

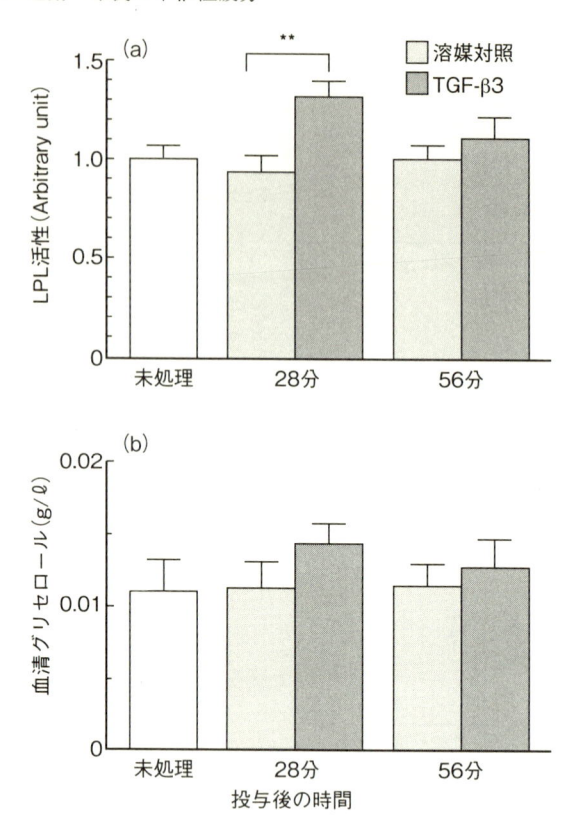

図8-21 TGF-βの脳内投与が骨格筋リポプロテインリパーゼ活性に及ぼす影響

図8-18と同様の条件でラット脳内にTGF-β3を与えたとき，(a) 下肢骨格筋（腓腹筋）リポプロテインリパーゼ（LPL）活性の経時変化を示した．全く処理を行わなかったラットでのLPL活性を1とした相対値で示した．コントロールとして溶媒を投与したときの値を示した．(b) トリグリセリドが分解された指標として血清グリセロール濃度の変化を示した．** : $p<0.01$．（文献26より改変）

脂質代謝増大のすべてを説明できるものではない．しかしながら脳に投与されたTGF-βが末梢に対して変化を引き起こすことを示している．血中のホルモンに殆ど変動がなかったことから，この調節は液性因子によるものではなく，神経系を介するものと推測された．

この実験で観察されたエネルギー基質と呼吸商の変化の方向は糖質の利用を節約し，より脂質を多く使うという変化である．このような変化は持久的な運動を行っているときや，絶食時に見られるものである．

脳内のTGF-βは疲労を引き起こすような刺激（ストレッサー）に対抗して持久的な能力を高める方向で変化を引き起こしているか，運動終了後の修復に関わる変化を引き起こしているのかはまだ明らかではないが，末梢組織で利用されるエネルギー基質を中枢のレベルで調節している機構があることは非常に興味深い．

(4) 甘味嗜好性の変化

TGF-βの脳内投与，あるいは生理的な条件下では脳内の潜在型TGF-βの活性化により末梢組織で脂質利用が増大することから，このような変化は動物の摂食行動にも影響を及ぼすかもしれないと予想された．

疲れたときに甘いものが欲しくなることはよく経験されることである．TGF-βの脳内投与で引き起こされた状態は糖質が不足している状態と質的に同じと考えられる．そこで，TGF-βを投与したときの甘味に対する嗜好性を検討した．

マウスに1％のコーンオイル溶液と5％スクロース溶液の2種の溶液を提示し，両者の味などを学習させた．マウスはこの溶液の組み合わせでは両者をほぼ均等に摂取した．

コントロール実験として30分の遊泳運動を行わせ，その後これら2種の溶液を提示してどちらの溶液に対しより嗜好性を示すか検討した．運動群では10分間の提示時間でスクロース溶液の摂取量が有意に大きく，運動後に甘いものが欲しくなる現象が動物でも再現されると考えられた（図8-22）．

TGF-βを脳内に投与した場合，コントロールとして溶媒を投与したときと比較して有意にスクロース溶液の方を好んだ（図8-23）．この結果から，TGF-βの脳内投与が甘味嗜好性の増大を引き起こすことが明らかになった．

この嗜好性の変化の機構はまだ検討中であるが，TGF-βを投与した場合は運動後とは異なり，体内でエネルギー貯蔵量が減少しているとは考えられない．また投与後すぐに甘味嗜好性の増大が見られることからも代謝による二次的な影響は否定できる．すなわち，脳内に投与されたTGF-βが直接甘味を嗜好

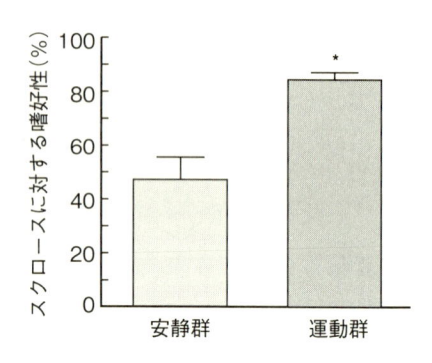

図8-22 運動負荷がマウス甘味嗜好性に及ぼす影響

マウスに30分の遊泳を負荷した後，1%のコーンオイル溶液と5%スクロース溶液を選択させ，10分間の提示時間中どちらがより好まれるかを示した。＊：$p<0.01$

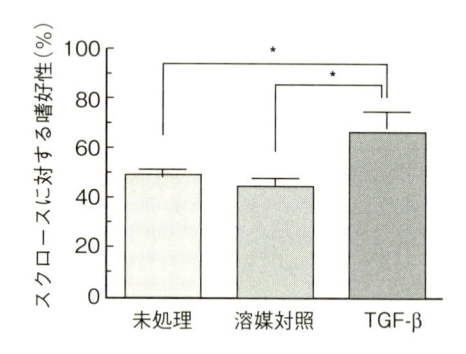

図8-23 TGF-βの脳内投与がマウス甘味嗜好性に及ぼす影響

マウス大槽に1,000pgのTGF-β3を投与したのち1%のコーンオイル溶液と5%スクロース溶液を選択させ，10分間の提示時間中どちらがより好まれるかを示した。未処理は全く何も投与しない場合，溶媒はTGF-β3を溶解するのに用いた液。＊：$p<0.01$

するような機構を駆動していると推測できた。この行動上の変化は，前記の脂質酸化の亢進を引き起こすような変化が同時に糖質の補給を促すような方向に影響していることを表しているのかもしれない。

6. おわりに

　疲労に関わる脳内 TGF-β の作用は単に疲労感を生成して自発行動量を低下させるだけでなく，疲労が起こる原因に対して総合的に対処する方向に身体の応答を向けることがわかった。このような変化はストレッサーとしての環境の変化に対して恒常性を保つための一連の反応の一端をなしていると考えられる。

　TGF-β は疲労感形成機構に関与していると考えられるため，疲労を感じているその強さを評価する具体的な指標となりうる。しかしながら，血液に比べて脳脊髄液を採取するのは比較的面倒であるため，一般的に利用できるかどうかはやや疑問ではある。また動機の強さによって同じ負荷であっても疲労感の大きさが上下すること（疲労感の生成とやる気を形成する機構とが拮抗的に働いているのかもしれない）から，ヒトでは主観的評価の重要性は依然として変わらないだろう。しかしながら実験動物で疲労度を評価する系としての有用性はあるかもしれない。現在のところ運動直後の脳脊髄液中活性型 TGF-β 濃度しかわかっていないため，今後 TGF-β の動態をさらに明らかにしていく必要がある。

　また TGF-β の生物作用を発揮するのは活性化された TGF-β であり，疲労に伴って潜在型 TGF-β が活性化される機構が非常に重要な研究対象となるだろう。

　疲労感は体内で消耗が起こっていることを警告する信号でもある。現代の傾向として疲労感は単に不必要なものであり，これがなければより活動的な生活を送れるものとする考えがあるように思われる。しかし疲労感が休息を促す感覚であり，現実に心身が消耗しているときにただ疲労感のみを遮断して仕事をするということは心身に大きな不具合を引き起こす原因となってしまうだろう。

　疲労が病気でないとした理由は休息することで回復するためである。すなわ

ち,休息することが疲労を取り除く最高の手段であることは一般に共通の認識であろう。休息にはおそらく睡眠が最も効果的で,基本的な回復方法であろう。

これに加えて休息の効率をよくする,という観点もあろう。修復が必要な部分に対して最も効率良くそれを助けることができる栄養を補給することは非常に有用な疲労回復手段となる。動物実験であるがオーバートレーニングによって運動能力が低下していくような条件で漢方薬の成分を食餌として与えたとき,運動能力の低下が阻止されたという報告がある[27]。ただ民間伝承的な情報をもとにするだけでなく,体力のような客観的な指標により効果の認められる成分を明らかにすることが今後望まれる。

TGF-β が疲労感を生成する機構の研究は緒についたばかりであるが,これ以外のシステムも含めて疲労感が生成する機構を明らかにすることは非常に有意義である。疲労感を遮断することは通常望ましくなくとも,その発生機構を理解し,うまくコントロールすることで生活の質を高めることが可能となるだろう。疾病としての原因が特定できないが強い疲労感で日常生活に支障を来す慢性疲労症候群のような病気の治療にも役立つかもしれない。

文　献

1) 森谷敏夫:筋疲労.呼吸 1990;9;965-972.
2) Blomstrand E., Celsing F., Newsholme E.A.: Changes in plasma concentrations of aromatic and branched-chain amino acids during sustained exercise in man and their possible role in fatigue. Acta Physiol Scand 1988;133;115-121.
3) Blomstrand E., Perrett D., Parry-Billings M. et al: Effect of sutained exercise on plasma amino acid concentrations and on 5-hydroxytryptamine metabolism in six different brain regions in the rat. Acta Physiol Scand 1989;136;473-481.
4) Yamamoto T., Castell L. M., Botella J. et al: Changes in the albumin binding of tryptophan during postoperative recovery: a possible link with central fatigue? Brain Res Bull1997;43;43-46.
5) Yamamoto T., Newsholme E.A.: Diminished central fatigue by inhibition of the L-system transporter for the uptake of tryptophan. Brain Res Bull 2000;52;35-38.
6) Bailey S.P., Davis J.M., Ahlborn, E.N.: Effect of increased brain serotonergic

activity on endurance performance in the rat. Acta Physiol Scand 1992 ; 145 : 75-76.
7) Bailey S.P., Davis J.M., Ahlborn E.N. : Neuroendocrine and substrate response to altered brain 5-HT activity during prolonged exercise to fatigue. J Appl Physiol 1993 ; 74 ; 3006-3012.
8) Inoue K., Yamazaki H., Manabe Y. et al : Release of a substance that suppresses spontaneous motor activity in the brain by physical exercise. Physiol Behav 1998 ; 64 ; 185-190.
9) Matsumoto K., Ishihara K. Tanaka. et al : An adjustable-current swimming pool for the evaluation of endurance capacity of mice. J Appl Physiol 1996 ; 81 ; 1843-1849.
10) Ueda H., Amano H., Shiomi H. et al : Comparison of the analgesic effects of various opioid pepteides by a newly devised intracisternal injection technique in conscious mice. Eur J Pharmacol 1979 ; 56 ; 265-268.
11) Inoue K., Yamazaki H., Manabe Y. et al : Transforming growth factor-beta activated during exercise in brain depresses spontaneous motor activity of animals. Relevance to central fatigue. Brain Res 1999 ; 846 ; 145-153.
12) Manabe Y., Yamazaki H., Fukuda C. et al : Suppression of S-methylglutathione-induced tentacle ball formation by peptides and nullification of the suppression by TGF-beta in Hydra. Chem Senses 2000 ; 25 ; 173-180.
13) Hanai K., Kato H., Matsuhashi S. et al : Platelet protein, including platelet-derived growth factor, specifically depress a subset of the multiple components of the response elicited by glutathione in Hydra. J Cell Biol 1987 ; 104 ; 1675-1681.
14) Hanai K., Oomura Y., Kai Y. et al : Central action of acidic fibroblast growth factor in feeding regulation. Am J Physiol 1989 ; 256 ; R217-R223.
15) Manabe Y., Yamazaki H., Fukuda C. et al : Hydra biological detection of biologically active peptides in rat cerebrospinal fluid. Brain Res Protcol 2000 ; 5 ; 312-317.
16) Torii K., Hanai K., Oosawa K. et al. : Activin A : Serum levels and immunohistochemical brain localization in rats given diets deficient in L-lysine or protein. Phsysiol. Behav. 1993 ; 54 ; 459-466.
17) Massagué J. : The transforming growth factor-β. Annu Rev Cell Biol 1990 ; 597-641.
18) Massagué J., Chen Y-G.: Controlling TGF-β signaling. Genes Develop. 2000 ; 14 ; 627-644.

19) Lyons R.M., Gentry L.E., Purchio A.F. et al : Mechanism of activation of latent recombinant transforming growth factor beta 1 by plasmin. J Cell Biol 1990 ; 110 ; 1361-1367.
20) Yu Q., Stamenkovic I. : Cell surface-localized matrix metalloproteinase-9 proteolytically activates TGF-β and promotes tumor invasion and angiogenesis. Genes Develop. 2000 ; 14 ; 163-176.
21) Ribeiro S.M.F., Poczatek M., Schultz-Cherry S. et al. : The activation sequence of thrombospondin-1 interacts with the latency-associated peptide to regulate activation of latent transforming growth factor-β. J Biol Chem 1999 ; 274 ; 13586-13593.
22) Annes J.P., Rifkin D.B., Munger J.S. : The integrin αVβ6 binds and activates latent TGFb3. FEBS Lett. 2002 ; 511 ; 65-68.
23) Derynck R., Feng X-H. : TGF-β receptor signaling. Biochim Biophys Acta 1997 ; 1333 ; F105-F150.
24) Arai M., Yamazaki H., Inoue K. et al. : Effects of intracranial injection of transforming growth factor-beta relevant to central fatigue on the waking electroencephalogram of rats. Comparison with effects of exercise. Prog Neuro-Psychopharmacol Biol Psychiatry 2002 ; 26 ; 307-312.
25) Klimesch W. : EEG alpha and theta oscillations reflect cognitive and memory performance, a review and analysis. Breain Res Rev 1999 ; 29 ; 169-195.
26) Yamazaki H., Arai M., Matsumura S. et al : Intracranial administration of transforming growth factor-beta 3 increases fat oxidation in rats. Am J Physiol Endocrinol Metab 2002 ; 283 ; E536-E544.
27) Short K. R., Sedlock D.A. : Excess postexercise oxygen consumption and recovery rate in trained and untrained subjects. J Appl Physiol 1997 ; 83 ; 153-159.
28) Saito M., Ishihara K., Onuki K., et al : Effects of Nanpao, a mixture of 31 Chinese crude drugs, on increasing endurance exercise performance of swimming mice.(in Japanese) . Natural Medicine 1998 ; 52 ; 14-21.

索　引

〔あ〕

アクチビン……………………………… 50
アクチビン結合タンパク質………… 52
アスコルビン酸………………………… 87
アディポネクチン……………………… 11,194
アデノシン……………………………… 101
アドレナリン…………………………… 9,171
アルツハイマー型痴呆症……………… 99
α フルオロメチルヒスチジン……… 124
α トコフェロール……………………… 89
α トコフェロール輸送タンパク質… 89
アロステリック………………………… 196

〔い〕

インスリン……………………………… 9,189
インスリン感受性……………………… 191
インスリン抵抗性……………………… 172
インスリン分泌………………………… 149
インヒビン……………………………… 50

〔う〕

ウェルニッケ・コルサコフ症候群… 82
うま味…………………………………… 30

〔え〕

エイコサペンタエン酸………………… 87
AMP キナーゼ………………………… 184
ab/ab マウス…………………………… 122

A-like 細胞……………………………… 141
液性因子………………………………… 49
エネルギー消費………………………… 167,183
エピネフリン…………………………… 104
延髄孤束核……………………………… 48,146

〔お〕

ob 遺伝子……………………………… 114
ob/ob マウス…………………………… 11,126
オープンフィールドテスト…………… 95
オペラント型行動実験………………… 49
オペラント型明度弁別学習試験…… 95
オレキシン……………………………… 144

〔か〕

概日時計………………………………… 80
海　馬…………………………………… 71
学習・記憶……………………………… 68
核内受容体……………………………… 18,67,177
可塑性…………………………………… 45
脚　気…………………………………… 81
褐色脂肪………………………………… 158
カテコールアミン……………………… 18,100
カフェイン……………………………… 92
カフェテリア食………………………… 172
カプサイシン…………………………… 103
カヘキシア……………………………… 149
肝　臓…………………………………… 5,194
カンナビノイド………………………… 86

甘味……………………………………… 28
寒冷暴露………………………………… 186

〔き〕

記憶固定化……………………………… 83
記憶消失………………………………… 87
機能型実験用磁気共鳴画像装置……… 48
弓状核………………………………… 3,48

〔く〕

空腹中枢…………………………………… 3
グリコーゲン……………………… 158,196
グリセロール…………………………… 130
グルカゴン…………………………… 9,149
グルコース………………………… 174,186
グルコース利用…………………… 187,192
グルココルチコイド…………………… 11
グルタミン酸作動性神経……………… 107
グレリン………………………………… 137
グレリン受容体………………………… 139

〔け〕

血圧低下作用…………………………… 97
血液脳関門……………………………… 92
血漿グレリン濃度……………………… 148
ケトン体………………………………… 241

〔こ〕

高架式ゼロ迷路………………………… 77
交感神経……………………………… 5,162
香辛料…………………………………… 103
行動解析………………………………… 68
高ヒスチジン食………………………… 134

呼吸商…………………………………… 145
骨格筋……………………… 161,174,187
コレシストキニン……………………… 147

〔さ〕

酸素消費………………………………… 174

〔し〕

CAI錐体細胞…………………………… 71
神経伝達物質…………………………… 93
Gタンパク共役型受容体……………… 138
塩味……………………………………… 29
嗜好性…………………………………… 34
視床下部……………………………… 2,187
視床下部外側野……………… 3,48,49,165
視床下部腹内側核………………………… 3
室傍核……………………………… 3,165
シナプス…………………………… 68,71
シナプス伝達効率……………………… 71
自発行動量……………………………… 95
脂肪肝…………………………………… 191
脂肪細胞…………………………… 17,183
脂肪酸…………………………………… 174
脂肪酸酸化………………………… 186,192
脂肪組織………………………………… 186
脂肪定常説……………………………… 10
脂肪動員………………………………… 171
受動的回避試験………………………… 96
消化管ペプチド………………………… 150
消化管ホルモン………………………… 12
脂溶性ビタミン………………………… 18
情動……………………………………… 76
食塩嗜好性……………………………… 37

食餌性熱産生……………………… 167
食餌誘導性肥満マウス…………… 122
触手球形成反応…………………… 224
自律神経……………………………… 4
自律神経系………………………… 98
神経栄養因子…………………… 59,103
神経成長因子……………………… 99
心　臓……………………………… 187

〔す〕

膵　臓………………………………… 5
スーパーフュージョン…………… 95
Zucker 肥満ラット ……………… 133
ストレス…………………………… 215
刷り込み…………………………… 27

〔せ〕

生活習慣病………………………… 113
生体恒常性………………………… 58
成長ホルモン……………………… 137
生理活性ペプチド………………… 139
赤　筋……………………………… 189
摂食行動……………………………… 15
摂食中枢………………………… 3,48,49
セロトニン………………………… 93
セロトニン仮説…………………… 219
潜在型 TGF-β …………………… 229
前脳基底核………………………… 102

〔そ〕

ソマトスタチン…………………… 148

〔た〕

体格指数……………………… 116,148
体脂肪……………………………… 168
脱共役タンパク…………………… 115
脱共役タンパク質………………… 160
多連微小ガラス電極……………… 53
単一ニューロン…………………… 53
単独必須アミノ酸欠乏…………… 41

〔ち〕

チオペラミド……………………… 117
中枢性疲労………………………… 216
長期増強…………………………… 68
長期抑制…………………………… 68
長鎖脂肪酸………………………… 18

〔て〕

テアニン…………………………… 91
TGF-β 受容体 …………………… 234
TGF-β スーパーファミリー　…… 50
テレメチルヒスタミン…………… 123
電気生理…………………………… 68

〔と〕

糖定常説……………………………… 10
糖尿病……………………………… 191
ドーパミン………………………… 94
特異動的作用……………………… 167
ドコサヘキサエン酸……………… 73
トランスジェニックマウス……… 64
トランスファーテスト…………… 97

〔な・ね〕

内臓感覚……………………………… 32,45
熱産生………………………………… 165,187

〔の〕

脳下垂体……………………………………… 6
脳切片灌流法………………………………… 95
能動的回避試験……………………………… 96
脳　波…………………………………… 98,236
ノックアウトマウス………………………… 64
ノルアドレナリン………………………… 162
ノルエピネフリン………………………… 54

〔は〕

パージリン………………………………… 123
白色脂肪…………………………………… 158
白色脂肪組織…………………………… 190,207
白　筋……………………………………… 201

〔ひ〕

微小透析法………………………………… 94
ヒスタミン………………………………… 113
ヒスタミン受容体 H_1 ノックアウト
　マウス………………………………… 126
ヒスチジン………………………………… 114
ヒスチジン脱炭酸酵素…………………… 124
ビタミン E………………………………… 88
ビタミン A…………………………… 66,80
ビタミン C………………………………… 87
ビタミン B_1……………………………… 82
必須アミノ酸……………………………… 58
ヒドラ………………………………… 49,224

肥　満……………………………… 170,208
肥満遺伝子………………………………… 114
肥満症……………………………………… 113
ヒラメ筋…………………………………… 201
ピリチアミン……………………………… 83

〔ふ〕

フィードバック機構………………………… 6
Fos タンパク質…………………………… 143
副交感神経…………………………………… 6
腹内側核…………………………………… 48
ブナハリタケ……………………………… 99

〔へ〕

閉鎖型内分泌細胞………………………… 141
β 受容体…………………………………… 162
β 3 アゴニスト…………………………… 171
β 3 受容体作動薬………………………… 170
扁桃体……………………………………… 86

〔ま〕

マイクロダイアリシス……………………… 9
末梢空腹情報……………………………… 150
末梢性疲労………………………………… 216
マロニル CoA……………………………… 199
満腹中枢……………………………… 3,48,169

〔み〕

味　覚……………………………………… 44
味覚情報…………………………………… 27
ミトコンドリア……………………… 158, 198

〔め〕

迷走神経…………………12,46,146
迷走神経求心線維……………… 146
迷走神経節……………………… 146
迷走神経背側運動核…………… 149

〔も〕

モリス水迷路………………… 68,84
モリス水迷路試験……………… 96

〔ゆ〕

遊離脂肪酸…………………… 9,130

〔り〕

リジン欠乏…………………… 41,44

リポプロテインリパーゼ……… 241
緑　茶…………………………… 91
リラクゼーション……………… 98
リン酸化………………………… 196

〔れ〕

レチナール……………………… 66
レチノイドX受容体 …………… 67
レチノイン酸…………………… 66
レチノイン酸受容体…………… 68
レチノール……………………… 66
レプチン…………… 10,113,148,169,183
レプチン欠損マウス…………… 126
レプチン受容体……………… 11,183
レプチン抵抗性……………… 114,208

〔A〕

ACC	196
AgRP	13
AICAR	196
AMP	197
ARH	3
ATP	160
ATRA	66

〔B・C〕

BAT	189
BMI	116
CART	13
CCK	11
CPT1	198
CREB	177
CRH	4

〔D〜F〕

DHA	73
DHA	87
DIO	122
EPA	87
FMH	124
fMRI	48

〔G・H〕

GABA	86
ghrelin	140
GHS-R	139
GLUT4	197
GPCR	137
HDC	124

〔L〕

LAP	229
latency associated prptein	229
LHA	3
lipotoxicity	208
LPL	241
LTD	68
LTP	68

〔N・O〕

NGF	99
NPY	4
OB-Rb	203

〔P〕

palatability	174
PGC-1	199
PKA	193
POMC	11
PPAR	177
PVN	3

〔R〜T〕

RAR	68
rearing	74
RXR	67
Serotonin Specific Reuptake Inhibitor	220
SSRI	220
SVCT	88
TGF-β	228

transforming growth factor-β 227

〔U〜W〕

UCP 115,160

VMH 3,164,187
Wernicke-Korsakoff 82
α-TTP 89

<責任編集者>
斉藤　昌之（さいとう　まさゆき）　北海道大学大学院獣医学研究科
鳥居　邦夫（とりい　くにお）　　　味の素株式会社ライフサイエンス研究所
青山　頼孝（あおやま　よりたか）　前北海道大学大学院農学研究科
　　　　　　　　　　　　　　　　　名古屋文理大学健康生活学部

<著　者>　執筆順
喜田　　聡（きだ　さとし）　　　　東京農業大学応用生物科学部
横越　英彦（よこごし　ひでひこ）　静岡県立大学食品栄養科学部
深川　光司（ふかがわ　こうじ）　　大分医科大学医学部
吉松　博信（よしまつ　ひろのぶ）　大分医科大学医学部
中里　雅光（なかざと　まさみつ）　宮崎医科大学医学部
箕越　靖彦（みのこし　やすひこ）　Beth Israel Deaconess Medical Center
　　　　　　　　　　　　　　　　　and Harvard Medical School
井上　和生（いのうえ　かずお）　　京都大学大学院農学研究科

脳と栄養
　─行動の分子基盤を求めて─　　定価（本体 3,800 円 + 税）

平成 15 年 5 月 15 日　初版発行

監　修	日　本　栄　養・食　糧　学　会	
責　任編集者	斉　藤　昌　之鳥　居　邦　夫青　山　頼　孝	
発行者	筑　紫　恒　男	
発行所	株式会社　建帛社　KENPAKUSHA	

〒 112-0011　東京都文京区千石 4 丁目 2 番地 15
　　　　　　　TEL（03）3944-2611
　　　　　　　FAX（03）3946-4377
　　　　　　　http://www.kenpakusha.co.jp/

ISBN4-7679-6101-7　C3047　　　　　明現社／あきば印刷／常川製本
© 斉藤・鳥居・青山ほか，2003　　　　　　　　　　Printed in Japan

本書の複製権・翻訳権・上映権・公衆送信権等は株式会社建帛社が保有します。
　JCLS　〈（株）日本著作出版権管理システム委託出版物〉
本書の無断複写は著作権法上での例外を除き禁じられています。複写される場合は，
（株）日本著作出版権管理システム（03-3817-5670）の許諾を得て下さい。